Practical Guide Series in Cancer Nursing

日本がん看護学会企画編集委員会
小松浩子・阿部まゆみ・梅田 恵・神田清子・森 文子

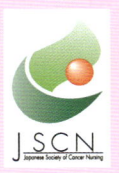

がん看護実践ガイド

女性性を支える がん看護

監修 一般社団法人 日本がん看護学会
編集 鈴木久美 大阪医科大学看護学部教授

JSCN
Japanese Society of Cancer Nursing

医学書院

《がん看護実践ガイド》
女性性を支えるがん看護

発　　行	2015年6月15日　第1版第1刷Ⓒ
監　　修	一般社団法人 日本がん看護学会
編　　集	鈴木久美
発行者	株式会社　医学書院
	代表取締役　金原　優
	〒113-8719　東京都文京区本郷 1-28-23
	電話　03-3817-5600（社内案内）
組　　版	明昌堂
印刷・製本	三美印刷

本書の複製権・翻訳権・上映権・譲渡権・公衆送信権（送信可能化権を含む）
は（株）医学書院が保有します．

ISBN978-4-260-02140-1

本書を無断で複製する行為（複写，スキャン，デジタルデータ化など）は，「私的使用のための複製」など著作権法上の限られた例外を除き禁じられています．大学，病院，診療所，企業などにおいて，業務上使用する目的（診療，研究活動を含む）で上記の行為を行うことは，その使用範囲が内部的であっても，私的使用には該当せず，違法です．また私的使用に該当する場合であっても，代行業者等の第三者に依頼して上記の行為を行うことは違法となります．

JCOPY〈出版者著作権管理機構 委託出版物〉
本書の無断複製は著作権法上での例外を除き禁じられています．複製される場合は，そのつど事前に，出版者著作権管理機構（電話 03-3513-6969，FAX 03-3513-6979，info@jcopy.or.jp）の許諾を得てください．

● 執筆者一覧（執筆順）

鈴木久美	大阪医科大学看護学部教授
山内英子	聖路加国際病院ブレストセンター長／乳腺外科部長
大川　恵	聖路加国際病院看護部
青木美紀子	聖路加国際大学看護学部准教授・遺伝看護学／聖路加国際病院遺伝診療部，認定遺伝カウンセラー
秋谷　文	聖路加国際病院女性総合診療部
山中美智子	聖路加国際病院女性総合診療部医長
渡邊知映	上智大学総合人間科学部看護学科准教授
髙橋奈津子	聖路加国際大学看護学部助教・成人看護学
林　直子	聖路加国際大学看護学部教授・成人看護学
金井久子	聖路加国際病院看護部アシスタントナースマネジャー，乳がん看護認定看護師
矢ヶ崎香	慶應義塾大学看護医療学部准教授・慢性期・終末期看護学，がん看護専門看護師
松原康美	北里大学病院看護部，がん看護専門看護師，皮膚・排泄ケア認定看護師
大畑美里	聖路加国際病院オンコロジーセンター，がん看護専門看護師
藤本美生	兵庫県立粒子線医療センター医療連携課長，がん看護専門看護師
野澤桂子	国立がん研究センター中央病院アピアランス支援センター長
日塔裕子	国立病院機構横浜医療センター看護部，がん看護専門看護師
橋本久美子	聖路加国際病院相談支援センターがん相談支援室，アシスタントナースマネジャー
三浦絵莉子	聖路加国際病院こども医療支援室，チャイルド・ライフ・スペシャリスト
石田智美	聖路加国際病院こども医療支援室，チャイルド・ライフ・スペシャリスト
久野美智子	聖路加国際病院こども医療支援室，臨床心理士

● 日本がん看護学会企画編集委員会

小松浩子	慶應義塾大学看護医療学部教授
阿部まゆみ	名古屋大学大学院医学系研究科特任准教授
梅田　恵	昭和大学大学院保健医療学研究科教授
神田清子	群馬大学大学院保健学研究科教授
森　文子	国立がん研究センター中央病院看護部副看護部長

がん看護実践ガイドシリーズ
続刊にあたって

　《がん看護実践ガイド》シリーズは，日本がん看護学会が学会事業の1つとして位置づけ，理事を中心メンバーとする企画編集委員会のもとに発刊するものです．
　このシリーズを発刊する目的は，本学会の使命でもある「がん看護に関する研究，教育及び実践の発展と向上に努め，もって人々の健康と福祉に貢献すること」をめざし，看護専門職のがん看護実践の向上に資するテキストブックを提供することにあります．

　がん医療は高度化・複雑化が加速しています．新たな治療法開発は治癒・延命の可能性を拡げると同時に，多彩な副作用対策の必要性をも増しています．そのため，がん患者は，多様で複雑な選択肢を自身で決め，治療を継続しつつ，多彩な副作用対策や再発・二次がん予防に必要な自己管理に長期間取り組まなければなりません．
　がん看護の目的は，患者ががんの診断を受けてからがんとともに生き続けていく全過程を，その人にとって意味のある生き方や日常の充実した生活につながるように支えていくことにあります．近年，がん治療が外来通院や短期入院治療に移行していくなかで，安全・安心が保証された治療環境を整え，患者の自己管理への主体的な取り組みを促進するケアが求められています．また，がん患者が遺伝子診断・検査に基づく個別化したがん治療に対する最新の知見を理解し，自身の価値観や意向を反映した，納得のいく意思決定ができるように支援していくことも重要な役割となっています．さらには，苦痛や苦悩を和らげる緩和ケアを，がんと診断されたときから，いつでも，どこでも受けられるように，多様なリソースの動員や専門職者間の連携・協働により促進していかなければなりません．
　がん看護に対するこのような責務を果たすために，本シリーズでは，治療別や治療過程に沿ったこれまでのがん看護の枠を超えて，臨床実践で優先して取り組むべき課題を取り上げ，その課題に対する看護実践を系統的かつ効果的な実践アプローチとしてまとめることをめざしました．
　このたび，本シリーズの続刊として『女性性を支えるがん看護』をまとめました．がんの予防・早期発見，診断・治療の過程，サバイバーシップのどの時期においても，女性としての役割や生き方を大切にできるよう支援する必要があります．また，治療に伴う女性性の喪失体験やホルモンバランスの変調に対して，女性が自身の能力や可能性を最大限に生かして対応できるよう支援することも忘れてはなりません．本書は，このように多様な視点から女性性を支えるがん看護のエッセンスをわかりやすく解説しています．

　《がん看護実践ガイド》シリーズは，読者とともに作り上げていくべきものです．シ

リーズとして取り上げるべき実践課題，本書を実践に活用した成果や課題など，忌憚のない意見をお聞かせいただけるよう願っています．

　最後に，日本がん看護学会監修による《がん看護実践ガイド》シリーズを医学書院のご協力のもとに発刊できますことを心より感謝申し上げます．本学会では，医学書院のご協力を得て，これまでに『がん看護コアカリキュラム』(2007年)，『がん化学療法・バイオセラピー看護実践ガイドライン』(2009年)，『がん看護PEPリソース―患者アウトカムを高めるケアのエビデンス』(2013年)の3冊を学会翻訳の書籍として発刊して参りました．がん看護に対する重要性をご理解賜り，がん医療の発展にともに寄与いただいておりますことに重ねて感謝申し上げます．

2015年5月

一般社団法人日本がん看護学会理事長・企画編集委員会委員長

小松浩子

序

　日本では，男女ともにおよそ2人に1人が一生涯のうちにがんに罹患しており，いつ誰ががんになっても不思議ではない時代となった．国立がん研究センターがん情報サービスの統計によると，2010年に新たにがんと診断された人は80.5万人，そのうち33.7万人が女性である．女性の内訳をみると，乳がんが6.8万人と最も多く，次いで大腸がんが5.0万人，胃がんが3.9万人，肺がんが3.3万人と続き，子宮がんが2.3万人である．なかでも乳がん，子宮がんや卵巣がんと診断された女性は約10万人であり，女性のがん全体の30％を占めている．これらのがんは生殖年齢にあたる若年層から発症しやすく，全体でみると男性のほうが女性に比べてがん罹患者は1.4倍と多いにもかかわらず，50歳未満では男性に比べて女性のほうががん罹患リスクは約2倍と高い傾向にある．

　がん治療では，病理診断の結果に基づき手術療法，薬物療法，放射線療法などを組み合わせた集学的治療が肝要とされている．最近では，個別の病理診断結果に基づき最大限の治療効果を目指しつつも，最小限の身体侵襲になるように配慮されているものの，女性特有のがんは生殖器そのものに発症するため，その機能を喪失する治療にならざるを得ない．「がん」と診断されただけでも大きな衝撃を受け，アイデンティティの揺らぎや将来の不確かさを体験し，さまざまな不安を抱えるが，さらに人間の基盤となっている「性」を損なうようながん治療を受けなければならないとき，がんによる衝撃は2倍にも3倍にも増幅されることだろう．特に，生殖年齢にあたる女性ががんに罹患したとき，人生そのものが閉ざされたように感じ，「女性としてこの先どう生きればよいのだろうか」とアイデンティティが揺らぎ，さまざまな危機に直面することだろう．

　本書は女性性に焦点を当て，女性ががんになったとき，看護師がどのような視点でどのように支えていったらよいのかという問いに対応できるように展開している．序章ではまず，女性性とは何か，がんおよびがん治療によって女性性はどのような影響を受けるのかについて概説している．第1章からは序章をふまえ，主に女性が直面する問題ごとに章立てをし，がん患者の女性性を支える看護を展開するうえで必要となる知識や具体的な看護実践について解説している．本書が，がんに罹患した女性とその家族に対する看護実践への道しるべとなれば幸いである．

2015年5月

編集　鈴木久美

目次

序章 女性性を支える ― 1

1 女性性を支えるとは [鈴木 久美] ― 2
1. 女性性とは ― 2
2. がんおよびがん治療が女性性に及ぼす影響 ― 11

第1章 がん遺伝子を受け継いだ女性を支える ― 21

1 遺伝性腫瘍症候群 [山内 英子] ― 22
1. 遺伝性腫瘍症候群とは ― 22
2. 遺伝性乳がん・卵巣がん症候群 ― 24
3. 患者の立場からのサポート ― 30
4. 遺伝性腫瘍から考える医療の新たなる展開 ― 31

2 遺伝性乳がん・卵巣がん症候群の患者・家族への看護 [大川 恵] ― 34
1. 遺伝性腫瘍の患者・家族への看護 ― 34
2. 聖路加国際病院でのHBOCに対する看護 ― 38

3 遺伝カウンセリングによる支援 [青木 美紀子] ― 42
1. 遺伝カウンセリングの概要 ― 42
2. がんの遺伝カウンセリングの実際 ― 45
3. 看護で実践できること ― 52

第2章 がんによって生殖機能障害を受けた女性を支える ── 55

1 がん治療による生殖機能障害と妊孕性温存治療 [秋谷 文, 山中 美智子] ── 56
1. 妊娠成立と卵巣機能/予備能評価 ── 56
2. がん治療による卵巣機能への影響 ── 57
3. 妊孕性温存治療 ── 61
4. 妊孕性温存治療のガイドライン ── 64
5. 日本における妊孕性温存治療の実際 ── 64

2 妊孕性を支える看護 [渡邊 知映] ── 67
1. がん治療に伴う生殖機能障害がもたらす心理的影響 ── 67
2. がん治療開始前の妊孕性に関する支援 ── 68
3. がん治療終了後の妊娠・出産に対する継続的な支援 ── 72
4. 多職種連携による支援とピアサポート ── 73

3 妊孕性温存と倫理 [高橋 奈津子, 林 直子] ── 76
1. 妊孕性温存において倫理的課題が生じる背景 ── 76
2. 女性がん患者の妊孕性温存における倫理的課題 ── 76
3. 倫理的課題への看護師としての対応 ── 80

第3章 ボディイメージ変容を体験している女性を支える ── 85

1 手術療法 乳房喪失を体験した患者への支援 [金井 久子] ── 86
1. ボディイメージ変容がもたらす影響 ── 86
2. 手術を受ける患者への支援 ── 88
3. ホルモン療法に伴うボディイメージ変容への支援 ── 93
4. セクシュアリティへの支援 ── 94

2 手術療法 子宮喪失を体験した患者への支援 [矢ヶ崎 香] ── 96
1. 子宮喪失の危機による影響 ── 96
2. 心理的支援 ── 99
3. 夫やパートナーへの対応 ── 100

3 手術療法 ストーマ造設を体験した患者への支援 [松原 康美] ── 103
1. ストーマ造設がもたらす影響 ── 103
2. ストーマ造設によりボディイメージ変容をきたした女性への支援 ── 105

4 化学療法によりボディイメージ変容を体験した患者への支援 [大畑 美里] ── 113
1. がん化学療法による外見の変化 ── 113
   1. 脱毛 ── 113
   2. 皮膚の変化 ── 118
2. 外見の変化による心理的影響とサポート ── 121

5 放射線療法によりボディイメージ変容を体験した患者への支援 [藤本 美生] ── 123
1. 放射線療法と看護師の役割 ── 123
2. 放射線療法の有害事象と看護の目標 ── 124
3. 女性特有の部位への放射線療法 ── 124
4. 放射線療法に伴うボディイメージの変容 ── 125

- 5 放射線皮膚炎の予防とケア —— 125
- 6 皮膚炎ケアと整容性に対する患者支援 —— 129

6 アピアランスケア ［野澤 桂子］ —— 133

- 1 外見の変化による苦痛の顕在化 —— 133
- 2 がん医療におけるアピアランス支援の現状 —— 134
- 3 アピアランス支援のあり方 —— 135
- 4 アセスメント：患者の苦痛を理解する —— 137
- 5 アピアランス支援の個別スキルのポイント —— 140

第4章 がん患者の役割の遂行を支える —— 149

1 役割遂行における困難を体験している患者への支援 ［日塔 裕子］ —— 150

- 1 家庭内および社会的役割遂行における困難 —— 150
- 2 役割遂行を促す支援と社会資源の活用 —— 156

2 がん患者の就労支援の実際と支援体制 ［橋本 久美子］ —— 165

- 1 就労においてどんな困難があるのか —— 165
- 2 仕事と治療の両立を阻害する要因とその対策 —— 168
- 3 仕事と治療を両立させるための支援 —— 175

3 母親ががんになった子どもへのケアと支援体制
―「チャイルド・サポート」活動について ［三浦 絵莉子, 石田 智美, 久野 美智子］ —— 179

- 1 「チャイルド・サポート」活動とは —— 179
- 2 相談内容の概要 —— 180
- 3 相談内容の詳細と支援のポイント —— 181
- 4 共通して伝えていること —— 184
- 5 子どもの思い —— 184
- 6 子どもへの直接的支援 —— 186
- 7 医療者にできること —— 187

第 5 章 がん患者の性を支える —— 189

1 がんの進行および治療と性の問題 [渡邊 知映] —— 190

1. がん治療による性機能障害 —— 190
2. がんの進行と性に対するニーズ —— 195
3. セクシュアリティへの支援 —— 196
4. パートナーへの支援 —— 199

索引 —— 203

Column

遺伝性乳がん・卵巣がん症候群患者について —— 90
アピアランス（外見）ケア —— 92
脱毛予防についてのトピックス —— 141
ウィッグについてのトピックス —— 142
がん患者・経験者が知っておくとよい雇用にかかわる社会保障制度 —— 169
ハローワーク —— 171
治療による身体的な変化が性行為に及ぼす影響 —— 190

ブックデザイン：小口翔平 + 西垂水敦（tobufune）

序　章

女性性を支える

1 女性性を支えるとは

1 女性性とは

　女性あるいは女性性をとらえるとき，外観やしぐさから女性と考える人，子どもが産めるから女性と考える人など，その解釈は人さまざまであろう．では，女性をどのようにとらえることができるのであろうか．ヒトは，誕生したそのときに女あるいは男のいずれかの性を判別されることから，誕生とともに女性あるいは男性であると同時に人間としての歩みを始めるのである．人間は，身体的，心理的，社会的，スピリチュアルな側面から統合され，誕生してから死まで成長・発達，成熟，衰退というようにダイナミックに変化する存在ととらえられている．したがって，女性についても誕生から死までというライフサイクルの視点と，生物学的・身体的側面，心理的側面，社会的側面の視点から多面的にとらえることが必要であろう．また，女性の「性」という言葉は，セックス(sex)，ジェンダー(gender)，セクシュアリティ(sexuality)と表現され，セックスは生物学的な性，ジェンダーは社会的文化的な性，セクシュアリティは人間学的な性とされている．ここでは，ライフサイクルおよび多面的側面，性という観点を含めて女性性について解説する．

1 女性のライフサイクル

1 ライフサイクルの2つの意味

　ライフサイクルには2つの意味があり，1つは人間が誕生してから死までのプロセス，もう1つは，1つの完結したサイクルは次のサイクルを生むという次世代への継承というサイクルである．女性は，誕生から死までどのような成長・発達，成熟，衰退というプロセスをたどり，次世代へと継承するのであろうか．現代女性のライフサイクルは，一昔前と比べて変化・多様化しているが，女性の一般的なライフサイクルと生涯発達について**表1**に示す．これは，女性が誕生から死までの各ライフステージで直面する変化や課題を，身体的自己，社会的自己，心理的自己，アイデンティティの発達・変容の4つの視点からとらえた岡本の図[1]に，女性としての自己や家族との関係という視点を入れ一部改変し，女性のライフサイクルを概観したものである．どのライフステージをみても，女性は多くの課題をもち，成長・発達，成熟，衰退というプロセスをたどっていることがわかる．

表1 現代女性のライフサイクルと生涯発達

年齢	ライフステージ	身体的自己	社会的自己	心理的自己	アイデンティティの発達・変容	女性としての自己	家族との関係
	胎児期	XX性染色体をもった胎児					
0				誕生			
	乳幼児期	急速な身体的成長		心理的分離－固体化	core-identityの形成	女の子として生まれる	女の子としての家族関係
						女の子であることの気づき	
	児童期		学校入学	社会化		女の子らしさの認知と受容 ・さまざまな同一化 ・性役割の発達	・父-娘関係 ・母-娘関係
10							
	思春期	第2次性徴の発現 ・初潮			青年期のアイデンティティ形成 ・自分らしい生き方の模索 ・「女らしさ」と「自分らしさ」との迷いと葛藤 ・青年期に獲得したアイデンティティに基づく自己の拡大	女性性の受容と葛藤 ・他者・異性との出会い ・性役割をめぐる問題	親からの自立 ・心理的離乳 ・依存と独立の葛藤
20	青年期	成人としての身体成熟		生き方の模索			
			学校卒業 就職 結婚 親になる	ライフスタイルの選択 ・職業の選択 ・結婚の選択 ・親となることの選択 ・職業継続の選択		さまざまなライフスタイルのなかで女性性の発現と抑圧・否認	生家族からの自立 新しい家族の形成 ・夫-妻関係 ・母親になること ・子育て
		妊娠・出産			重要他者へのコミットメント		
					個としての自分とケア役割を担う自分との葛藤		
30							
40	中年期	身体の老化の兆し	子どもの自立	中年期の危機 ・自己の生き方の見直し ・夫・子どもとの関係の見直し	中年期のアイデンティティ危機		子どもの自立 ・子どもの就職（子育ての再評価） ・子どもの結婚 ・孫の誕生
50		更年期・閉経 ・生殖機能停止			重要他者との関係性の変化	更年期の心身の変化と女性性	
60	老年期	身体の老化	老親の介護	親との関係の変化	現役引退期のアイデンティティ危機		老親の介護
			定年退職 親の死	退職に伴う生活構造・自己意識の変化	高齢女性のアイデンティティ	太母としての女性性	親の看取り
70							
80		要介護	配偶者の死		人生と死の受容		1人暮らし/子どもとの同居
				死			

（岡本祐子：アイデンティティ―生涯発達論の射程，p.53，ミネルヴァ書房，2002，「図1-9 ライフサイクルを通してみた身体的・社会的・心理的自己の変化とアイデンティティの発達・変容」を一部改変）

2 多様なライフコースとそれに伴う困難

　以前の女性の主なライフコースとしては，学校を卒業後，会社に就職し，数年働いたのち結婚と同時に会社を辞め，出産・子育てをする専業主婦となるケースが多くを占めていた．しかし，1985年の男女雇用機会均等法の制定，1992年の育児休業法(1995年に育児・介護休業法に改正)の施行，1999年の男女共同参画社会基本法の制定に伴い，女性の働く職場が広がり，能力ある女性は男性と対等に仕事ができる機会が増え，結婚後も仕事と育児の両立ができる環境になった．このような社会の変化とともに，現代女性のライフコースは，学校を卒業し職業を軸とした人生を展開する男性に比べ，結婚，出産・子育て，職業との両立など，多様である．図1[2]は，青年期以降に焦点を当てた現代女性のライフコースを示しているが，女性の進むべき道の選択の岐路は，常にアイデンティティに直接かかわり，どのライフコースを選択してもさまざまな困難がある[2]という．結婚後，専業主婦になった女性は，女性の生き方が多様化した現在，「主婦である」ということだけで女性としてのアイデンティティを確認することは非常に難しく，専業主婦でいることの困難さに直面する．一方，結婚後も仕事を継続している女性は，職業と家庭を両立させようとするあまり「スーパーウーマン幻想」に囚われ，職業と母親のアイデンティティとの葛藤を抱くという問題に遭遇する．また，女性の社会進出により職場で活躍する人が増えるなか，シングルは1つの生き方と評価されるようになり独身女性が多くなってきている．しかし，独身女性のなかには結婚願望があるものの良縁に恵まれずキャリアウーマンを続けているうちに中年期を迎え，この時期に「結婚もせず，子どもも産まない自分の人生に価値はあるのだろうか」と悩み，アイデンティティの危機に直面する人もいる．

　このように女性は，どの道を選択したとしてもさまざまな困難に遭遇し，その困難と向き合いながら，自分の人生を生きているのである．

2 女性の誕生と身体の成長・発達，変化

1 生命の誕生のプロセス

　新しい生命の誕生は，卵巣から放出される1個の卵子と過酷な環境を生き延びた1億～2億個のなかのたった1個の精子が出会い合体(受精)するところから始まる．図2に示すように，卵子と精子は生殖細胞とよばれ，遺伝子を次世代に伝える役割を担っている．つまり，人間は母親と父親の遺伝子を受け継いで誕生し，この世に誕生した人間はまた次世代に自分の形質を継承する．このように次世代に引き継がれる遺伝情報を担っているのはDNAであり，細胞核のなかに組み込まれている．DNAは長い紐状をなし，核内では特殊なタンパク質と一緒に折りたたまれ，普段はみることができない．しかし，細胞分裂して新しい細胞が生まれるときにX型の紐のような形として観察され，これを染色体とよんでいる．染色体は生物の種類によって異なり，人間は2本1組の22対の常染色体と1対の性染色体をもっている．性染色体は，XXを女性，XYを男性として表し，この染色体は生物学的な性(セックス)を決定づけている．

　卵子と精子が合体した受精卵は，子宮内で細胞分裂と細胞分化が促され胎児へと変化す

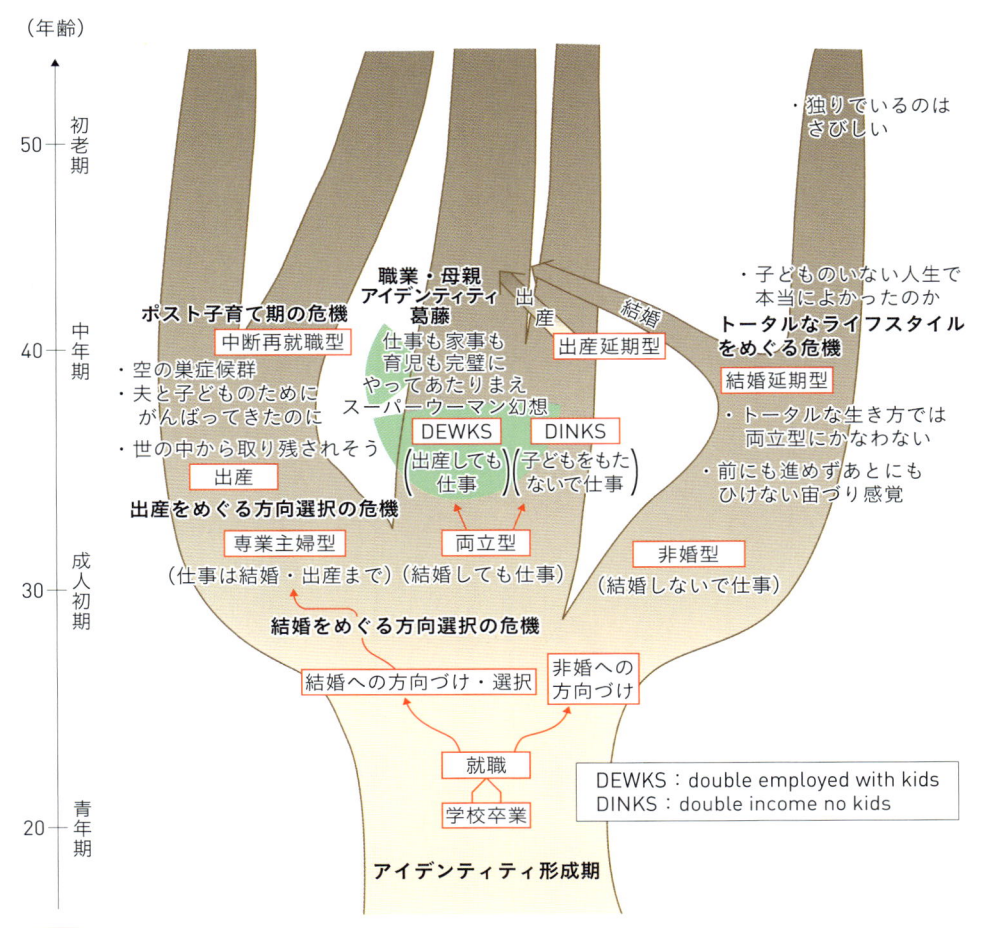

図1 現代女性のライフサイクルの木

〔岡本祐子,松下美知子(編):新 女性のためのライフサイクル心理学.p.36,福村出版,1999 より引用〕

る.正常の胎児は,妊娠4週目ごろに性腺原基ができ,それはやがて精巣や卵巣へと形成され,性ホルモンの働きにより精巣(男性),卵管や子宮,腟(女性)などの内性器,ペニスや陰嚢(男性),恥丘,大陰唇,小陰唇,バルトリン腺,陰核(女性)などの外性器が形成される.そして,母親の子宮内で約10か月を過ごし,この世に人間として誕生するのである.

2 身体の成長・発達

出生後,すぐに助産師や医師に外性器から女あるいは男と性別判定され,その後は判定された性での人生が始まる.女として判定された女児は,乳幼児期,児童期を経て体重や身長が増大するとともに,脳下垂体から性腺刺激ホルモンが放出され,それが性腺である卵巣を刺激して性ホルモンが分泌される.性ホルモンは,乳房,子宮,発毛器官に影響を与え,思春期には初潮に代表される第2次性徴(乳房の発達,陰毛の発毛,脂肪の沈着)が発現する.また,この性ホルモンは,視床下部を刺激し,性欲を起こさせるというように,脳と性腺との間で相互作用がみられる.やがて乳房,子宮,卵巣の生殖器官の成熟に伴い

生殖細胞（遺伝子を次世代に継承）

卵子(X)(X)　精子(X)(Y)
↓受精
受精卵(XX)
↓分裂・分化
胎児

- 生殖細胞の染色体数は体細胞の半数

体細胞（遺伝情報を使って機能）

細胞核
常染色体　22対(44本)
性染色体　1対(2本)
（男性XY，女性XX）

- 体細胞は体を構成している細胞のうち性染色体以外の細胞をいう
- 体細胞は，有性生殖においては次世代へは受け継がれない
- DNAが傷害され，突然変異により細胞ががん化する際は，体細胞で生じる

結婚
妊娠

女の子として誕生
↓身体の成長・発達
第2次性徴の発現（初潮）
↓生殖器の成熟
卵巣・子宮・乳房の成熟（妊娠可能な身体）
女性としての身体成熟（妊孕能が高い大人の身体）
↓卵巣機能の低下
更年期・閉経（卵巣機能停止）
↓身体の老化
老年期

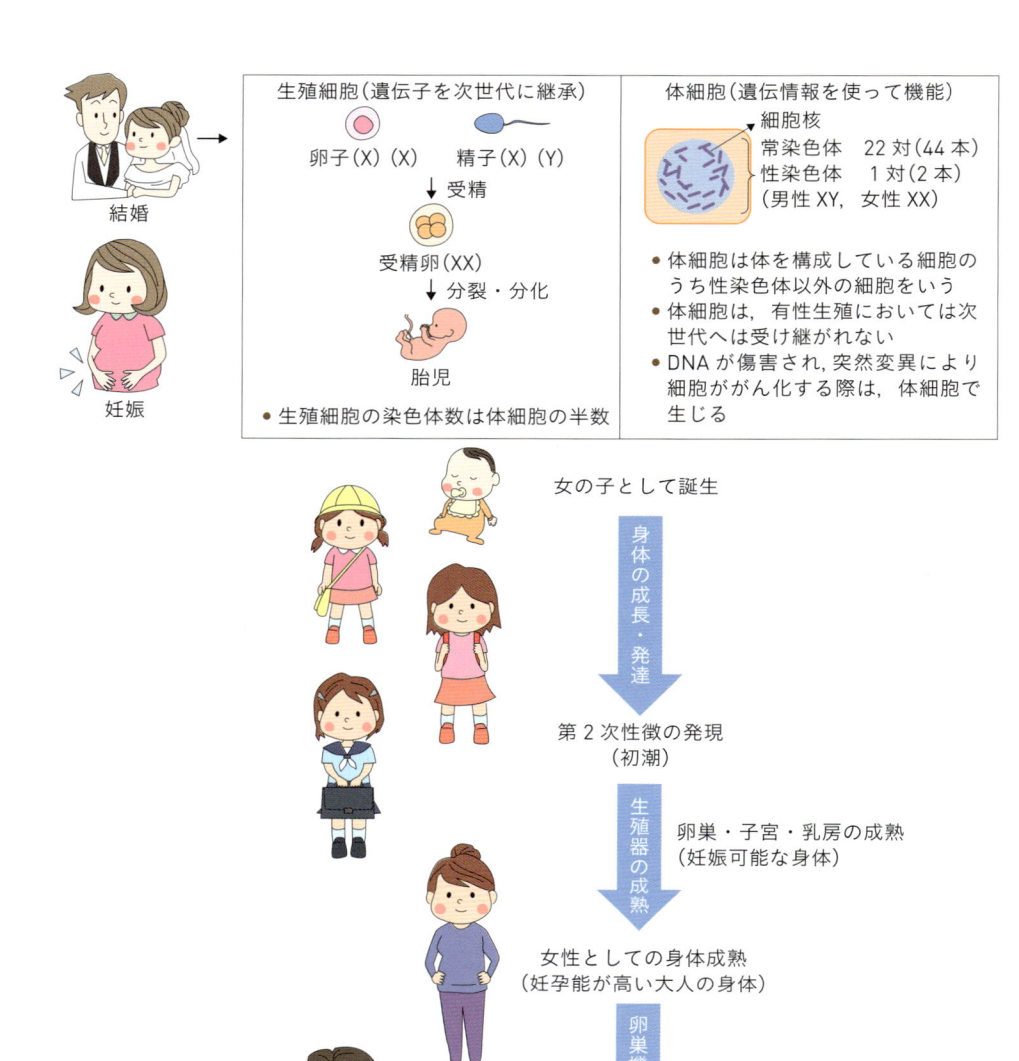

図2 ヒトの受精と女性の身体の変化

妊娠できる能力をもった妊孕能のある大人の身体となる．この乳房，子宮，卵巣の生殖器官は，女性特有の臓器であり，女性にとっての象徴，すなわちシンボルである．また，身体の外観も丸みを帯びたふくよかな曲線美となり，20歳代は女性の生涯のなかで最も美しく円熟し安定した身体となる．特に思春期は，このように急激に変化する自分の身体と

どう向き合うかが課題となり，女として変化している自分の身体を受け入れられるか否かが肯定的な身体像（ボディイメージ）の形成や性同一性（ジェンダー・アイデンティティ）の確立に大きく関与する[3]とされている．

3 加齢に伴い生じる身体機能の変化

そして，一般的に30歳を過ぎると妊孕能は低下し[4]，30歳後半以降，加齢の影響により卵巣機能は徐々に衰え，エストロゲンの減少とともに平均的に50歳ごろに閉経を迎える．閉経前後の10年間を更年期とよび，この時期にはのぼせ，急激な発汗，倦怠感，関節痛などのさまざまな更年期症状が現れる．身体の外観については，皮膚のしわやしみが増え，白髪も目立つようになり，乳腺組織は脂肪へと置き換わるため乳房の張りが失われる．さらに，エストロゲンの減少とともに脂肪蓄積が助長され，肥満になりやすい身体となる．この年代においても，思春期と同様に加齢により変化している自分の身体をどのように受け入れるかが課題となり，アイデンティティの再確立に大きな影響をもたらす．そして，更年期以降は，年齢を重ねるとともにあらゆる身体機能が低下し，老化現象が現れる．外観においても背や腰は曲がり，脂肪の分布も変わり，皮膚の弾力が失われ，しわやたるみが目立つようになる．この老年期においても，身体の変化を受容することが課題となる．

以上のことから，女性の身体においては誕生から死まで身体機能と外観が成長・発達，成熟，衰退に伴い変化するが，いずれの年代においても自分の身体をどのように受け入れるか，自分の心の目を通して自分の身体をどう見るかということが課題となる．

3 身体像（ボディイメージ）の形成

女性は成長・発達，成熟，衰退に伴い身体機能のみならず外観も変化するなかで，自分の身体に対してイメージをもっている．これを身体像あるいはボディイメージという．ボディイメージは，一般的に自己概念や自尊感情の中核をなし，自分の身体について心に抱くイメージである．ゴーマンは「ボディ・イメージとは，自分自身の身体についての概念である．それは，知覚的プールと経験的プールとの相互作用によって形成される．知覚的プールは，われわれの現在および過去のすべての感覚的体験から構成され，経験的プールはわれわれのすべての経験や情動および記憶から構成される．したがって，ボディ・イメージは，可逆的で力動的な総体であり，新しい知覚や新しい経験によって絶えず改変されているのである」[5]と定義している．つまり，個人の過去から現在にわたる視覚や聴覚，運動感覚などの知覚である身体感覚を通した体験と，心理・社会的経験との相互作用によって形成され，ある時期に作られたボディイメージは，新たな身体感覚や心理・社会的経験により変容するということである．特に女性は，育つ過程のなかで，女性らしく振る舞うことが求められ，女性としての身だしなみを整えるようにしつけられる．また，女性の外観の美しさが美徳とされている社会では，「若さ-美しさ-かわいらしさ」が女性のイメージとされ，「美しい女性」の基準は女性誌やテレビで登場する女優やタレント，モデルとなっている場合が多い．このような社会に生きる女性は，どの年代においても社会の規範の影響を受け，自分のボディイメージを形成・変容させるが，いくつになっても若い

ころのように魅力的で美しい外観を少しでも保っていたいと願う人は多いだろう．

また，ボディイメージの類縁概念として，アピアランスという言葉がある．このアピアランスは，身体の外見あるいは身体的魅力を指し，人間を社会的な対象としてみる「外からの視点」と，その人自身の身体的な美における客観的な経験に関連している「内からの視点」が含まれるが，明確な定義はない[6]とされている．

4 女性のアイデンティティの発達

1 ジェンダー・アイデンティティの形成と受容

多くの人は，女性あるいは男性のいずれかの性別に属しており，自分自身を「女性(男性)である」と感じ，認めている．このように，自分自身の性別を女性あるいは男性であると自己認識することをジェンダー・アイデンティティまたは性同一性とよぶ．人間は誕生と同時に周囲の大人たちから，女の子(男の子)として扱われて育つ過程で，自分は女(男)であるというジェンダー・アイデンティティ(女の子らしさ，男の子らしさ)を3歳ごろまでにもつようになる．このジェンダー・アイデンティティに基づいて，児童期は自分の性別に適した振る舞い方や役割を積極的に身につけ[7]，女性としての自己意識を形成し始める．女児は，親や教師，仲間からの働きかけ，マスメディアからの影響を受けて，社会が求める「女の子らしさ」を身につける[7]といわれる．そして，思春期の第2次性徴の発現とともに，自分の身体に起こった変化を通して女になることを実感し，女の子から女性へと成長していることを自覚する．この身体の変化を肯定的に受け入れられるか否かがジェンダー・アイデンティティ(女性らしさ)の形成に大きく関与するが，実際にこの時期に「女性であること」を肯定的に受け止められる者は4割前後と低く，年齢が上がるにつれてアイデンティティを肯定的に受容する割合が上昇する[2]．このことから，「女性らしさ」の受容は容易でないことがわかる．この時期は，急激な身体発達と性的成熟を契機に自己像が不安定になり，ジェンダー・アイデンティティの身体的側面の危機を迎え，認識力の高まりや社会経験の蓄積により性役割の理解が促され，異性との関係が生じるなかでジェンダー・アイデンティティの社会的側面での危機にも直面する[8]．

2 「自分らしさ」と「女性らしさ」の統合

また，思春期は，他者を意識するのと同時に，自分に対する意識が目覚め，容姿や性格へのこだわりをもち，「自分とは何か，何のために生きているのか」という問いをするようになり，自分らしさというアイデンティティの形成が始まる．このアイデンティティは，自我が統合された状態をいい，自分はほかの誰とも異なる存在であり，今ここにいる自分は過去，現在，未来に至るまで一貫して同じ自分であり続ける感覚をいう．この思春期から青年期の前半にかけて女性は，「女性らしさ」と「自分らしさ」に対する迷いや葛藤を抱え，自分らしい生き方を模索しながら，高校，大学へと進学し，「女性としての自分」と「1人の人間としての自分らしさ」を統合し，女性である自分を自己のなかにしっかりと位置づけてアイデンティティを形成する．

3 「個としてのアイデンティティ」と「関係性に基づくアイデンティティ」

　個としてのアイデンティティが形成されたのち，女性は就職，結婚・出産，子育てという課題を通して，アイデンティティの揺らぎを体験しつつ，「個」としての主体的なあり方と夫や子どもの「他者との関係性」が入れ子のように影響を及ぼし合いながら，女性としてのアイデンティティを獲得する[9]．図3に示すように，成人としての成熟性においては，達成や自立に象徴される「個としてのアイデンティティ」と，ケアや共生に特徴づけられる「関係性に基づくアイデンティティ」が同等の重みをもち，この両者をバランスよく統合することが重要である[10]といわれる．しかし，自らの生き方を自由に選択できる時代になったとはいうものの，現代女性は自分の意思や都合を優先して自分が望むようなライフコースを選択できているわけではなく，「仕事をいつまで続けるのか」「いつ結婚するのか」「いつ子どもを産むのか」などライフコースの分岐点において常にアイデンティティの危機に直面している．

4 喪失体験とアイデンティティの危機

　中年期は，これまで心身の健康，生活の享受，自立性，身分の保証などの観点から，安定した人生の最盛期ととらえられてきたが，自己の内外のネガティブな変化の体験により，これまでの自分のあり方や生き方ではやっていけないことに気づき，再びアイデンティティの危機状態に陥りやすくなる[9]という．この時期の女性は，加齢による体力や性機能の低下に引き続いて起こる閉経という生殖機能の喪失，自分自身の限界感，子どもの親離れ，老親の介護や親の死などさまざまな喪失を体験する．このような喪失体験は，アイデンティティの危機へとつながり，この危機にどう向き合うかが課題となる．「私の人生はこれでよかったのだろうか」「本当にやりたいことは何なのだろうか」と自分の生き方やあり方そのものについて内省と問い直しに迫られる．このように中年期はさまざまな次元で「喪失」を体験しアイデンティティの危機に直面するが，そのネガティブな変化や喪失体験をしっかりと認識し，過去の自分と現実の自分との折り合いをつけ，新たな納得できる自分を再確立することが課題となる[10]．

　そして，老年期では，職業をもっている女性は，定年退職に伴うアイデンティティの危機に遭遇する．これまで担ってきた役割を次世代に継承し，その変化を受け入れて，中年期の世代が中心的な役割を担えるように支持し，高齢者の役割を獲得することが重要である．さらに，配偶者やパートナーの死というように愛する人の喪失も味わい，自分の人生と死を考えるという課題にも直面し，人生を振り返り肯定することが大切になる．

　以上のことから，女性は変化している自分の身体や周囲との関係性，性役割を認識し，各ライフステージにおける危機と向き合いながら，個としてのアイデンティティと関係性に基づくアイデンティティをバランスよく統合することが，女性としてのアイデンティティ成熟へとつながるといえる．

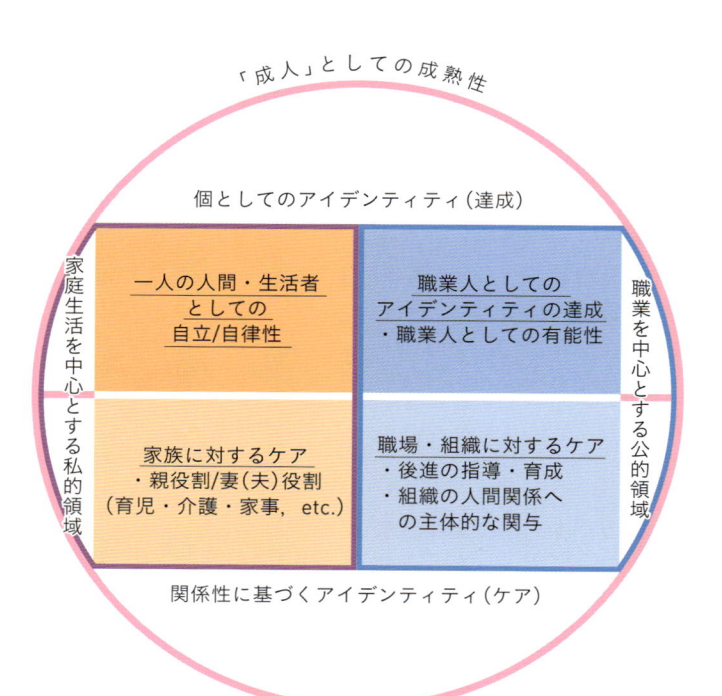

図3 成人期の発達を規定する2つの軸と2つの領域

〔岡本祐子：アイデンティティ─生涯発達論の射程．p.188，ミネルヴァ書房，2002より引用〕

5 女性としての役割と性役割形成

1 性役割の形成

　子どものころ，「女の子らしく振る舞いなさい」とか，「女の子だから〜してはいけません」など，周囲の大人たちから性別にふさわしい態度や行為をするように要求されたことはないだろうか．社会が性別によって割り当て期待する一連の性格や態度，行為の類型を性役割[7]とよぶ．そして，個人は自分に割り振られた性役割に応じた態度や行動を習得するのみならず，自己認識の一部または中心に，女(男)であることを位置づけ，性役割を内面化すること(ジェンダー・アイデンティティの形成)が期待される[11]．性役割は，幼児期から児童期にかけて，ジェンダー・アイデンティティ(女の子らしさ)に沿ってステレオタイプ的な見方として形成されていくが，この形成には親の期待やしつけ，学校教育，マスメディアが影響する．思春期になると，「女の子」としての自己をとらえ直し，「大人の女性」としてジェンダー・アイデンティティ(女性らしさ)を再組織化するなかで，幼少期に形成されたステレオタイプ的な性役割の見方は変化する一方，「女性らしさ」や世話役割は依然として期待されるため混乱する．しかし，各自なりのジェンダー・アイデンティティを獲得し，自我形成(アイデンティティの確立)をしていく．

2 役割を統合するなかで生じる葛藤

　学校を卒業後，女性は社会とのかかわりにおいてさまざまな役割関係をもつなかで，職業人として，妻として，母親として複数の役割アイデンティティを獲得する．しかし，現代のように性役割が変動しつつある時代は，女性が性役割を矛盾なく自己の内面に取り込むことは難しい．その理由として，幼児期に習得してきたステレオタイプ的な性役割と時代の変化に応じて期待される新しい性役割，社会（男性）からの期待と自分自身の希望，職業人としての役割と家庭人としての性役割などの間で，さまざまな葛藤を生じる[1]ことが挙げられている．特に，青年期および中年期における成人期の女性にとって，この複数の役割アイデンティティをどのように維持し，統合させていくのかという問題は，アイデンティティの発達にとってきわめて重要な課題である[1]という．

　社会で女性に期待されている性役割としては，子どもを産み育てること，夫や子どもの世話（食事の支度，洗濯，掃除などの家事）をすること，子どもを通した学校行事に参加すること，老親の介護をすることなどが挙げられる．これらの性役割におけるケア労働は，これまで女性が担うことが当然視されてきた．男女雇用機会均等法や男女共同参画社会基本法の制定に伴い，女性が職業という公的領域に進出しやすくなり，家事や育児を担う男性も増えつつあるが，依然としてその占める割合は女性のほうが圧倒的に高い．このようなことから，現代女性は，家庭という私的領域や職業という公的領域において複数の役割を担いつつ，常に職業人として，妻として，母親としての役割アイデンティティの葛藤を抱き，生活しているのである．

2 がんおよびがん治療が女性性に及ぼす影響

　女性の多くは，そのシンボルである乳房や子宮，卵巣を喪失するような出来事に遭遇したとき，大きな衝撃を受け，悲嘆に暮れることであろう．女性性を喪失するような出来事といえば，多くは生殖器のがん罹患体験であり，乳がん，子宮がん，卵巣がんが挙げられる．これらのがんの罹患年齢のピークは，乳がんでは40歳代後半〜50歳代，卵巣がんと子宮がんでは50歳代となっている．この年代は，自己の内外の変化が著しく，アイデンティティの危機に直面しやすい．このような年代にがんになりその治療を受けることは，より危機的状況に陥りやすく，その個人および家族に大きな影響をもたらす．図4は，がんおよびその治療が女性性にどのような影響を及ぼすのか，その全体像を示している．

1 がんの遺伝子を継承すること

　がん研究は，分子生物学や細胞生物学の進歩とともに発展している．発がん物質，がん遺伝子，がん抑制遺伝子の多数の発見，DNAメチル化によるエピジェネティックな変化など，がんの病態解明は日進月歩の勢いで進んでいる．

　発がん要因には生活習慣，環境，微生物への感染，遺伝子異常などがある．正常細胞の突然変異による遺伝子異常が生じると，がん遺伝子の活性化，がん抑制遺伝子の不活性化

によってがんが発生する．がんのほとんどは，生活習慣や環境要因，ウイルスや細菌感染に起因しているが，5％程度で生殖細胞に先天的遺伝子異常がみられる[12]．この先天的遺伝子異常により生じる疾患としてよく知られているのは，*MSH2・MLH1*遺伝子変異によるLynch症候群（遺伝性非ポリポーシス大腸がん），*BRCA1/2*遺伝子変異による遺伝性乳がん・卵巣がん（hereditary breast and ovarian cancer：HBOC）症候群である．このような先天的遺伝子異常をもつ場合，健康な人に比べてがんの発症率が高く，若年でかつ多臓器にがんが発症するという特徴がみられる．例えば，*BRCA1/2*遺伝子変異と乳がんや卵巣がんの発症リスクには相関がみられる．*BRCA1/2*のいずれかの遺伝子変異をもつ人の80％は70歳までに乳がんを発症し，*BRCA1*遺伝子変異の保有者の40％が，*BRCA2*遺伝子変異の保有者の20％が同年齢までに卵巣がんを発症する[13]との報告がある．

このようながんの原因遺伝子をもっていることがわかったとき，女性はいったいどのような心情になるのだろうか．「結婚したいけれど，できるだろうか」「子どもを産んでよいのだろうか」「夫やその両親にこの事実をどう伝えようか」「娘に遺伝していないだろうか」「遺伝していたら娘に申し訳ない」など，ライフステージやおかれている立場によって思い抱く気持ちはさまざまである．がんの原因遺伝子をもつということは，自分のみならず

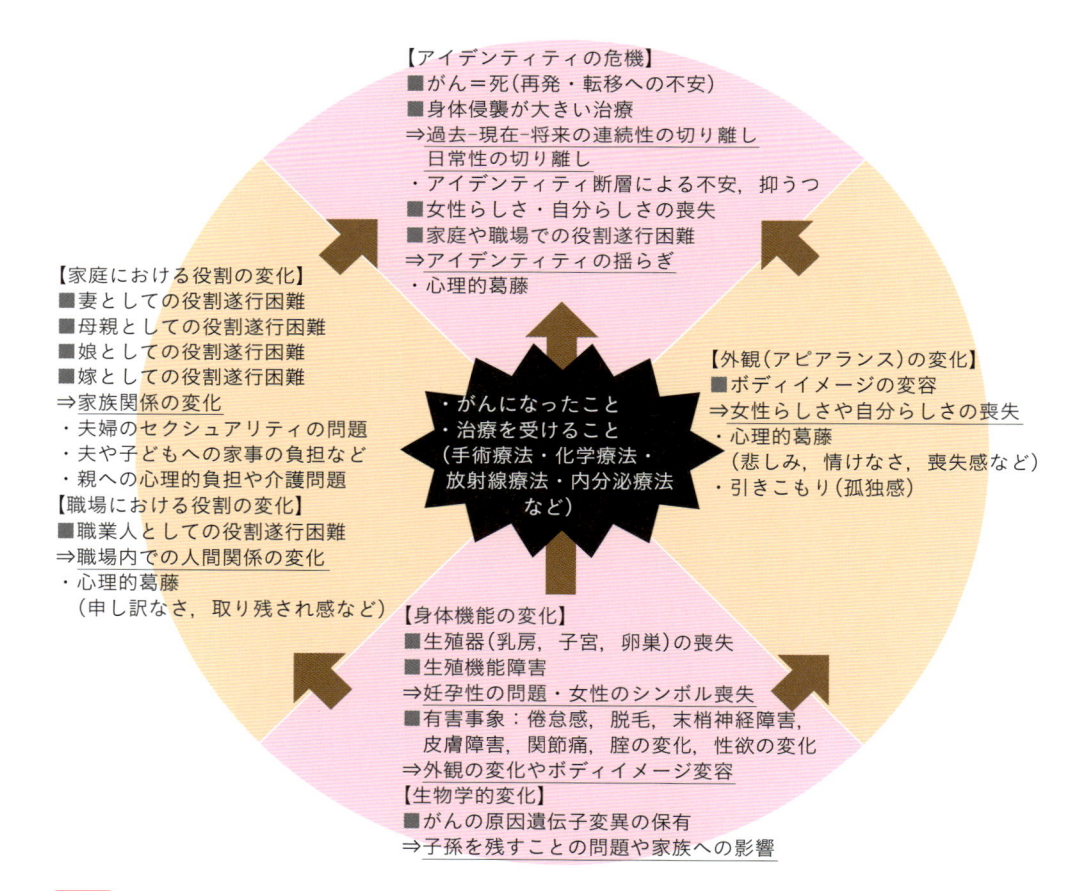

図4 がんおよびその治療が女性性に及ぼす影響

➡は影響を与えることを意味する．

家族や近親者をも巻き込む問題へと発展し，次世代の子どもにも影響する．そして，このことは，「イエ」制度が根強く残っている日本において，欠陥のある女性としてみられやすく，偏見や差別につながりやすい．したがって，がんの原因遺伝子をもつ可能性の高い女性にとって，遺伝子変異の有無を明確にすることは，がんの発症に対する予防策を立てやすいというメリットがある一方，結婚や出産などその人自身の人生のみならず，自分の子どもや親，きょうだいという近親者の人生にまで影響をもたらすという問題が生じる．このため，がんの原因遺伝子を受け継いだ女性をどのように支えるかということは，がん看護において重要な課題である．

2 がん治療が及ぼす生殖機能への影響

　女性の身体には，子どもを生み育てるという生殖機能が備わっている．しかし，手術療法，薬物療法，放射線療法は，生殖機能に障害をもたらすことが明らかになっている．特に，がん医療のなかでは生殖年齢の患者に対する化学療法や放射線療法によって誘発される妊孕能の喪失が大きな問題として取り上げられている[14]．

■手術療法

　手術療法はがん細胞を取り除く治療であり，がんになった臓器およびその周辺を切除する．乳がんの場合は，腫瘍径や所属リンパ節転移の状況により切除範囲が異なるが，全部あるいは部分的に乳腺を切除するため，その乳房での授乳は困難となる．また，子宮がんにおいては，病期により単純子宮全摘術や広汎子宮全摘術が実施されるが，その場合は子宮を喪失することになり妊娠が不可能となる．卵巣がんにおいても，病期によって片側あるいは両側の卵巣を切除するため，卵巣機能の低下や喪失により妊娠しにくい，あるいは不可能になる場合もある．このように手術療法は，子どもを生み育てるという生殖機能の喪失を伴うため，若年層の女性に妊孕性や授乳にかかわる問題をもたらす．

■薬物療法

　薬物療法は，腫瘍径，所属リンパ節や他臓器への転移の有無，がん細胞の組織型，組織学的異型度，バイオマーカーの発現状況などを総合的に評価し，腫瘍の縮小効果や再発予防をねらいとして実施される．使用する薬剤のなかには，卵巣機能の障害，催奇形性や胎児への影響をもたらすことが明らかになっているものも存在する．例えば，タモキシフェンは催奇形性，トラスツズマブは羊水過少などの有害事象のリスクが高いため，これらの薬剤を使用している期間の妊娠は避けるべき[15]とされている．また，一部の抗がん剤や抗ホルモン薬は母乳へ移行するため，乳児への影響を考え，使用中の授乳は避けるように指導している．さらに，治療する年齢により化学療法誘発性無月経を引き起こす薬剤があり，シクロホスファミドに代表されるアルキル化薬に属する抗がん剤はハイリスクに分類されている[16]．アルキル化薬は卵子および顆粒膜細胞に与えるダメージが最も大きく，投与量依存性に誘発される卵巣機能不全の結果，難治性不妊症を引き起こすリスクが高い[17]．このため，若年で挙児を希望する女性には治療前の卵巣機能評価と妊孕性保持に関するカウンセリングが推奨されている[18]．このように，薬物療法も若年女性に妊孕性や授乳にかかわる問題をもたらしやすい．

■ **放射線療法**

　放射線療法は，手術療法後に残った組織や所属リンパ節に高エネルギーのX線やガンマ線を照射し再発の予防をしたり，手術療法が適応にならない進行・再発がんに用いられたりする．乳がんの場合は，乳房部分切除をした際に再発予防として50グレイ前後の放射線照射が行われる．通常，50グレイ前後の照射量になると，皮膚の萎縮，色素沈着，毛細血管の拡張，皮下硬結の残存などの皮膚障害が出現しやすくなるため，照射している乳房での授乳は困難となる．また，子宮がんの場合は，放射線を体の外から照射する外部照射と，腟内または子宮腔内に照射する腔内照射が行われるが，いずれも子宮自体に放射線照射するため治療中の妊娠は不可能となる．卵巣の性腺組織は，非常に放射線の影響を受けやすく，障害が永続的となりうる[16]ことがいわれており，やはり妊孕性の問題が生じやすい．

　以上のように，手術療法，薬物療法，放射線療法のどれをとってみても，妊孕性や授乳にかかわる問題が生じるため，特に妊娠・出産を控えている若年層の女性の妊孕性をどのように支えるかはがん看護における大きな課題である．

3 がん治療がもたらすボディイメージおよび外観(アピアランス)への影響

　女性は自分の身体に対するイメージをもっており，多くの人は何歳になっても女性としての美しさを保っていたいと願うことだろう．しかし，がんの三大治療である手術療法，薬物療法，放射線療法は，乳房や子宮，卵巣の生殖器そのものの機能あるいは生殖機能を低下・喪失させ，外観の変化や女性のシンボルの喪失をもたらす．

1 それぞれの治療による影響

■ **手術療法**

　手術療法は，腫瘍径や所属リンパ節転移の有無によるが，生殖器そのものの切除に伴い乳房の変形や喪失，子宮や卵巣の喪失をもたらし，体表面に傷跡を残す．乳房の喪失や傷跡は外観(アピアランス)の変化やボディイメージの変容をもたらし，また乳房は目で見える臓器のため喪失感が強い．さらに，子宮や卵巣は内部臓器のため目には見えないが，それらを失った場合，「子どもを産む」という女性らしさの喪失感やボディイメージの変容が生じやすい．

■ **薬物療法，放射線療法**

　抗がん剤による薬物療法では，頭髪や眉毛，睫毛などの脱毛，皮膚の色素沈着，爪の黒ずみや割れ，顔面や手足の浮腫が生じる．放射線療法の外照射では，皮膚へのマーキング，有害事象としての皮膚の発赤，落屑，色素沈着が生じ，外観が変化する．2009年に国立がんセンター中央病院(当時)の通院治療センターで抗がん剤治療を受けている女性患者374人を対象に，抗がん剤治療による副作用の苦痛度に関する調査を実施し，その順位づけを行った．その結果，患者は治療に伴う嘔気・嘔吐，倦怠感，しびれなどの身体症状による苦痛のうち，1位に頭髪の脱毛，6位に睫毛の脱毛，8位に眉毛の脱毛，9位に

足爪のはがれを挙げ，さらに20位までの副作用のうち，外観の変化に関するものが11個含まれていた[19]．

2 心理的葛藤への支援の重要性

　治療によって変化した身体と，これまでに形成されたボディイメージとの間にギャップが生じると，ボディイメージ変容に伴い，悲しみや喪失感，情けなさなどの心理的葛藤が生じやすくなる．ボディイメージは，自己概念や自尊感情の中核をなしていることから，女性のシンボルである乳房や子宮，卵巣の喪失や脱毛は，女性らしさや自分らしさが損なわれたという自尊心の低下につながり，アイデンティティの危機に直面しやすい．特に，女性としての魅力を外観の美しさに見出している人は，乳房の喪失や脱毛などは耐え難く，女性としての価値を喪失したとしてアイデンティティの揺らぎを体験することになるだろう．また，幼い子どもを抱えて薬物治療を受けている母親は，授乳できないことによって母子の絆が断ち切られたという思いを抱いたり，乳房を切除した母親は子どもとの入浴に思い悩んだりするなど，さまざまな困難や心理的葛藤を抱えることになる．そして，中年期から老年期の女性においては，乳房を切除したことにより，楽しみであった温泉旅行に友人といけなくなったと嘆く人も多い．なかには，補正下着やかつらを着用しても人からわかってしまうのではないかと周囲の目を気にし，人との交流や外出を避けて引きこもりがちになり，孤独感を抱く人もいる．このように，外観の変化をもたらす治療は，人と人との関係性を阻害し，社会とのつながりを隔てる原因となる．したがって，外観（アピアランス）の変化に対する援助やボディイメージ変容に伴う心理的葛藤への支援が重要になる．

4 がんおよびその治療がもたらすアイデンティティの揺らぎとその回復

　女性は，それぞれのライフステージにおける発達課題に取り組み，アイデンティティの危機と向き合いながら成長している．特に成人期の女性は，進路や職業の選択，結婚，出産・育児，職場での責任や役割の拡大，老親の介護など多重課題を担っている．このような課題を達成する年代において，病気や障害などにより死を意識するような人生の危機に直面したとき，女性はどのような体験をするのだろうか．身体は，人間の存在を支える土台であり，アイデンティティの基盤であり，身体が健康であることは心に安心感・安定感を与え，さらに，ボディイメージはアイデンティティにも大きな影響を及ぼす[10]といわれている．つまり，がんになることや，がん治療によってさまざまな身体症状が出現すること，さらに治療に伴うボディイメージの変容は，心身ともに大きな衝撃を与え，アイデンティティの危機に陥りやすくなることを意味する．がんはいまだもって死をイメージさせる病気であるがゆえに，がんと診断され身体侵襲の大きい治療を受ける多くの女性は，「自分の人生はこれでよかったのだろうか」「自分はいつまで生きられるのだろうか」「これからどうやって生きていけばよいのだろうか」と自問自答し，これまで築いてきた自分自身のあり方の根底が揺らぎ，さらに自分の将来展望が全くみえなくなってしまうという体験をするのではないだろうか．

　岡本[10]は，自身のがん体験から，がんになったことによるアイデンティティの断層と連

続性について，次のように述べている．

> 病気という断層のなかで自分を支えるのは，病気になる前と現在，そして将来の自己の連続性が確認されることである．まさにこれはアイデンティティの連続性の確認である．アイデンティティの連続性がどの次元で確認できるかは，きわめて重要な問題である．病気のあと，どの程度の社会復帰，つまりこれまで営んできた生活・仕事・活動が再開できるかどうか．同じ生活に復帰できることは，アイデンティティの連続性が保たれることを意味する．かつての自分も現在の自分のなかにつながっている，そしておそらく将来の自分もつながっていくであろうという感覚がもてることの意味は非常に深いと思われる．

そして，「危機に直面した人々を支えるのは，アイデンティティの連続性をできる限り保障することである」と述べている．したがって，危機からの回復を支えるのは，本人の自我の力のみならず，周囲の人々の援助，本人と周囲の人々の「関係性」の力によるところが大きいという．なかでも，医療者が患者に対して深い関心をもつことや，患者に真剣にかかわろうとする医療者のまなざし・態度・言葉，医療者の真正さ（本気になること，一生懸命さ，誠実さ），予期せぬ「自己の断絶」の危機に対して必死にがんばっている自分を温かく受け止めてくれるという医療者からの「見守られ」の感覚，そして医療者が患者の語る言葉に耳を傾けて「聴く」ことによって患者の不安に寄り添うことといったケアは，がんによって作られた「自己の断層」をつなぎ，アイデンティティの再構築を促すという．

以上のことから考えると，がんおよびその治療は，女性にとっての日常性を断絶し，過去の自分と現在の自分，将来の自分といった連続性をも切り離して，これまで個人が築き上げてきたアイデンティティに断層を生じさせるものであるといえる．特に成人女性は，多重課題に伴って生じる危機に常に向き合わなければならず，このようなときに病気や治療によってできたアイデンティティの断層は幾重にも深くなり，断層の修復には多大な時間とエネルギーを必要とするであろう．したがって，このようなアイデンティティの断層をなるべく小さく留めたり，修復したりし，再びその連続性を実感できるように援助することは看護師の役割であるといえよう．これまで，がん患者の心理過程や心理反応などについては多くの研究がなされ，それを道しるべとして看護実践に役立ててきた．今後はがんおよびその治療がアイデンティティにどのような影響をもたらしているのかという視点からも女性をとらえ，心に寄り添ったケアを提供していくことが重要であろう．

5 がんやその治療がもたらす女性の役割および関係性への影響

成人女性は，家庭における役割，職場における役割など，さまざまな役割を担って生活している．しかし，「がんになったこと」あるいは「がん治療を受けること」は，さまざまな役割遂行を妨げるだろう．

1 家庭における役割や関係性への影響

妻役割においては，夫との関係性に変化が生じるだろう．一般的に夫婦関係における愛情表現や夫婦の絆を確認する方法として性生活が挙げられる．しかし，乳房や子宮などの

生殖器の切除や，抗がん剤や内分泌療法といった薬物治療の有害事象は，乳房喪失や腟の変化，性欲の低下などをもたらすため，病気になる前のような性生活が難しくなりセクシュアリティの問題に発展しやすい．

母親役割においては，治療によるさまざまな有害事象によりこれまで遂行できていた子どもの世話やPTA活動が困難になったり，自分でできない家事の負担を子どもに強いらざるを得なかったりするなど，本来の母親としての役割の遂行が困難となり，子どもとの関係性に影響が生じる．最近では，女性の高学歴化に伴い晩婚化が進み，2012年の第1子出生時の母親の平均年齢は30.3歳[20]である．出産年齢の高齢化により，乳がんの罹患平均年齢と子どもの思春期前後のアイデンティティ形成期は重なることがわかるが，思春期はさまざまな葛藤を抱き，難しい時期である．このようなことから，母親のがんという病気が子どもの心の成長・発達に何らかの影響を与えることが推察される．したがって，がんを患う親をもった子どものケアも重要な課題となる．

娘や嫁としての役割においては，老親の介護を担えないなどの問題が生じるだろう．また，生殖年齢にある若年女性ががんになった場合は，結婚や妊娠・出産など人生設計そのものを考え直さざるを得ないだろう．

このように本来の役割が遂行できなくなると，本人以外の家族がその役割を代わりに担わなければならず，家族の心身の負担にもつながる．しかも，これが長期にわたると家族のストレスや負担が積み重なり，家族関係にゆがみが生じたり，家族の絆が脆弱になったりする．そして，これらのことに対して心が傷つき，家族への申し訳なさや罪責感を抱く女性は多い．さらに，夫や子ども，親に「がんである」ことに関して心配をかけまいとするあまり，気丈にふるまったり，病気の情報を必要最小限にして伝えたりと，がんやその治療による負担を自分で抱え込み孤独を感じている人も少なくない．

2 職場における役割や関係性への影響

仕事をもっている女性は，化学療法・放射線療法に伴う通院やさまざまな有害事象による身体的苦痛のために，仕事を休まざるを得なくなったり，これまでのように仕事の能率が上がらなかったりするなど，職場における役割がはたせず就労に関する問題を抱えやすい．また，職場の人にがんであることを打ち明けるのに躊躇したり，伝えても職場の人の理解が得られず傷ついたり，たとえ職場で理解が得られたとしても治療のために休むことや遅刻・早退に対して申し訳なさ，引け目を感じたりするなど，多くの心理的葛藤を抱く．

このようにがんやその治療によって家庭や職場における役割遂行が阻まれることから，治療を継続しながら女性としての役割を遂行できるようにあらゆる手段を講じて支援することが大切である．

多様化する女性のあり方を支える看護

これまで，がんおよびその治療が女性性に及ぼす影響について概観してきたが，それは女性の全体性に多大な影響を及ぼす．なかでもがんおよび治療に伴う生殖機能障害や有害

事象などの身体機能の変化は，女性の外観やアイデンティティ，役割などあらゆる側面にも影響をもたらすことがわかる．したがって，身体機能の変化に対するケアは他の側面への影響を最小限にするためにもとても重要である．

　また，女性の生き方や役割が複雑化・多様化している現代において，どのライフステージでがんになったとしても，現代女性の特徴をトータルな視点でとらえ，がんやがん治療によって生じる日常性やアイデンティティの断層を少しでも小さくなるよう，かつ早く修復できるように支援し，女性が納得する人生を選択できるように支えていくことが重要であると考える．そして，これらの援助は，がん看護を実践しているわれわれ看護師の役割である．

引用文献

1) 岡本祐子：アイデンティティ―生涯発達論の射程．pp.3-57，ミネルヴァ書房，2002．
2) 岡本祐子，松下美知子（編）：新 女性のためのライフサイクル心理学．pp.1-243，福村出版，1999．
3) 伊藤裕子：思春期の身体と性―痩身願望をめぐって．伊藤裕子（編）：ジェンダー・アイデンティティ―揺らぐ女性像（現代のエスプリ別冊）．pp.42-53，至文堂，2006．
4) Alviggi C, Humaidan P, Howles CM, et al：Biological versus chronological ovarian age: implications for assisted reproductive technology. Reproductive Biology and Endocrinology 7：101, 2009.
5) W. ゴーマン（著），村山久美子（訳）：ボディ・イメージ―心の目でみるからだと脳．p.7，誠信書房，1981．
6) 衛藤裕司：ボディ・イメージとその類縁概念―「定義」に関する方法論の検討．大分大学教育福祉科学部研究紀要 21(2)：325-333，1999．
7) 井上輝子：新・女性学への招待―変わる/変わらない女の一生．pp.16-71，有斐閣，2011．
8) 伊藤裕子：ジェンダーの発達心理学．pp.30-51，ミネルヴァ書房，2000．
9) 岡本祐子：中年期女性のアイデンティティ―中年期という危機，女性であるがゆえの揺れ．伊藤裕子（編）：ジェンダー・アイデンティティ―揺らぐ女性像（現代のエスプリ別冊）．pp.64-73，至文堂，2006．
10) 岡本祐子：アイデンティティ―生涯発達論の展開．pp.1-135，ミネルヴァ書房，2007．
11) 天野正子，伊藤るり，井上輝子（編）：性役割（新編 日本のフェミニズム 3）．pp.2-42，岩波書店，2009．
12) 国立がん研究センターがん対策情報センターウェブサイト（がんの発生原因）．http://ganjoho.jp/public/pre_scr/cause（2014年9月30日アクセス）
13) 三木義男：*BRCA*遺伝子について．中村清吾（編）：遺伝性乳がん・卵巣がんの基礎と臨床．pp.11-15，篠原出版，2012．
14) Meirow D, Lewis H, Nugent D, et al：Subclinical depletion of primordial follicular reserve in mice treated with cyclophosphamide : clinical importance and proposed accurate investigative tool. Human Reproduction 14(7)：1903-1907, 1999.
15) 日本乳癌学会：科学的根拠に基づく乳癌診療ガイドライン①治療編．pp.166-168，金原出版，2013．
16) 高江正道，鈴木直：がん患者に対する生殖医療の現状と課題．保健の科学 56(9)：599-608，2014．
17) Rodriguez-Wallberg KA, Oktay K：Options on fertility preservation in female cancer patients. Cancer Treatment Reviews 38(5)：354-361, 2012.
18) 日本がん・生殖医療研究会：乳がん患者の妊娠出産と生殖医療に関する診療の手引き 2014年版．pp.39-40，金原出版，2014．
19) 独立行政法人国立がん研究センター中央病院ウェブサイト（アピアランス支援センターのご案内）．http://www.ncc.go.jp/jp/ncch/consultation/appearance.html#01（2014年9月30日アクセス）
20) 内閣府：平成26年版少子化社会対策白書（1-1-1-3. 婚姻・出産等の状況）．http://www8.cao.go.jp/shoushi/shoushika/whitepaper/measures/w-2014/26pdfhonpen/pdf/s1-3.pdf（2015

年3月18日アクセス）

（鈴木 久美）

第 1 章

がん遺伝子を受け継いだ女性を支える

1 遺伝性腫瘍症候群

　2013年，米国の女優アンジェリーナ・ジョリーが自身の遺伝的背景から未発症の両側乳房を予防的に切除したことから，「遺伝性乳がん・卵巣がん症候群(hereditary breast and ovarian cancer syndrome：HBOC)」についての関心が大きく高まり，それと同時に遺伝性腫瘍の存在，遺伝子検査でのがんのリスクの予測，またその予防といった医療を現場でも取り入れていく時代になった．HBOCのみでなく，遺伝性腫瘍といわれる遺伝的背景による影響が強いことで発症してくるがんもある．そのような病態に対して医療者として注意をはらい，リスクの高い人を必要に応じて拾い上げ，予防策を講じ，その体制を整えていくことや，そして何よりもその方々に寄り添う看護が非常に重要になってきている．

　本節ではまず遺伝性腫瘍症候群の病態を概説した後に，主に「がん遺伝子を受け継いだ女性を支えること」を目的としてHBOCを取り上げ，その特徴，およびリスクとそれを低減させる手段などを解説する．続いて，それらのリスクを抱えた女性を支える看護，カウンセリングについて，看護師，遺伝カウンセラーの立場からまとめていただく．

1 遺伝性腫瘍症候群とは

1 「がん家系」と遺伝子の関係性の解明

　よく，「うちの家系はがん家系です」という発言を聞くことがある．これは，がんの種類にかかわらず，がんに罹患している血縁者が多いといった意味合いで用いられることが多い．近年，遺伝子解析などの医学の発達に伴い，一部のがんでは，その発症に遺伝子が関与することが解明されてきており，「がん家系」という非常にあいまいな表現の一部は，原因遺伝子が解明されている遺伝性腫瘍症候群として定義づけられてきている．「がん家系1」「がん家系2」といったさまざまな種類のがん家系の例として，HBOC，Lynch症候群などが挙げられる(**表1-1**)．

　ところで，よく誤解される表現として，がんの遺伝子検査というと，がん細胞自体の体細胞変異(somatic mutation)と区別する必要がある．生殖細胞変異(germline mutation)によって起こってきているものを遺伝性腫瘍といい，これは親から子へ遺伝する．

　もちろん，がんは遺伝によってのみ起こるわけではなく，環境因子も大きく関与し，遺伝と環境の双方のバランスによって起こる．血縁者にある一定のがん種が多い場合でも，同じ環境因子のなかで生活していたことが原因となる可能性もある．また，ほかの疾患にかかりにくく，高齢まで長生きする家系であるがゆえに，加齢によるがんが多いというこ

とも考えられる．

　そのようなことから，ひとくちに「がん家系」といっても，遺伝が関与していない家族集積性のがんもある．真の「がん家系」—遺伝性腫瘍症候群(遺伝子の関与が明らかになっているもの)の割合は，がん全体の5〜10％程度といわれている．遺伝性腫瘍症候群の特徴として，若年で発症する，血縁者のなかに同じがんの罹患が多い，1人が何度もがんを罹患するなどが挙げられる．

2 遺伝性腫瘍に関連する遺伝子

　遺伝性腫瘍に関連する遺伝子として，がん原遺伝子〔がん細胞を増殖させるもの．多発性内分泌腫瘍症(MEN)2型の *RET* など〕，がん抑制遺伝子(損傷を受けるとがん細胞を抑制するはずができなくなる．Li-Fraumeni症候群の *p53* など)，およびDNA修復関連遺伝子(損傷を受けるとDNAの修復が起こらなくなる．Lynch症候群の *MSH2* など)が挙げられる．また，遺伝の形式についても常染色体優性遺伝あるいは常染色体劣性遺伝などがある．

　原因遺伝子はすでに70種類ほど報告されているといわれている．乳がんの原因遺伝子1つをとってみても，代表的で頻度の高い *BRCA* のみでなく，いくつかがすでに知られている(表1-2)．その頻度もさまざまであり， *BRCA* のように頻度の高いものから，非常にまれなものまである(図1-1)．ある特定の遺伝子が，複数の臓器のがんと関連していることも多い．今後も，ある1つの原因遺伝子と，ほかの臓器のがんが関連することが明らかとなったり，ほかにも原因となる遺伝子が多数みつかってきたりするであろう．

表1-1 主な遺伝性腫瘍の例

主な腫瘍	遺伝性腫瘍の病名	その他にできやすいがんの例
大腸がん	Lynch症候群(遺伝性非ポリポーシス大腸がん；HNPCC)	子宮体がん，胃がん，小腸がん，卵巣がん，腎盂・尿管がん
	家族性大腸ポリポーシス(家族性大腸腺腫症)	胃がん，十二指腸がん，デスモイド腫瘍
乳がん，卵巣がん	遺伝性乳がん・卵巣がん症候群	前立腺がん，膵臓がん
骨軟部肉腫	Li-Fraumeni症候群	乳がん，急性白血病，脳腫瘍，副腎皮質腫瘍
皮膚がん	遺伝性黒色腫	膵がん
泌尿器がん	ウィルムス腫瘍(腎芽腫)	
	遺伝性乳頭状腎細胞がん	
脳腫瘍	von Hippel-Lindau病	網膜血管腫，小脳・延髄・脊髄の血管芽細胞腫，腎・膵・肝・副腎などの嚢胞・腫瘍
眼のがん	網膜芽細胞腫	骨肉腫，肉腫
内分泌系(ホルモンを作る臓器)の腫瘍	多発性内分泌腫瘍症(MEN)1型	下垂体・膵ランゲルハンス島・副甲状腺腫瘍または過形成
	多発性内分泌腫瘍症(MEN)2型	甲状腺髄様がん，副甲状腺機能亢進症，褐色細胞腫

〔がん情報サービスホームページ(http://ganjoho.jp/public/cancer/data/genetic-familial.html#prg3)より引用〕

表 1-2 主な乳がん原因遺伝子

遺伝子	関連症候群	染色体部位
BRCA1	HBOC*	17q21
BRCA2	HBOC*	13q12・13
PALB2	Fanconi Anemia	16p
p53	Li-Fraumeni	17q
PTEN	Cowden	10q23
ATM	毛細血管拡張性運動失調症	11q
STK11	Peutz-Jeghers	19q

*遺伝性乳がん・卵巣がん症候群

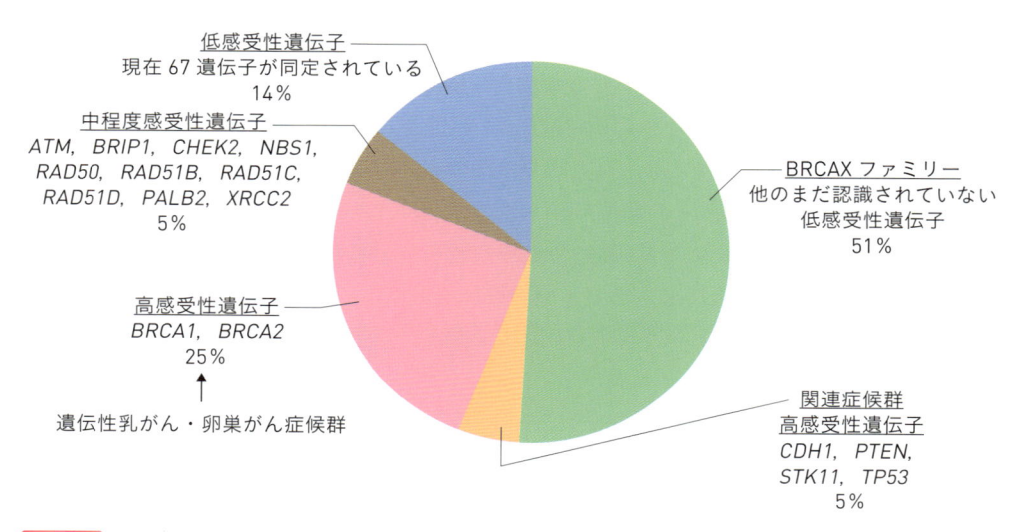

図 1-1 遺伝性乳がん

- 低感受性遺伝子 現在 67 遺伝子が同定されている 14%
- 中程度感受性遺伝子 ATM, BRIP1, CHEK2, NBS1, RAD50, RAD51B, RAD51C, RAD51D, PALB2, XRCC2 5%
- 高感受性遺伝子 BRCA1, BRCA2 25% ← 遺伝性乳がん・卵巣がん症候群
- 関連症候群 高感受性遺伝子 CDH1, PTEN, STK11, TP53 5%
- BRCAX ファミリー 他のまだ認識されていない低感受性遺伝子 51%

〔Melchor J, Benitez J : The complex genetic landscape of familial breast cancer. Human Genetics 132(8) : 845-863, 2013〕

2 遺伝性乳がん・卵巣がん症候群

1 歴史

　乳がんは昔から家族のなかに乳がん罹患者がいると，その女性の乳がんになるリスクが通常の場合より高くなるといわれていた．乳がんにおける原因遺伝子の追究は長い間行われてきた．遺伝的な要因が強く関与しているものがあり，いくつかの遺伝子が同定されてきている．

　1990 年に英国で，原因遺伝子の可能性として染色体 17q21 領域が指摘され，原因遺伝子の同定に大きく近づいた．その後，米国のユタ大学のグループが BRCA1 遺伝子を同定し，1994 年にサイエンス誌に発表したときは，乳がん診療における重要なステップを踏み出したとされた[1]．次いで，1995 年に BRCA2 遺伝子が同定された[2]．アシュケナージ

(東ヨーロッパ)系ユダヤ人の家系に変異が多いことが明らかとなるにつれ，家系に関する研究がさらに行われるようになり，また臨床的にもこの家系の患者に対して検査が行われるようになった．

ただ当初は，米国でも遺伝子検査を行うことによる影響が非常に懸念されていた．遺伝子検査において考慮すべき重要なことは，医学的な事実だけにとどまらない．この検査結果による，本人および家族の心理的負担の可能性，保険加入や会社雇用における差別の可能性など，社会的に体制を整備する必要があった．特に米国では，医療保険は公的ではなく私的なものであるため，陽性結果が出たときに，現在契約している健康保険プランから外されたり，新しく保険を契約できなかったり，遺伝疾患に関する医療費の支払いを拒絶されたりする危険性が心配された．

米国では1996年に医療保険の相互運用性と説明責任に関する法律(Health Insurance Portability and Accountability Act：HIPAA)ができ，ある程度の医療情報の保護が行われるようになったが，十分ではなかった[3]．医療現場では，遺伝子検査の結果を医療記録に残さず，患者本人のみがその情報を医療者側に伝えなければ情報として共有されない，という時期もあった．

そのなかで，2008年5月に，遺伝情報差別禁止法案(Genetic Information Nondiscrimination Act：GINA)という国家的な法律が成立した[4]．これは単なる個人情報保護だけでなく，いわゆる「遺伝子差別」を禁止した法律で，遺伝子検査の陽性者が保険加入や就職，職場で差別を受けないように保護する社会的体制である．米国では以前より，*BRCA*遺伝子の検査は臨床的に行われてきていたが，この法律が制定されてから懸念が取り去られ，多くの人が検査を受けるようになった．また，私的保険会社も，リスクのある(若年発症者や家族歴のある症例)契約者に対して，この検査代金をカバーするようになってきた．さらに，検査会社も大々的に宣伝を行ったことで，多くの人々がこの遺伝子の存在，検査の意義を理解するようになり，現在では実臨床において広く活用されている．

日本においても，家族歴のある女性を募り，大規模な臨床試験が2006年に行われた[5]．その結果，乳がんあるいは卵巣がんを発症したことのある第1度または2度近親者が少なくとも1人いる女性136名中36名(26.5%)に*BRCA1/2*遺伝子変異が認められた．その後も少しずつ，臨床のなかで検査が行われる流れとなり，前述の2013年のアンジェリーナ・ジョリーの両乳腺切除を契機にHBOCについて急速に社会の関心が高まり，その体制整備が医療現場でも進んできている．

2 特徴

HBOC患者は，前述の*BRCA1/2*を原因遺伝子としてもつといわれる．乳がん全体の3〜5%が当てはまるといわれており，表1-3に示すような特徴が挙げられる．

常染色体優性遺伝形式で遺伝し，遺伝子変異者と非変異者間の子どもには50%の確率で継承され，男女での性差はない．

3 遺伝性乳がん・卵巣がん症候群のリスクと頻度

これまでの遺伝子変異陽性者に関する多くの研究から，遺伝子変異がある場合の

表1-3 HBOC患者の特徴

- 家系内に乳がんや卵巣がん＊の患者が複数いる
- 若年(40歳以下)で発症している
- 乳がんと卵巣がん＊の両方を発症している
- 複数回，乳がんを発症している(同じ乳房に複数回，両側乳房)
- トリプルネガティブ乳がん
- 家系内に男性乳がん，膵臓がん，前立腺がんの患者がいる

＊卵管がん，腹膜がんを含む．

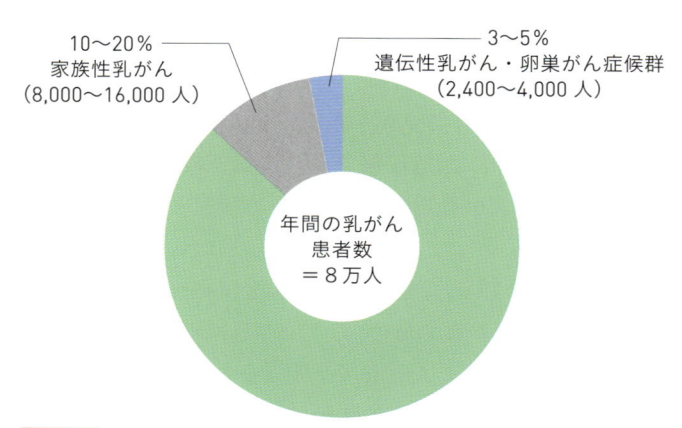

図1-2 遺伝性乳がん・卵巣がん症候群(HBOC)の日本における頻度

- 年間の乳がん患者数＝8万人
- 10～20% 家族性乳がん(8,000～16,000人)
- 3～5% 遺伝性乳がん・卵巣がん症候群(2,400～4,000人)

HBOCの推定リスクが計算されている[2]．一般集団が50歳までに乳がんを発症する確率は2%であるのに対し，*BRCA1/2*遺伝子変異がある者では33～50%で，70歳までに発症する確率は56～87%となる．同じく卵巣がんでは27～44%と高率になっている．乳がんの家族歴がある場合も，一般集団よりリスクが高くなることが知られており，一般の2～4倍である．遺伝子変異陽性の場合は，10～19倍とかなり高くなることが明らかとなっている．欧米での研究では，一般の約0.1%に当たる人が*BRCA1/2*遺伝子変異をもつ可能性があるといわれている．また，特定の遺伝子変異が一定の人種集団で確認されることが知られており，特にアシュケナージ系ユダヤ人の約2.3%は変異した*BRCA1/2*遺伝子をもち，一般集団より約5倍頻度が高いとの報告がある[6]．

2011年度日本乳癌学会班研究課題「わが国における遺伝性乳癌・卵巣癌(BRCA陽性患者)および未発症陽性者への対策に関する研究」での集計データによると，遺伝子カウンセリングを実施したのは645件，遺伝子検査を実際に行ったのは260件で，そのうち，*BRCA1*または*BRCA2*に遺伝子変異があったのは81名(31.2%)であった[7]．2013年の統計では乳がんと診断された女性は年間で約8万人近くになっている．乳がん全体の約3～5%がこのHBOCであるとすれば，年間約4,000人近い女性が該当することになる(図1-2)．

4 検査の実際

*BRCA1/2*遺伝子変異の検査は，血液サンプルで行われる．すでに明らかになっている

特定の一部の変異のみを検出するのは比較的簡単であるが，変異の種類も多岐にわたっており，また遺伝子も大きいことから，ほとんどの場合，すべてのエクソンをダイレクトシークエンシング法で解析する方法が用いられる．そのため，費用がかかり，米国でも約3,000ドル前後になっている．

米国では，Myriad Genetic Laboratories社がこの検査を行っている．医療保険制度の違いがあるが，米国では，個人の家族歴，発症年齢などに応じて保険会社が費用のほとんどを負担し，本人が支払う額はほぼ1割にとどまり，約3万円を超えることはない．

一方，日本では，Myriad Genetic Laboratories社の委託を受けたファルコバイオシステムズが行っている．現在，健康保険ではカバーされず，費用は25万円前後し，検査結果が出るまでに通常で1か月を要する．

5 リスク低減のためにできること

1 検診とその手法の選択

BRCA1/2遺伝子変異をもつ患者に対し，われわれ医療従事者ができることは，まず検診を勧奨することである．米国のNCCN(National Comprehensive Cancer Network：全米総合がん情報ネットワーク)のガイドラインでは以下のような検診が勧められている．

自己検診は18歳から毎月1回，医師による視触診は25歳から6か月に1回，画像(マンモグラフィあるいはMRIの組み合わせ)による検診は25歳(あるいは家系のなかでの一番若い発症年齢)から年1回，勧められている．

検診を行う際，特にBRCAやp53のようなDNA修復遺伝子においては，検査時の放射線曝露による遺伝子変異のリスクを考える必要がある．その可能性を示唆するデータとして，BRCA1/2遺伝子に変異を有するフランス，オランダ，英国の18歳以上の女性1,122人を対象に行われた，GENE-RAD-RISK試験とよばれる大規模な後ろ向きコホート研究の結果が発表された[8]．乳房に限らず，胸部，肩といった部位も含めた画像検査などの診断手法によって，これまでに受けた放射線の累積線量が評価された．BRCA1/2遺伝子変異を有する女性において，30歳未満で診断用放射線への曝露がなかった場合とあった場合を比較すると，約2倍の乳がんリスクに関連していたことがわかった．一方，30～39歳では被曝した女性と乳がんリスク増加には関連はなかった．このことから，25～29歳の検診に関しては，マンモグラフィによる被曝を避け，むしろMRIが推奨される．

卵巣がんに対しては経腟超音波検査や腫瘍マーカー，CA125の測定などが行われるが，卵巣がんは乳がんと違って発見が難しく，これらの有用性は証明されていない．

2 薬物によるリスクの低減

タモキシフェンによる乳がん予防効果や経口避妊薬による卵巣がん予防効果が認められている[9,10]．タモキシフェンによる乳がん予防に関しては，1998年にNSABP(National Surgical Adjuvant Breast and Bowel Project)の大規模な研究が発表された．BRCA1/2遺伝子変異のある既発症者へのタモキシフェン投与により，BRCA1では50％，BRCA2では42％対側乳がんの発症リスクが低下したという報告をはじめ，同様の結果が出ているデータが

ほかにも散見される[9]．一方，BRCA2遺伝子変異がある乳がん未発症の女性についても，タモキシフェン投与により発症リスクが62％低下したというデータがある[10]．米国ではBRCA1/2遺伝子変異のある女性に対してはタモキシフェン投与が一応推奨されているが，副作用の点などから実際に予防的に服用している割合はそれほど高くないといわれている．

ただし，いずれの場合も50％程度の効果しか認められていない．現在，ほかの薬物によりリスクを低減させようとする試験が行われているが，まだ，タモキシフェン以上の効果が認められているものはない．

3 リスク低減手術

■リスク低減乳房切除術

リスク低減乳房切除術（risk-reducing mastectomy：RRM）については，90％近くの乳がん発症リスクの低減効果が認められている[11~14]．再建技術の進んだ今，これらのデータや状況を十分に説明し，理解が得られたことを確認したうえで，手術を選択することを希望する女性の意志を尊重する配慮も大切であると考える．米国において，BRCA遺伝子変異のある女性の約半数が選択しているといわれるのが，予防的な乳房切除術である．1960~1993年にかけてMayo Clinicで乳がん家族歴のある639名を対象に行われた予防的両側乳房切除術において，90％の乳がん発症リスクの軽減効果が認められた．両側乳房切除術を行っても発症を100％防ぐまでには至らないのは，乳腺が一部残る可能性があり，そこから後年発症する場合があるからである．なお，BRCA1/2遺伝子変異がある患者については，有意に発症を防ぐことができる[15~18]．また，乳がんは本来，ホルモン依存性のがんであるため，卵巣・卵管の予防摘出による発症リスク軽減効果も明らかとなっている．

逆にBRCA1/2遺伝子変異陽性の乳がん患者が乳房を温存した場合の同側発症のリスクに関しては，リスクが認められた研究と，有意差が不明の研究もある．一方，対側乳がんの発症リスクについては，遺伝子変異陽性者の乳がん患者では37％上昇し，家族歴の有無だけでもそのリスクに有意差が認められている[19,20]．

これらのデータから，BRCA遺伝子に変異のある女性において，RRMはリスク軽減手段としての選択肢といえる．しかし，最近，米国では遺伝子に変異がない女性においても予防的乳房切除を選択する人が増えてきているという報告がある．これにはもちろん，乳頭・乳輪を温存する方式の乳房切除および再建術など，医療技術が進歩した背景もある．

■リスク低減卵巣卵管切除術

卵巣がんについては，有意義な検診や薬物によるリスク軽減の効果が明らかではなく，リスク低減卵巣卵管切除術（risk-reducing salpingo-oophorectomy：RRSO）がRRMより推奨されることが多い．2002年発表の2論文および2003年，2006年にそれぞれ発表された論文にて，BRCA遺伝子変異陽性者において，RRSOが将来の卵巣がんのリスクを80~96％軽減させるだけでなく，乳がんのリスクも5％近く軽減させることが示された[15~18]．RRSOの予後に対する効果を検討した研究では，乳がん，卵巣がんのリスクを減らすのみでなく，死亡率の減少にも寄与することが報告された（図1-3）[21]．早期人工閉経に伴う

問題点などもあるが，米国NCCNや米国産婦人科学会も，BRCA遺伝子変異陽性者にはRRSOを推奨している．RRSOを遺伝子検査後のどの時期に行うかについて十分に話し合い，それに伴う症状の管理を行っていく必要がある．

■ 予防手術に伴う問題点

リスク低減手術に関しては，さまざまな解決すべき問題もある．外科治療として行われることから，ボディイメージの変化や手術に伴うリスクが大きい．乳房再建によって整容性はある程度取り戻すことができても，乳頭や皮膚の感覚の低下が伴う．また，卵巣切除においては，妊孕性の問題，人工閉経，早期閉経に伴う諸問題がある．当然，心理的負担を伴うものである．また，がんになりやすい組織を切除しても，その発症率を0％にすることはできず，残存がんは常に起こりうる．また，予防切除したものの術前に指摘できなかったがんがみつかることもある．手術の適応を考えるときに，既発症がんの予後とのバランスも重要である．

日本では，まだ発症前の医療に対する保険制度の整備は行われていない．社会的受容の体制づくりも必要である．

4 BRCA変異に対して効果のある可能性がある治療：PARP阻害薬

合成致死(synthetic lethality)という新しいがん治療のコンセプトのもと，BRCA遺伝子変異陽性乳がんに対して最も期待されている薬剤として，poly ADP-ribose polymerase (PARP)阻害薬が挙げられる[22]．

PARPは傷害を受けたDNAを塩基除去により修復(base-excision repair：BER)する重要な酵素である．一方，BRCAにはDNAの2本鎖の傷害に対して相同組換えを行い修復する機能(homologous recombination repair：HRR)がある．BRCAの機能が欠如し，PARPの機能が障害されれば，DNAが傷害を受けたとき，その細胞は致死的になる(図1-4)．実際に臨床試験では，BRCA遺伝子変異陽性腫瘍に対する効果が認められているという報告

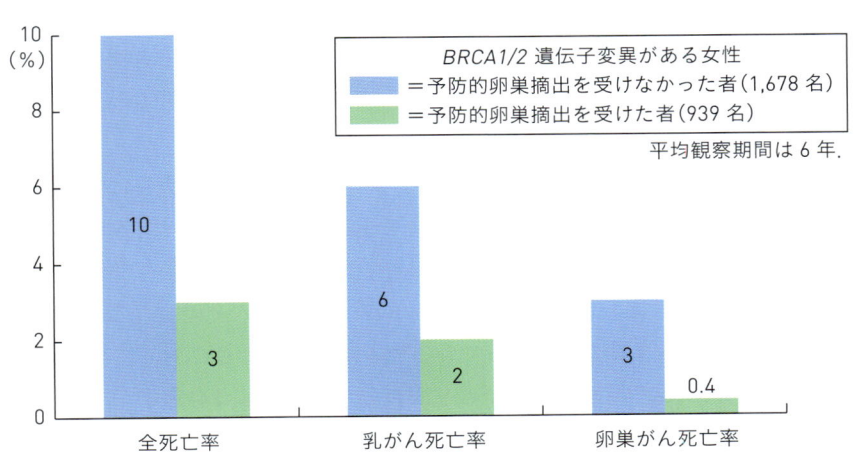

図1-3 BRCA1/2遺伝子変異がある女性を対象に行った予防的卵巣摘出術の死亡リスクへの効果に関する前向きコホート研究

(Domchek SM, Friebel TM, Singer CF, et al：Association of risk-reducing surgery in BRCA1 or BRCA2 mutation carriers with cancer risk and mortality. JAMA 304(9)：967-975, 2010)

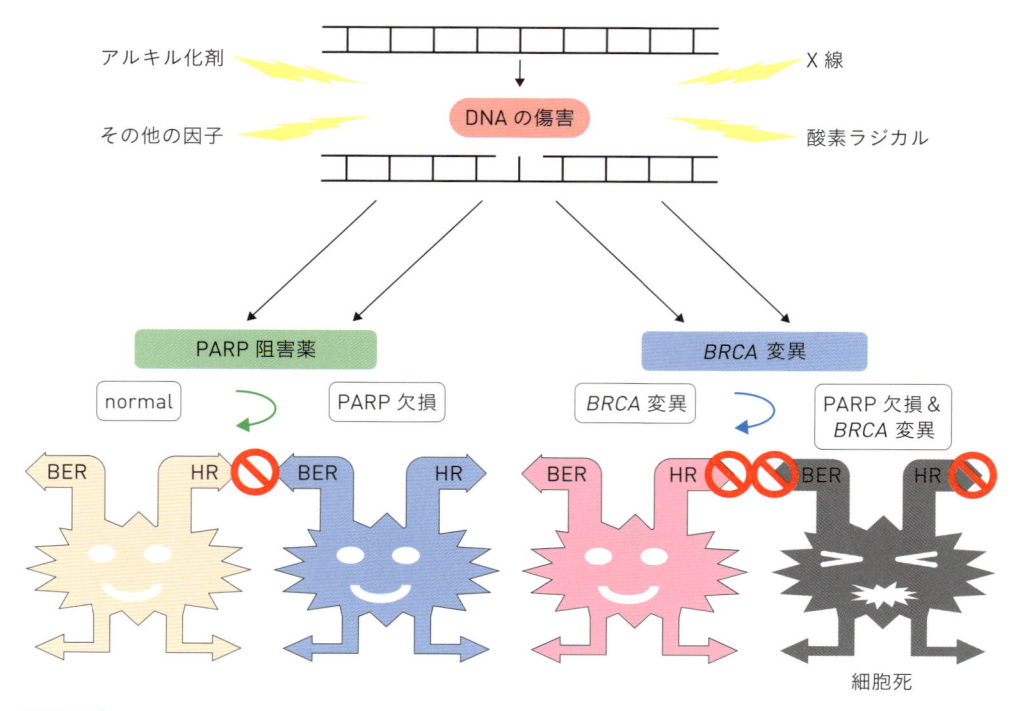

図1-4 PARP阻害薬とBRCA変異における合成致死の考え方

もある[22〜24]．

3 患者の立場からのサポート

　米国における患者団体は，患者同士のサポートのみならず，社会に対して大きな影響を与えている．

　有名なSuzan G. Komenは治験や臨床試験を計画していくときに患者側からの意見を積極的に取り入れたり，乳がんの研究に対して研究費を助成したりし，大きな力となっている．

　HBOCの患者をサポートする非営利団体もすでに立ち上げられており，その活動は幅広い．FORCE（Facing Our Risk of Cancer Empowered）という団体では，「決して1人で遺伝性乳がん・卵巣がんと闘わないでほしい」というスローガンが掲げられている．33歳（1996年）で遺伝性乳がんと診断されたSue Friendmanが創設したこの団体は，今では多くのHBOC患者に情報提供を行っているのみならず，社会に対しても大きな影響を及ぼしている．FORCEでは患者1人ひとりが自分にマッチする経験者の話を聞けるようにアレンジするといった活動も行っている．

　日常診療を行っているなかで，遺伝性乳がんの可能性を提示すると，「同じような境遇にある人はどのような検査をしているのか」「どのような治療方針をとっているか」などの質問を受ける．そのようなとき，米国人の患者はほかの経験者と話をすることで，自分の

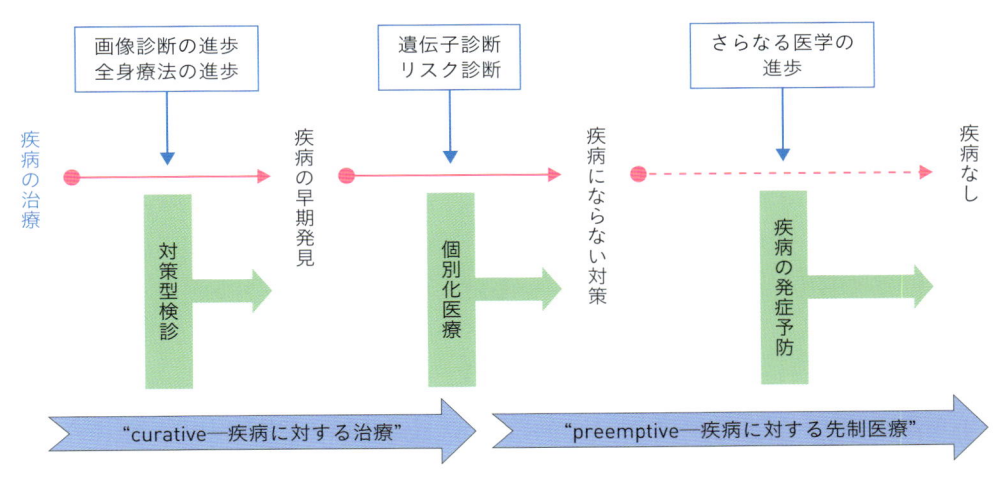

図1-5 医療の将来戦略「curative から preemptive へ」

考えがまとまるとの話をよく耳にすることを伝えている．

2011年に，FORCEにより初めて「National Hereditary Breast and Ovarian Cancer Week —全国遺伝性乳がん・卵巣がん週間」が設定され，大きな影響を与えている．また，FORCEはカンファレンスを開き勉強会を行ったり，自分たちがHBOC研究に貢献するために患者登録を推奨している．さらに，研究費も集め，遺伝性乳がん・卵巣がんの研究への資金提供も行っている．日本においても，患者同士のピアサポート体制の構築が急がれる．

4 遺伝性腫瘍から考える医療の新たなる展開

HBOCの診療から，われわれは医療の新たなる展開を日常診療のなかでも考えざるを得ない．検診でがんを早期にみつけ，生命予後への影響をできるだけ小さくすることはできるかもしれない．しかし，医学の進歩とともに，検診に焦点をおいてきた従来の予防医学（第二次予防）から，自身のリスクを評価し，疾病の発症前にそれを予防する医療（第一次予防）を行う時代がやってきたといえるであろう．2008年には米国国立衛生研究所（NIH）の元長官，Elias A. Zerhoumiがすでに，医療の将来戦略として，「"Curative—疾病に対する治療"から"Preemptive—疾病に対する先制医療"へ」と謳っている．そこで示された先制医療が，発症の可能性のある臓器を予防切除するような手段でなく，服薬をすればがんが発症せずにすむ手段や，生活習慣の改善で発症の可能性を下げることができるといった手段へと，将来的な医療技術の進歩が望まれる（図1-5）．

診療科・部門を越えたつながりの調整役として

乳がん・卵巣がんの診療のなかで，遺伝性腫瘍の知識と配慮が必要不可欠になってきた．HBOCをはじめとする遺伝性腫瘍症候群において，さまざまな診療科との連携や，医療におけるさまざまな部門との横のつながりが非常に重要であり，その調整役を担う看

護師の役割はこれから非常に重要になってくるであろう．

　加えて，今後，遺伝的背景による個別化治療の可能性や，がんの発症前予防など，医療技術はさらに進んでくる可能性がある．遺伝的背景を議論することは，日本人にとっては簡単ではないかもしれないが，科学はどんどん進歩しており，人の遺伝子すべてが容易にわかる時代がすぐそこまできている．われわれ医療者が，そのような先制医療に向かう時代の流れを意識するとともに，特に看護という観点から，さまざまな医療情報が氾濫し，医療ビジネスが横行する社会のなかで不安をもつ女性を支えるためにも，常に社会とつながりながらその情報量に押し流されないために正しい知識をもち，患者に寄り添い，正しい選択を促していくことが大切である．

引用文献

1) Miki Y, Swensen J, Shattuck-Eidens D, et al：A strong candidate for the breast and ovarian cancer susceptibility gene *BRCA1*. Science 266(5182)：66-71, 1994.
2) Robson M, Offit K：Clinical practice. Management of an inherited predisposition to breast cancer. The New England Journal of Medicine 357(2)：154-162, 2007.
3) Schoppmann MJ, Sanders DL：HIPAA compliance：the law, reality, and recommendations. Journal of the American College of Radiology 1(10)：728-733, 2004.
4) Korobkin R, Rajkumar R：The Genetic Information Nondiscrimination Act — a half-step toward risk sharing. The New England Journal of Medicine 359(4)：335-337, 2008.
5) Sugano K, Nakamura S, Ando J, et al：Cross-sectional analysis of germline *BRCA1* and *BRCA2* mutations in Japanese patients suspected to have hereditary breast/ovarian cancer. Cancer Science 99(10)：1967-1976, 2008.
6) Struewing JP, Hartge P, Wacholder S, et al：The risk of cancer associated with specific mutations of *BRCA1* and *BRCA2* among Ashkenazi Jews. The New England Journal of Medicine 336(20)：1401-1408, 1997.
7) Nakamura S, Takahashi M, Tozaki M, et al：Prevalence and differentiation of hereditary breast and ovarian cancers in Japan. Breast Cancer. 2013.[Epub ahead of print]
8) Pijpe A, Andrieu N, Easton DF, et al：Exposure to diagnostic radiation and risk of breast cancer among carriers of *BRCA1/2* mutations：retrospective cohort study（GENE-RAD-RISK）. British Medical Journal 345：e5660, 2012.
9) King MC, Wieand S, Hale K, et al：Tamoxifen and breast cancer incidence among women with inherited mutations in *BRCA1* and *BRCA2*：National Surgical Adjuvant Breast and Bowel Project（NSABP-P1）Breast Cancer Prevention Trial. The Journal of the American Medical Association 286(18)：2251-2256, 2001.
10) Duffy SW, Nixon RM：Estimates of the likely prophylactic effect of tamoxifen in women with high risk *BRCA1* and *BRCA2* mutations. British Journal of Cancer 86(2)：218-221, 2002.
11) Hartmann LC, Sellers TA, Schaid DJ, et al：Efficacy of bilateral prophylactic mastectomy in *BRCA1* and *BRCA2* gene mutation carriers. Journal of National Cancer Institute 93(21)：1633-1637, 2001.
12) Rebbeck TR, Levin AM, Eisen A, et al：Breast cancer risk after bilateral prophylactic oophorectomy in *BRCA1* mutation carriers. Journal of National Cancer Institute 91(17)：1475-1479, 1999.
13) Evans DG, Baildam AD, Anderson E, et al：Risk reducing mastectomy：outcomes in 10 European centres. Journal of Medical Genetics 46(4)：254-258, 2009.
14) Skytte AB, Crüger D, Gerster M, et al：Breast cancer after bilateral risk-reducing mastectomy. Clinical Genetics 79(5)：431-437, 2011.
15) Rebbeck TR, Lynch HT, Neuhausen SL, et al：Prophylactic oophorectomy in carriers of *BRCA1* or *BRCA2* mutations. The New England Journal of Medicine 346(21)：1616-1622, 2002.

16) Kauff ND, Satagopan JM, Robson ME, et al : Risk-reducing salpingo-oophorectomy in women with a *BRCA1* or *BRCA2* mutation. The New England Journal of Medicine 346 (21) : 1609-1615, 2002.
17) Rutter JL, Wacholder S, Chetrit A, et al : Gynecologic surgeries and risk of ovarian cancer in women with *BRCA1* and *BRCA2* Ashkenazi founder mutations : an Israeli population-based case-control study. Journal of the National Cancer Institute 95(14) : 1072-1078, 2003.
18) Finch A, Beiner M, Lubinski J, et al : Salpingo-oophorectomy and the risk of ovarian, fallopian tube, and peritoneal cancers in women with a *BRCA1* or *BRCA2* Mutation. The Journal of the American Medical Association 296(2) : 185-192, 2006.
19) Haffty BG, Harrold E, Khan AJ, et al : Outcome of conservatively managed early-onset breast cancer by *BRCA1/2* status. Lancet 359(9316) : 1471-1477, 2002.
20) Pierce LJ, Levin AM, Rebbeck TR, et al : Ten-year multi-institutional results of breast-conserving surgery and radiotherapy in BRCA*1/2*-associated stage I/II breast cancer. Journal of Clinical Oncology 24(16) : 2437-2443, 2006.
21) Domchek SM, Friebel TM, Singer CF, et al : Association of risk-reducing surgery in *BRCA1* or *BRCA2* mutation carriers with cancer risk and mortality. The Journal of the American Medical Association 304(9) : 967-975, 2010.
22) Fong PC, Boss DS, Yap TA, et al : Inhibition of poly(ADP-ribose) polymerase in tumors from *BRCA* mutation carriers. The New England Journal of Medicine 361(2) : 123-134, 2009.
23) Tutt A, Robson M, Garber JE, et al : Oral poly(ADP-ribose) polymerase inhibitor olaparib in patients with *BRCA1* or *BRCA2* mutations and advanced breast cancer : a proof-of-concept trial. Lancet 376(9737) : 235-244.
24) Audeh MW, Carmichael J, Penson RT, et al : Oral poly(ADP-ribose) polymerase inhibitor olaparib in patients with *BRCA1* or *BRCA2* mutations and recurrent ovarian cancer : a proof-of-concept trial. Lancet 376(9737) : 245-251.

(山内 英子)

2 遺伝性乳がん・卵巣がん症候群の患者・家族への看護

わが国では年間約7万人が新たに乳がんと診断されており(2014年現在)、そのうち約5%が遺伝性乳がんであると考えられている。最近の調査では、家族歴のある乳がん患者の約30%に、*BRCA1/2*遺伝子変異が認められている[1]。

国民の2人に1人ががんに罹患する時代であっても、遺伝性腫瘍の患者は全体からすれば少数である。しかし遺伝性腫瘍の場合、若年発症や多発(同一臓器に複数のがんを発症する)、多重(同一個人が複数回がんを発症する)、そして家族のなかにがん患者が複数存在するという特徴があり、患者や家族が抱える問題は多い。

1 遺伝性腫瘍の患者・家族への看護

人類遺伝学への理解の深まりや、遺伝子解析技術の向上は、遺伝性腫瘍の責任遺伝子の発見をもたらした。このことは、がんの早期発見や予防につながる可能性があるとして、注目されている。責任遺伝子の追究は、がんの予防を目指してますます研究が進められており、私たちの身近な医療に発展しつつある。

ANA(American Nurses Association)は1989年に、遺伝看護はすべての看護職に必須の能力であるという声明を出した[2]。わが国でも先天異常のある児や、進行性の神経筋疾患患者の日常生活援助を、看護職が担ってきた。また家族の問題としての遺伝には、地域の保健師が家庭訪問により相談に応じてきたという歴史がある。しかし一般の看護師に、がんに関する遺伝的な問題に対する看護、すなわちがん遺伝看護が浸透しているとは言い難い。

本節ではすべての看護師に求められる、がん遺伝看護の実践について、代表的な遺伝性腫瘍である遺伝性乳がん・卵巣がん症候群(hereditary breast and ovarian cancer:HBOC)を例に述べていく。がん遺伝看護を含む、遺伝看護全般の実践目標を**表1-4**[3]に示す。

1 遺伝的リスクアセスメント

遺伝性腫瘍における遺伝的リスクアセスメントは、対象者が遺伝性腫瘍なのか、そうではないのかを識別することである。

HBOCに関する遺伝的リスクアセスメントの基本は、患者の年齢、乳がんの状態、乳がんや卵巣がんの家族歴を把握することである。病棟や外来で患者の情報収集をする過程で、HBOCの評価基準に該当すると評価された患者に対しては、さらに詳しい情報収集に踏み込んでほしい。具体的には、家族が乳がんや卵巣がんを発症した年齢、乳がんは片

表 1-4 遺伝看護全般の実践目標

- 心身の安寧を目指し，症状のコントロールなどの直接的なケアを提供する
- 遺伝にかかわる専門的な医療の活用に関して，意思決定のプロセスを支える
- 家族の個々の意思を尊重しながら，遺伝情報を共有することを支援する
- 安定した社会生活が送れるように，社会資源の活用について支援する

〔日本遺伝看護学会ウェブサイト http://idenkango.com/01/03/post_1.html より引用・一部改変〕

表 1-5 遺伝的リスクアセスメントの基準

NCCN ガイドラインによる HBOC 評価基準（1次スクリーニング）

[下記項目に1つでも当てはまる患者]
- 50歳以下
- トリプルネガティブタイプ
- 両側乳がんあるいは多発する乳がん
- 自分が乳がんを発症し
  → 年齢を問わず第1度近親者（両親，同胞あるいは子ども）に乳がん患者がいる
  → 年齢を問わず第1度近親者に卵巣がん患者がいる
- 男性乳がん

NCCN ガイドラインによる HBOC 検査評価基準（2次スクリーニング）

- 45歳以下
- 50歳以下で第1度近親者に乳がん患者がいる
- 60歳以下のトリプルネガティブタイプ乳がん
- 第1度近親者に50歳以下の乳がん患者がいる
- 第1度近親者に卵巣がん患者がいる
- 第2度近親者に膵臓がんあるいは前立腺がん患者がいる

(National Comprehensive Cancer Network：NCCN Clinical Practice Guidelines in Oncology(NCCN Guidelines®)—Genetic/Familial High-Risk Assessment：Breast and Ovarian Version 3. pp.7-10, 2014 の内容を一部抜粋（筆者訳））

側か両側か，第2度近親者に膵臓がんや前立腺がんはいないか，といったことを聴取するとよいだろう（表1-5）．

臨床で患者1人ひとりから詳細な家族歴を聴取し，家系図を作成することは多大な労力を要する．しかし，一部のがん専門病院では，乳がんあるいは卵巣がんの患者全例の家族歴聴取と家系図の作成に取り組んでいる．自分が所属する施設の医療の特徴を理解し，がんの家族歴をどう役立てていくかについて検討する時代になってきている．

2 専門職への橋渡し

HBOCの可能性がある患者は，遺伝のことを正しく理解し，自らに合った治療や検診を選択する必要がある．そのため，遺伝的リスクアセスメントの結果，HBOCの可能性がある患者に対して，看護師はその事実を伝え，遺伝の専門職を受診できるよう調整することが望ましい．

以下にHBOCの可能性がある患者が，遺伝のことを正しく理解する必要性について説明する．

1 遺伝に関する正しい理解の必要性

　家族のがんや死を経験している患者は，がんに対する不安が強く「いつかは自分もがんになる」と思い込んでいることがある．こうした思い込みのなかには，「自分は母親に顔が似ているから乳がんになった」や「姉が乳がんになった年齢を超えたから自分はもう乳がんにならない」といった医学的に間違った理解が含まれていることがある．

　看護師にとって，患者や家族に健康に関する正しい理解を促すことは重要な役割である．遺伝性腫瘍に対する看護においてもそれは同様であり，HBOCの可能性がある患者や家族にこそ，その事実を伝え，がんと遺伝に関する詳しい情報を知りたいかどうか，本人の意思を確認する必要がある．

2 説明の適時性を検討する必要性

　HBOCの可能性がある患者や家族に対して，「あなたは遺伝性乳がんの可能性があります」と伝える必要性があると認識していても，実行に移すのは難しいという医師や看護師の声を聞くことがある．患者のほとんどはすでにがんを発症しており，精神的に落ち込んでいることが多い．そのため，医療者のなかには，がんと診断されて間もない患者に，遺伝という新たな課題を課すことに対して不安を抱く人がいるかもしれない．

　NCCN（National Comprehensive Cancer Network）のガイドラインによれば，*BRCA1/2*遺伝子変異を有する患者への乳房温存術は相対的禁忌とされている[4]．患者の後悔しない意思決定のために，HBOCのことを伝えていく時期について，医療チームのなかで話し合い，コンセンサスを得ながら進めていく必要がある．

　その際には「怖がらせるだろうから，HBOCの可能性については言わないでおこう」と一方的に判断するのではなく，今後の治療や検査のスケジュールをふまえたうえで，目の前の患者に遺伝のことを話す時期はいつが適切かを検討してほしい．そして患者には，「なぜ今あなたにHBOCの話をする必要があるのか」というところから説明するとよいだろう．患者は自分にとってよりよい治療につながる可能性のある情報に関しては，積極的に耳を傾けるのではないだろうか．

3 選択肢に関する情報提供

　HBOCについて正しく理解するための相談部門として，遺伝カウンセリングがある．遺伝カウンセリングは遺伝に関する情報を正しく理解し，自分の遺伝的問題に向き合い，選択をするための過程である（詳細は第1章 3「遺伝カウンセリングによる支援」参照，p.42）．しかし，患者や家族のなかには遺伝カウンセリング＝遺伝学的検査と思い込んでいたり，「遺伝」という言葉そのものに偏見を抱いていたりして，受診することを躊躇する者もいる．

　看護師は「HBOCの可能性がある」ということを伝えると同時に，「遺伝のことを知っておくことがなぜ大切なのか」「どこへいけば遺伝の話を聞くことができるのか」「遺伝カウンセリングでは何をするのか」ということを伝えてほしい．特にこの先にある選択肢や，選択によって術式や検診がどう変わるかといった，先の見通しが立てられるような説明は重要である．患者は初めての医療機関や未知の医療に緊張，不安を覚えるが，その先に何

があるのかを予測できれば，その不安は軽減するだろう．

　2014年11月26日現在，遺伝医療を専門とする部署を設置している医療機関の数は，全国で108施設とされる[5]．看護師は自施設の近隣にあって，遺伝医療を実施している施設を把握しておくことが望ましい．HBOCに関する遺伝カウンセリングや遺伝学的検査を受けられる施設がどこにあるかを調べたいときは，日本HBOCコンソーシアムのウェブサイト（http://hboc.jp/）[6]が役立つと思われる．

4 継続した支援の保証

　遺伝カウンセリングは遺伝に関する正しい知識を得るために有効だが，必ずしも患者や家族の遺伝に関する悩みが解消するわけではない．

　遺伝に関する知識を得たことで，さらに悩みが増すこともある．例えば，診断を受けて適切な医療を受けたいとの思いで遺伝学的検査を受けたにもかかわらず，検査でははっきりとした診断がつかず新たな悩みが生じる，ということがある．遺伝学的検査を受けたいと思っても，家族に反対されて，すぐに決断できない患者もいる．患者や家族の遺伝に関する問題は，遺伝カウンセリングの場だけでなく，その過程を継続して支えてくれる看護師が存在することで，少しずつ解決に向かう可能性がある．

　患者は遺伝医療を受けるために施設を移動したり，同じ施設内であっても，治療によって部署を横断したりすることがある．それによって患者の情報が分断され，支援が継続されないことがある．患者はいつでもどこでも遺伝的問題に悩んでいる可能性がある，ということを認識し，身近で耳を傾けてくれる看護師の存在が支援の継続性につながる．

3 患者や家族に対する健康教育

　HBOCの患者や家族は，自分のがん発症リスクに応じた検診が必要である（**表1-6**）．HBOCに限らず，遺伝性腫瘍と診断された患者や家族は，生涯にわたって定期的な必要になる．ライフスタイルやライフサイクルの変化のなかで，長期にわたって検診を続けていくことは，精神的にも身体的にも，また経済的にも大変なことである．そのため遺伝子検査を検討する段階では，もしも遺伝子変異が見つかった場合，どのような検診がどれくらいの頻度で必要になるか，未発症者の場合は何歳から検診を始める必要があるか，といった具体的な情報提供をすることが大切になる．

表1-6 NCCNによるHBOCスクリーニングガイドライン

乳房
・18歳から乳房を意識する ・25歳から乳房検診を開始する ・25歳からは半年おきのマンモグラフィおよびMRIを実施する ・リスク低減手術について話し合う
卵巣
・リスク低減手術を推奨する（ただし年齢や出産の希望などを十分話し合い，考慮する必要がある） ・半年ごとの経腟超音波およびCA125の測定

(National Comprehensive Cancer Network：NCCN Clinical Practice Guidelines in Oncology(NCCN Guidelines®)—Genetic/Familial High-Risk Assessment：Breast and Ovarian Version 3. p.12, 2014の内容を一部抜粋（筆者訳）)

検診を継続する過程においては，検診の場や外来での看護師とのかかわりは重要である．何年も検診を継続しているうちに，患者の健康に対する考え方や価値観が変化してくることがある．また患者の家族の状況や，経済状況なども変化するだろう．検診の場や外来で接する看護師が，患者や家族の変化を素早く察知し，速やかに介入することによって，長期にわたる検診が可能になる．HBOCの患者や家族に対する健康教育は，長期的にとらえられなければならず，それゆえ，すべての看護師がさまざまな場面でかかわることが重要になる．

　家族のがんや死を経験している患者は，そうでない人に比べ，よりがんを恐れている．家族が乳がんに罹患したことがある人は，乳がんへの不安が強く，神経質なほど検診や検査を受けようとすることがある．検診はがんを早期に発見するために有効な手段であるが，行き過ぎると不利益のほうが大きくなる．検査被曝，費用，検査の結果を待つ間の精神的ストレスなどは，過度の検診がもたらす不利益である．看護師は検診のメリット，デメリットを理解し，HBOCの患者や家族が正しい健康管理の方法を身につけられるよう支援する必要がある．

4 遺伝情報を家族のなかで共有することに対する支援

　HBOCと診断された患者においては，同じように遺伝している可能性がある血縁者に，そのことを伝えていくという課題がある．遺伝性疾患の患者のなかには，遺伝に関する事実を家族に伝えていないことがある．例えば，母親が娘に罪悪感を抱くがゆえに，わかっていても伝えられない場合や，いつの間にか知識が薄れていき，遺伝のことを子どもに伝えることを忘れていたということがある．日ごろから家族の関係性を把握している看護師は，こうした家族内の問題に関しても専門性を発揮することができるだろう．

　検診や受診のときに接する看護師は，患者だけでなくその家族のことも知っている場合がある．普段から健康に関する相談をしている看護師に，遺伝のことも相談できれば，患者は1人で悩まずにすむ．患者から遺伝に関する相談を受け，専門職の支援が必要と判断した場合は，すみやかに受診を勧めていただきたい．

2 聖路加国際病院でのHBOCに対する看護

　聖路加国際病院(以下，当院)は地域がん診療連携拠点病院であり，かつ遺伝診療部を設置している．2006年から遺伝診療部と乳腺外科，婦人科が協力してHBOCに対する相談と支援に対応してきた．乳がんの手術件数は年間約1,000例あり，多くの乳がん患者が治療を受けている．婦人科との連携は，HBOCの診療以外にも，妊娠期乳がんへの対応や妊孕性の温存でも発揮されている．

　以下に，そのような特徴をもった医療機関における看護の1例を示す．

1 遺伝的リスクアセスメント

　当院では乳腺外科を訪れる全患者を対象として，外来で遺伝的リスクアセスメントを

行っている．初診時に使用する問診票に家族歴を記入する欄を設け，患者の自己記入方式で，家族のなかに乳がんや卵巣がんに罹患した人がいないかを把握する（**図 1-6**）．しかし，自己記入方式の問診票だけでは正確性を欠くことが多いため，問診表に加えて看護師が初診患者 1 人ひとりに対して，個別の面談という形式で問診を行っている．看護師が面談する目的は，当院を受診した経緯の把握や疾患に対する理解の促進など，今後の治療にかかわる事柄を含んでおり，そのうちの 1 つが遺伝的リスクアセスメントである．面談では家族内の乳がんや卵巣がんの有無だけでなく，罹患時の年齢や乳がんのサブタイプ，片側か両側か，といった細かいところまで聴取する．HBOC の可能性があると評価された場合は，遺伝診療部を受診するよう案内をしている．

乳がんと診断されて間もない患者は，多くの医療情報を聞かなければならないため，遺伝のことを忘れてしまうことがある．そういったことを防ぐため，乳腺外科で乳がん患者に配布するパンフレットには，HBOC のことを記載している．また，院内の各所に遺伝カウンセリングや遺伝性乳がんに関するパンフレットを設置し，患者や家族がいつでも相談できるような工夫をしている．

2 継続した支援の保証

遺伝カウンセリングによって遺伝のことを正しく理解し，今現在の治療に納得していても，患者の遺伝に関する心配ごとがすっかり解消するわけではない．今現在の自分のことはよくても，将来の子どもや孫のことまで心配しなければならないのが，遺伝性疾患の特徴である．

長期にわたって患者への支援を継続できるような体制をとるためには，多くの看護師の理解と協働が必要である．さまざまな部署の看護師に遺伝に関する興味をもってもらい，理解を得るために，遺伝診療部では遺伝性疾患や遺伝に関する勉強会を定期的に開催している．勉強会の内容は臨床遺伝学に関することから，遺伝子検査，HBOC，Lynch 症候群といった，遺伝に関する総論的なこと，疾患に焦点を当てたものまでと幅広い．開催当初は関連部署からの参加が目立ったが，最近ではさまざまな部署の看護師や医師，コメディカルが参加している．

現在は，乳腺外科や婦人科，消化器センターの外来に従事している看護師のなかから担当者を決め，引き続き支援が必要と判断された遺伝性腫瘍患者に対応している．例えば，リスク低減卵巣卵管切除術に関する決断に迷っている患者がいれば，婦人科の看護師に面談を依頼し，婦人科看護の視点から患者の話を聞いてもらうこともある．また，遺伝性腫瘍の可能性があるが，遺伝診療部の受診を悩んでいる患者についても，各診療科の看護師が相談に応じている．情報を共有する場合は，個人情報保護の観点から，あらかじめ患者に了承を得ている．

施設や地域でのニーズを探る

がん遺伝看護の対象は，まだがんを発症していないが，遺伝的にがんに罹患する可能性が高い人，がんに罹患したがリスクを低減するための策を講じた人，現在がんを治療している人など，多様な健康段階にある人々である．そのため，すべての健康段階にある人を

聖路加国際病院
St. Luke's International Hospital

ブレストセンター受診の方へ　　**＜問診票＞**

氏名:	年齢:　　歳
受診日:　　年　　月　　日	診察券番号:

■こちらの記入内容は、当院で治療を受ける際とても大切な情報となります。紹介状の内容に関わらず、詳しくご記入ください。

定期的に乳がん検診を受けていましたか？　はい ・ いいえ
「はい」と答えた方は　　年頃から　　年毎に　その他(　　)

今回異常が発見されたきっかけは　□乳がん検診　□自覚症状あり　□その他(　　)

他院で受けた検査:□マンモグラフィ　□超音波　□MRI　□細胞診　□針生検　□手術　□その他(　　)

自覚症状　□無　□有(□しこり　□痛み　□乳頭分泌物　□その他(　　)

他院で乳がん(疑い)と　□伝えられた　□伝えられていない

他院で既に乳がんの治療を　□受けている　□受けていない

これまでの経過を詳しくご記入ください。

■連絡先電話番号:(　　)　　－　　□自宅　□携帯［□本人　□他(　　)］□職場　□その他(　　)

■上記不在時:(　　)　　－　　□自宅　□携帯［□本人　□他(　　)］□職場　□その他(　　)

■病院からの連絡をご家族にお伝えしてもよろしいですか？　□はい　□いいえ

■ブレストセンターからお知らせを出してよい住所をご記入ください。

〒

■お持ちになった他院のレントゲンフィルムは、次回3か月以内に診察予約がある場合は、直接ご本人に返却いたします。
次回の診察予約がない場合、ご自宅に郵送いたしますがよろしいですか？　□はい　□いいえ
「いいえ」の場合は紹介元の病院に返却いたします。返却不要の場合は当院で責任をもって処分いたします。

聖路加国際病院
St. Luke's International Hospital

既往歴	今までにかかった病気、受けた手術についてご記入ください。
高血圧	□無　□有 : □治療中　□治療中断
糖尿病	□無　□有 : □治療中　□治療中断　インシュリン使用　□無　□有
喘息	□無　□有 : □治療中
緑内障	□無　□有 : □治療中　□治療中断
アレルギー	□無　□有(　　): □治療中
手術	□無　□有(　歳　　)(　歳　　)
喫煙	□無　□有　1日(　)本　(　)年間喫煙 / 禁煙から(　)年
飲酒	□無　□有　量(　)(　)年間飲酒 / 終了から(　)年
その他	(　歳　　)(　歳　　)
	(　歳　　)(　歳　　)
婦人科歴	□既婚　□未婚(□パートナーがいる　□いない)　□離婚(□パートナーがいる　□いない)　□死別
月経	初経:　歳　生理:□ 順調　□ 不順　□ 閉経(　歳)　□ 人工閉経(　歳)
	最終月経開始日(　年　月　日)　月経周期(　日)
妊娠・出産	妊娠:　回　出産:　回　□ 現在妊娠中:　か月　□ 妊娠の可能性あり
婦人科疾患	□無　□有　□子宮筋腫(手術 □無 □有 術式:　) □子宮内膜症 □卵巣嚢腫(手術 □無 □有 術式:　) □その他(　)(手術 □無 □有 術式:　)
授乳歴	□無　□授乳中　□有　不妊治療歴　□無　□有(時期 / 回数　)
ホルモン補充療法歴	□無　□有(時期 / 期間　)
内服薬・サプリメント	現在内服中のものはすべて開始時期とともにご記入ください。
□無　□有	

聖路加国際病院
St. Luke's International Hospital

家族歴	血縁関係の方(父方、母方ともに従姉妹まで)についてご記入ください。

特に、がんの家族歴は、がんの遺伝を考える際にとても大切です。それにより、治療方針が変わる場合もあります。
がんの遺伝について心配のある方は、早めにお知らせください(遺伝子検査から結果まで1か月を要するため)。
病気になった年齢(およそで結構です)や**受けた治療**もわかればご記入ください。
*乳房の線維腺腫、卵巣嚢腫、子宮筋腫、子宮内膜症などは、がんではありません。
*子宮がんには子宮頸がんと子宮体がんがあり、全く別の病気です。可能な限り区別してご記入ください。

■　乳がん・卵巣がん
兄弟 / 子供:
母、母方の血縁:
父、父方の血縁:

■　その他のがん
兄弟 / 子供:
母、母方の血縁:
父、父方の血縁:

■　がん以外の病気
兄弟 / 子供:
母、母方の血縁:
父、父方の血縁:

職業	治療中に、どのように仕事を行うかを考えるための支援をしています。 スタッフまでお尋ねください。

仕事　□ していない　□ している　職種:
雇用形態　□ 自由業　□ 正社員　□ 派遣職員・契約社員　□ パート・アルバイト
具体的な作業内容:
職場に安心して相談できる上司や産業医はいますか？　□ いる　□ いない　□ わからない
勤務形態　夜間業務　□無　□有　フレックス・時短勤務　□無　□有　出張　□無　□有
休日　曜日　休暇制度　□無　有
乳がんの診断や治療を受けることは、とても大きな不安を伴います。当院では精神腫瘍科の医師がそのようなケアを担当しています。　相談を　□希望する　□希望しない
お子様がいる多くの方は、ご自身の病気をお子様にどのように伝えるか難しいと感じています。
当院では、チャイルド・ライフ・スペシャリストが相談をお受けします。　相談を　□希望する　□希望しない
これから妊娠・出産を考えている方は、女性総合診療部と連携して治療を行っていきます。
女性総合診療部受診を　□希望する　□希望しない

図 1-6　聖路加国際病院の問診票

対象とする，という看護の特性を発揮できると考えている．

　本節では実践の具体例として聖路加国際病院の取り組みを取り上げた．しかし当院においても，2006年当初から，現在のような体制があった訳ではない．最初は診察室や外来の壁にポスターを貼ったり，パンフレットをおくことから始めた．その後患者や家族の切実な思いを受けて，医師と看護師，医事課職員の協力と理解を得て，現在の体制が整ったのである．

　遺伝的問題は患者の生活，生涯，家族，ライフサイクルに密接にかかわるという特徴がある．まずは皆さんの施設あるいは地域の特徴を把握していただきたい．そして，その施設や地域で治療や生活をしている患者から求められているがん遺伝看護はどういうものか，提供できるものは何かを考えることから始めていただきたい．

文献

引用文献
1) Nakamura S, Takahashi M, Tozaki M, et al：Prevalence and differentiation of hereditary breast and ovarian cancers in Japan. Breast Cancer, 2013.［Epub ahead of print］
2) ANA（American Nurses Association）ウェブサイト．http://www.nursingworld.org/MainMenuCategories/EthicsStandards/Genetics-1（2014年12月24日アクセス）
3) 日本遺伝看護学会ウェブサイト．http://idenkango.com/（2014年12月24日アクセス）
4) National Comprehensive Cancer Network：NCCN Clinical Practice Guidelines in Oncology Breast Cancer Version 3.2014. NCCN, 2014.
5) 全国遺伝子医療部門連絡会議：維持機関会員施設名簿．（2015年2月）
6) 日本HBOCコンソーシアムウェブサイト．http://hboc.jp/（2014年12月24日アクセス）

参考文献
1) 川崎優子，武田祐子，佐藤直美，ほか：日々の実践に生かすがん遺伝看護．ナーシング・トゥデイ 25(12)：18-41, 2010.
2) Skirton H, Patch C, Williams J：Applied Genetics in Healthcare. Garland Science, 2004.

（大川 恵）

3 遺伝カウンセリングによる支援

「私の祖母も母もがんになりました．私もがんになりますか？」
「私のがんは子どもに遺伝するの？」

外来や病棟でこのような質問をされたときに，どのような対応が望ましいのだろうか．
遺伝性腫瘍はがん全体の5～10％を占めると考えられており，がん医療にかかわる多くの看護師が遺伝性腫瘍の患者・血縁者のケアにかかわる機会があるといえる．遺伝性腫瘍の可能性を示唆する特徴として，"特定のがんの家系内集積性""若年発症""個人における多発がん（同時性・異時性の重複がんや両側発症）"などがある．遺伝性腫瘍の可能性がある患者・血縁者を拾い上げることは，すべてのがん医療の場で必要であり，その後「遺伝カウンセリング」を活用するという選択肢が患者やその家族に提案される．そして遺伝性腫瘍であることが確定したあとは，「生涯にわたるサーベイランス」と「予防と治療を目的とした医療を適時活用していくフォローアップ」が必要である[1]．

遺伝性腫瘍は家族性大腸ポリポーシス，Lynch症候群，Li-Fraumeni症候群，von Hippel-Lindau病など複数存在するが，本節では主に遺伝性乳がん・卵巣がん症候群（hereditary breast and ovarian cancer：HBOC）に焦点を当てて遺伝カウンセリングの実際や支援について述べる．

1 遺伝カウンセリングの概要

1 遺伝カウンセリングの目的

2003年に発表された遺伝医学関連学会による「遺伝学的検査に関するガイドライン」[2]において，「遺伝カウンセリングとは，遺伝性疾患の患者・家族またはその可能性のある人（クライエント）に対して，生活設計上の選択を自らの意思で決定し行動できるよう臨床遺伝学的診断を行い，遺伝医学的判断に基づき遺伝予後などの適切な情報を提供し，支援する医療行為である．遺伝カウンセリングにおいてはクライエントと遺伝カウンセリング担当者との良好な信頼関係に基づき，さまざまなコミュニケーションが行われ，この過程で心理的精神的援助がなされる．遺伝カウンセリングは決して一方的な遺伝医学的情報提供だけではないことに留意すべきである」と明示されている．

また，2011年に発表された日本医学会による「医療における遺伝学的検査・診断に関するガイドライン」[3]においては，「遺伝カウンセリングは，疾患の遺伝学的関与につい

て，その医学的影響，心理学的影響および家族への影響を人々が理解し，それに適応していくことを助けるプロセスである．このプロセスには，1)疾患の発生および再発の可能性を評価するための家族歴および病歴の解釈，2)遺伝現象，検査，マネジメント，予防，資源および研究についての教育，3)インフォームド・チョイス(十分な情報を得たうえでの自律的選択)，およびリスクや状況への適応を促進するためのカウンセリング，などが含まれる」と明示されている．

遺伝性腫瘍においては「がん」という状況に直面したうえで，さらに「遺伝」に向き合うことになる．心身ともに厳しい状況のなかでクライエント(遺伝カウンセリングを受けにきた人)ががんと遺伝に関する知識を得られるように，わかりやすい情報提供，クライエントが今決めることや考えることについての情報の整理，意思決定の支援などが医療者に求められる．

遺伝カウンセリングや遺伝子検査の結果は，患者や血縁者の健康管理に活用できる情報となりうる．例えばHBOCでは，多くの乳がんや卵巣がん患者のなかからHBOCの可能性がある患者を拾い上げることは，患者自身に将来の新たながん発症リスクへの対策を意識させることや，がん発症リスクが高い可能性のある血縁者に対して早期にリスク評価を行い，適切なサーベイランスへと導く意義がある．

遺伝性腫瘍に対する遺伝カウンセリングは，家族歴や遺伝的リスクを含めた医学的状況を確認し，遺伝子変異を有する場合の身体への影響や遺伝子検査の選択肢や結果がもたらす意味，今後の健康管理方法などの遺伝医学的な情報を提供するだけでなく，それらの情報を得ることによる心理社会的影響をアセスメントし，さまざまな意思決定を支援する場である．クライエントの意思決定プロセスを共有し支援することは，遺伝カウンセリングや遺伝子検査の結果を経て「遺伝」という現象に潜む問題に向き合い続ける人々を継続的にケアするうえで重要であると考える．

2 遺伝カウンセリングにかかわるひと

現在，わが国には遺伝カウンセリング担当者を養成するものとして医師を対象とした「臨床遺伝専門医制度」[4]と非医師を対象とした「認定遺伝カウンセラー制度」[5]が存在する．

1 臨床遺伝専門医

臨床遺伝専門医は，質の高い臨床遺伝医療を提供し，臨床遺伝学の一層の発展をはかる専門家で，すべての診療科からのコンサルテーションに応じ，適切な遺伝医療を実行するとともに，各医療機関において生じることが予想される遺伝に関係した問題の解決を担う医師である[4]．

臨床遺伝専門医となるためには，まず財団法人日本専門医制評価・認定機構の定める基本的領域の学会の専門医，あるいは専門医制度委員会が認める専門医の資格取得が必要である．さらに臨床遺伝専門医制度研修施設もしくは臨床遺伝指導医のもとで3年間以上の研修を行ったのち，筆記・面接試験によって日本人類遺伝学会と日本遺伝カウンセリング学会から認定される．

2015年1月時点で，臨床遺伝専門医は全国に1,265名存在するが，基本領域は多様であり，遺伝性腫瘍に関して必ずしも均一した対応がなされているわけではない．

2 認定遺伝カウンセラー

認定遺伝カウンセラーは，遺伝医療を必要としている患者や家族に適切な遺伝情報や社会の支援体制などを含むさまざまな情報の提供を行い，心理的・社会的サポートを通して当事者の自立的な意思決定を支援する保健医療・専門職である[5]．

認定遺伝カウンセラーに必要な要件として，最新の遺伝医学の知識をもつこと，専門的なカウンセリング技術を身につけていること，倫理的・法的・社会的課題(ethical-legal-social issues：ELSI)に対応できること，主治医やほかの診療部門との協力関係(チーム)を構成・維持できることが挙げられる．

わが国では2005年に認定遺伝カウンセラー制度が開始され，2014年12月時点で161名が資格を有している．大学院修士課程で養成され，課程修了後に筆記試験(一部は臨床遺伝専門医と同じ問題)および面接試験の合格をもって，日本人類遺伝学会と日本遺伝カウンセリング学会から認定される．

3 遺伝看護専門看護師

看護においては，「遺伝看護」が2012年に日本看護系大学協議会より専門看護師教育の分野特定を受け[6]，大学院での教育が開始されている．将来的には遺伝看護専門看護師も遺伝カウンセリングやフォローのプロセスにかかわることが期待される．

3 チームで行う遺伝カウンセリング

実際の臨床現場では，必ずしも臨床遺伝専門医・認定遺伝カウンセラーの資格を有している者が遺伝カウンセリングを実施しているわけではない．これらの資格を有している者と協働して遺伝カウンセリングを実施している医療機関もあれば，各診療科の医師や看護職が遺伝カウンセリングを実施している医療機関もある．重要なのは遺伝性腫瘍に関して患者やその家族に伝えるべき内容が，何らかの形で医療として実施されるような体制を構築することである．

遺伝カウンセリングはそれぞれの疾患に関連する医療職がチームで行うことが必要である．特にがんの遺伝カウンセリングでは，遺伝性腫瘍と確定することによって治療方針やサーベイランス，フォローアップのあり方が変わることもある．「遺伝医療に関する専門的知識」に加え，「がんの臨床に関する専門的知識」も必要であり，HBOCであれば婦人科や乳腺外科などの医師や看護師との協働が必要不可欠である．

4 遺伝カウンセリングを実施している医療機関

遺伝カウンセリングは，「遺伝診療部」，「遺伝カウンセリング外来」，「遺伝科」などの専門外来で行われることもあれば，乳腺外科や婦人科など各診療科の外来で対応することもある．

遺伝カウンセリングを実施している医療機関は，以下のウェブサイトから検索できる．

- **全国遺伝子医療部門連絡会議—登録機関遺伝子医療体制検索・提供システム**
  遺伝性腫瘍だけでなく，遺伝性疾患や先天異常に関する遺伝医療実施施設を検索可能．
  http://www.idenshiiryoubumon.org/search/
- **日本HBOCコンソーシアム—カウンセリング・検査施設一覧**
  日本でHBOCの遺伝子検査・遺伝カウンセリングを実施している施設を紹介．
  http://hboc.jp/facilities/index.html
- **遺伝性乳がん・卵巣がん症候群（HBOC）の情報サイト**
  日本でHBOCの遺伝子検査・遺伝カウンセリングを実施している施設を紹介．
  http://www.hboc.info/

2 がんの遺伝カウンセリングの実際

遺伝カウンセリングは対象となる患者や家族が訪れた段階で始まるものではなく，問い合わせや予約の段階から始まるものである．HBOCでの取り組みを例に，遺伝カウンセリングの実際について述べる．

1 遺伝カウンセリング前：問い合わせ・予約の段階

「遺伝カウンセリングって何をするところ？」
「遺伝子検査を受けなければいけないの？」
「何を聞かれるの？」

遺伝カウンセリングに問い合わせをする人のなかには，自身や血縁者の現病歴や既往歴から医療者に遺伝カウンセリングを紹介された人もいれば，自発的に遺伝カウンセリングに関心をもった人もいる．いずれのケースにおいても，「遺伝カウンセリング」に対して漠然としたイメージを抱く人が少なくなく，上記のような疑問を抱きながら問い合わせをする人もいる．

問い合わせ・予約の段階は「クライエントの希望の明確化」，「遺伝カウンセリングの役割伝達」の場である．遺伝カウンセリングに何を期待しているのかを確認し，遺伝子検査を受けるということはあくまでも選択肢の1つであり，検査をするか否かは遺伝カウンセリングを受けてから考えてよいことや，遺伝カウンセリングのときに可能な範囲で家系内のがん罹患状況などを教えてほしいと伝えている．また，この段階で遺伝カウンセリングへの同行者の有無について尋ね，すでにがんを発症している人に対しては治療状況，家族のがんの既往歴を主訴としている人に対しては家系内のがん罹患状況も確認している．

遺伝カウンセリングの対象者については絶対的な基準があるわけではない．NCCN（National Comprehensive Cancer Network）ガイドラインではHBOCハイリスク者を拾い上げる指標となる項目[7]が提示されているが，これらの項目に該当しない場合も遺伝カウンセリングの対象者となりうる．HBOCは主に乳がん・卵巣がんの発症との関係が指摘されているが，男性が*BRCA*遺伝子変異を有している場合，卵巣がんになることはなく，乳

がんになる可能性も女性と比較すると低く，乳がんを発症せずに過ごしている人が多い．つまりがんの家族歴は認められなくてもその家系の遺伝子変異を有している可能性を慎重に検討する必要がある．新たに突然変異が生じた場合（新生突然変異）はクライエントの世代から遺伝子変異を有することも起こりうる．また，患者が家系内のがん罹患状況について正確に把握しているとは限らない．遺伝医療において家族歴聴取は非常に重要だが，患者が把握している家族歴のあいまいさについても指摘されている[8]．拾い上げの指標に加えて，家系内に患者と同じ体質を有する人が複数いることや，遺伝という現象を患者自身がどのようにとらえているのかという視点からも遺伝カウンセリングの対象となりうるか検討するべきである．

2 遺伝カウンセリングの展開

遺伝カウンセリングは，来談に至った経緯やクライエントが聞きたいことを確認し，カウンセリングの目的や流れをクライエントと共有することから始まる．そして「家系図の作成」「情報提供」「心理社会的支援」を軸に展開される．

1 家系図の作成

遺伝カウンセリングでは，まず家系図を作成しながら医学的状況を確認するとともに，遺伝性腫瘍の可能性についてアセスメントを行う．家系図の記載方法については，1995年に米国人類遺伝学会誌で標準化された記載法が示され[9]，2008年に一部更新[10]されている．

■ 家族歴の聴取

家系図は遺伝学的状況をアセスメントするための重要なツールであり，その作成プロセスにおいてはクライエントの協力が不可欠である．聴取の際のクライエントの発言からクライエントの病識や家族関係，家族に対する思いなどを知ることもでき，個々のクライエントの状況に即した遺伝カウンセリングを展開するうえでも有効である．**表1-7**に示すとおり，家族歴聴取にはさまざまな意義がある一方で，それは時間を要する作業のため効率性が求められ，さらに家族歴は時間の経過とともに変化するものであり，最新の情報に

表1-7 家族歴聴取の意義

1	医学的診断につながる
2	遺伝子検査の方向性を決める
3	遺伝形式を明らかにする
4	遺伝的リスクのある血縁者を確認できる
5	リスクを算定する
6	生殖に関する選択肢が明らかになる
7	遺伝的要因とほかの要因を区別する
8	医学的管理とサーベイランスを決定する
9	患者との信頼関係を確立する
10	患者教育につながる
11	患者の理解度を調べる

〔Bennett RL：The Practical Guide to the Genetic Family History. p.4, Wiley-Liss, New Jersey, 1999 より筆者訳〕

更新する作業が継続的に必要となる[11].

家族歴聴取にあたっては，がんの罹患状況に応じ，父方母方双方の第1度近親者(両親，子ども，きょうだい)，第2度近親者(祖父母，おじおば，おいめい，孫)，第3度近親者(いとこ，曾祖父母，大おじ大おば，曾孫)の関係にある血縁者の情報が必要となる．第1度近親者とは1/2，第2度近親者とは1/4，第3度近親者とは1/9の遺伝情報を共有している．表1-8に示す共通情報のほか，遺伝性腫瘍に関しては表1-9に示す特徴を意識して聴取することが有効である．がんに罹患したことがある人の有無について問うだけでなく，入院歴や手術歴などについても確認することが必要な情報収集につながることもある．

なお，家系内で乳がん，甲状腺がんや肉腫，副腎皮質がん，子宮体がん(子宮内膜がん)，前立腺がん，膵臓がん，脳腫瘍，びまん性胃がん，白血病などが認められる場合には，ほかの遺伝性腫瘍(Lynch症候群，Li-Fraumeni症候群など)との鑑別が重要となる．

■ クライエントへの配慮

作成された家系図を見ながら「こうやって改めて家族の状況を振り返ると，私のせいで子どもががんになったような気がします」と悲しそうに話すクライエントもいる．そのような場合，筆者は人は誰でも遺伝子変異を複数有していること，がんの遺伝子変異は健康管理に活用できる情報となりうることを伝えている．加えて，クライエントが教えてくれた情報がクライエント自身や家族の健康管理において有益な情報につながることを強調している．

2 情報提供

聴取した家族歴を基にクライエントの遺伝学的状況をアセスメントし，遺伝性腫瘍および遺伝子検査に関する情報提供を行う．HBOCの場合は，主に以下の情報が含まれる．

■ HBOC遺伝カウンセリングの情報提供内容

1) 遺伝，遺伝性腫瘍，HBOCとは何か

表1-8 家系図に記載すべき共通情報

- 年齢(生年月日)
- 死亡年齢(死亡した時期)
- 死因
- 血縁関係
- 危惧される疾患に関連する健康状態〔(例)身長・体重〕
- 診断年齢
- 罹患/診察/検査の有無
- 妊婦の場合：最終月経日，出産予定日，妊娠週数，流産，死産，子宮外妊娠
- 子どもがいない理由(不妊，ほか)
- 祖父母の民族的背景
- 近親婚
- 作成日，作成者

(Bennett RL：The Practical Guide to the Genetic Family History. p.40, Wiley-Liss, New Jersey, 1999 より筆者訳)

表1-9 遺伝性腫瘍の特徴

- 好発年齢が一般的ながんと比べて若年
- 特定のがんが高率に発症
- 常染色体優性遺伝のものが多い
- 近親者に2人以上のがん罹患者がいる
- 対になっている臓器では両側に発生する
- 1個体に原発性のがんが多発する
- 血縁者間にさまざまながんが発生する
- まれながん(副腎皮質がん，男性乳がん)

2）常染色体優性遺伝
3）*BRCA1/2*遺伝子変異を有する場合の乳がんや卵巣がんにかかる可能性
4）*BRCA1/2*遺伝子変異を有する可能性
5）確定診断のための遺伝子検査の選択肢の提示
6）HBOCの医学的管理（女性の場合・男性の場合）や予防方法についての選択肢の提示
7）遺伝子検査を受ける前に考えておくこと（遺伝子検査を受けて知りたいこと・家系内の情報共有など）

情報提供内容の詳細については前項も参照されたい．なお，*BRCA1/2*遺伝子変異を有する可能性については，聴取した家族歴を基にリスク評価モデル（BRCAPRO, Myriadモデル，CancerGeneなど）を用いて示すことができる．

クライエントにとっては初めて聴く用語が多いため，資料を用いてゆっくり時間をかけて説明していく．クライエントの表情や発言から理解度を確認することや，心理的状態をアセスメントすることも重要である．

3 心理社会的支援

■ 精神的負担に対する配慮

がんの遺伝カウンセリングにおいては，クライエントが不安を感じる場面は多岐にわたる（表1-10）．クライエントのなかには，がんを告知されてから間もない時期に遺伝カウンセリングに訪れる人もいる．ゆっくり話ができる遺伝カウンセリングの時間は，クライエントが今後の治療への不安，がんと診断されたことへの思いなどを語る場となることもある．手術に関する不安を医師に伝えてもよいのか，術後の通院頻度はどれくらいなのか，がんになったことを子どもやきょうだいにどう伝えればよいのか，仕事を続けていけるのか，費用はどれくらいかかるのかなど，クライエントが抱える不安や悩みは多岐にわたる．適宜，関連診療科や他職種につなげられるように，協働体制を構築しておくことも重要である．

■ 意思決定支援

遺伝子検査は誰かに勧められて受けるものではない．遺伝子検査を受けてわかること・わからないことは何か，検査結果にどう対応するか，どのような影響が生じる可能性があるかをよく考えたうえで，クライエント自身が受けるかどうか決める検査である．また，今は遺伝子検査を受けないと決めていても，気持ちや環境，状況が変わったときにはいつでも受けられることを保障する必要がある．

クライエントは，遺伝子検査を受ける目的，検査を受けることで得られる利益，予想される不利益などを十分に考えることが必要である．そのために必要な情報提供，クライエントの状況に応じた情報整理がなされ，いつでも相談できる体制を保障することも重要である．

来院時の状態によって，クライエントが考えるべきことは異なる．乳がんの手術前であれば遺伝子検査の結果が術式に影響する可能性もある．手術後であればリスク低減手術やサーベイランス，残存乳房の医学的管理にも影響する可能性がある．未発症者であればリスク低減手術やサーベイランスのあり方を考える必要がある．

表 1-10 がんの遺伝カウンセリングにおいてクライエントが不安を感じる場面

- 遺伝カウンセラーを紹介されたとき
- 遺伝カウンセリングの予約を入れているとき
- 家族のがんの病歴を思い返しているとき
- がんになるリスクが増加することを聞いているとき
- 遺伝子検査について意思決定しているとき
- 遺伝子検査結果を待っているとき
- 遺伝子検査結果を聞いているとき
- 遺伝子検査結果を血縁者にどのように伝えるか，考えているとき
- がんのスクリーニング検査を受け，その結果を待っているとき

(Schneider KA：Counseling about Cancer：Strategies for Genetic Counseling 3rd edition. p.372, Wiley-Blackwell, New Jersey, 2011 より筆者訳)

　遺伝子検査は遺伝子変異がないことを確認したい，という気持ちのみで実施すべきではない．遺伝子変異がみつかったときにどのように健康管理に活用するのか，自分の気持ちを整理したうえで実施すべきであり，医療者はその意思決定プロセスを支援する役割を担っている．

■未成年者に対する遺伝子検査

　がんの遺伝カウンセリングでは「子どものために遺伝子検査を受ける」と述べる人が少なくない．そして自分に遺伝子変異がみつかったときは，子どもが未成年であってもすぐに遺伝子検査を受けさせるほうがよいのではないかと考える人もいる．しかし，未成年者に対する遺伝子検査は，安易に行うべきではない．

　がん発症年齢が比較的若く，遺伝子検査の結果が子どもの健康管理につながる遺伝性腫瘍であれば遺伝子検査を実施することもある．しかし，HBOCにおける遺伝子検査は，親の判断のみで実施するものではなく，子ども自身が自らの意思で遺伝カウンセリングを受け，遺伝子検査の要否を判断できる年齢に達してから行われるものと考えられている．遺伝子検査を今は受けないという選択をすることもあれば，就職・妊娠・出産などさまざまなライフイベントのタイミングで遺伝子検査を受ける選択を検討する可能性もあるため，子ども自身が決められる環境を保障することが重要である．BRCA1/2遺伝子検査を受ける目的を「子どものため」ととらえている人に対しては，まず「自分自身のため」に遺伝子検査の要否，結果の活用のあり方について検討してもらえるように情報を整理する必要がある．

■家族との情報共有

　がんの遺伝カウンセリングで扱う内容は，クライエントだけでなく血縁者にも影響することである．誰と情報を共有するのか（父方か，母方か，もしくは両方か），共有すべきことは何か，どのように共有するのか，いつ共有するのかを遺伝カウンセリングはクライエントとともに整理する場でもある．遺伝子検査を受ける前にこれらのことを意識できるように説明する必要があり，検査結果に対して，血縁者にどのように対応するのかを具体的に検討することになる．

　クライエントのなかには「遺伝子検査の結果を言いたくない」「遺伝子検査を受けたことを言いたくない」「がんになったことを言いたくない」などさまざまな思いを抱いている人

もいる．検査の結果は健康管理に活用できる情報であり，医学的には共有するメリットがある．しかし，間違った情報を共有した場合は，血縁者がクライエントの状態を誤解したり，HBOCをはじめとする遺伝性腫瘍を誤って認識し，医療機関を受診しなくなったりする可能性もある．遺伝に関することを「話したい」「話したくない」「話せない」など，クライエントと血縁者の関係性は多様であり，変化することも予想される．効果的な共有方法をクライエントとともに検討することが重要である．

■「ほかの人はどうしているのか」という質問への対応

「遺伝子検査の結果が陽性だった人はどのような生活をしていますか？」
「リスク低減手術を受けたいと思っているけれど，実際に受けた人はどんな感じでしょうか？」

遺伝カウンセリングではこのような質問を受けることが少なくない．クライエントは医学的な情報だけでなく，遺伝子変異を有しているという現実に直面したときの自分の生活にかかわる情報も求めている．希望に応じて，リスク低減手術を検討する人のために，経験した人と話をする場を調整したり，リスク低減卵巣卵管切除術を受ける選択をした人と受けない選択をした人の双方を対象としたインタビューの結果などを紹介したりすることもある．日常生活にかかわることを多角的な視点でクライエントに伝える必要がある．

米国にはFORCE(Facing Our Risk of Cancer Empowered)とよばれるHBOCの人々をサポートする団体[12]があり，「決して1人でHBOCと闘わないでほしい」というスローガンを掲げて，HBOCと診断された人，HBOCについて悩んでいる人を支援しているほか，社会に大きな影響を及ぼしている．HBOCにかかわる人々の生活を支援するために，日本でも体制づくりを検討していきたい．

3 遺伝子検査の選択とその後の支援

1 遺伝子検査を受ける選択をした人

表1-11に*BRCA1/2*遺伝子検査結果の主なパターンとその結果が示す意味をまとめた[13]．

■病的変異を認めた場合

乳房や卵巣のサーベイランスの計画を立てたり，リスク低減の目的で卵巣卵管切除や乳房切除の選択肢も希望に応じて検討したりすることになる．

*BRCA1/2*の遺伝子変異を有するという結果を目の当たりにしたときのクライエントの反応は多様である．遺伝子検査を受ける前から変異がみつかったときにとる対応の方向性を共有しているが，変異がみつかったことで今後のライフプラン(挙児のタイミング，リスク低減乳房切除術やリスク低減卵巣卵管切除術の予定)が明確になったと結果を肯定的に受け止める人もいれば，「覚悟はしていましたが，改めて結果を目にするとショックです」「子どもにどう伝えようか」と不安な気持ちや悩みを口にする人もいる．遺伝カウンセリングで遺伝子検査を受けるか否かを決めるまでのプロセスを共有していると，なぜこの検査を受けようと思ったのか，結果を知ったあとはどのように対応しようと思っていたのかな

表 1-11 *BRCA1/2* 遺伝子検査結果の主な 3 パターン

病的変異を認めない	乳がん・卵巣がん発症との関連を示すエビデンスがある遺伝子変異はみつからず，検査の結果からは HBOC と診断されなかったことを意味する
病的変異あり	乳がん・卵巣がん発症との関連を示すエビデンスがある遺伝子変異を有しており，HBOC と診断されたことを意味する．リスク低減手術やサーベイランス，血縁者が同じ変異を有している可能性について対応を話し合う必要がある
病的かどうか未確定	乳がん・卵巣がん発症との関連が不明で確定されていない遺伝子変異を有している．既往歴や家族歴に基づいた医学的管理を検討する．なお，この解釈はのちに変更されることがあり，修正報告書によって報告される 強い家族歴がみられる患者でも，検査で「変異を認めない」ケースもある．その理由としては，「実施した遺伝子検査によっては検出できない変異がある」「*BRCA1/2* 遺伝子ではない別の遺伝子が関与している」「家族歴としてみられたがんの原因が環境要因である」などが考えられる

(中村清吾：遺伝性乳がん・卵巣がんの基礎と臨床．p.23，篠原出版新社，2012 より)

ど，クライエント本人とともにそのときの気持ちを振り返ることができる．

　クライエントとの具体的なかかわりとして，まず医師から遺伝子検査結果を伝えられたあとは，別室でクライエントの思いを傾聴し，結果の受け止め方を確認する．そして，次回の乳腺外科・婦人科受診の際にもクライエントと話をする場を設け，結果の受け止め方や家族と話した内容，家族の反応などを確認するとともに，乳腺外科・婦人科だけでなく遺伝診療部も継続的にフォローする場であることを改めて伝える．

　また，クライエントの環境の変化や希望に応じて話をする機会は適宜調整しており，サーベイランスで受診する機会を利用して遺伝診療部を訪れるクライエントもいる．

　すでに乳がんや卵巣がんに罹患している患者が治療のために定期的に受診するのに対し，未発症者は「今は乳がん・卵巣がんにかかっていないが，病院を定期的に受診をすること」を続けなければならないが，継続的にサーベイランスをすることは決して容易なことではない．検査に関する意思決定だけでなく，サーベイランスを続けられるように支援することも遺伝カウンセリング後のフォローの重要な役割である．乳腺外科，婦人科など複数の診療科を同日に受診できるように調整するなど，できる限り受診しやすい環境を調整している．

　リスク低減手術のタイミングについても，遺伝子検査の結果が判明した直後に決める人もいれば，結果を聞いてから数年経ったあとに決める人もおり，前述したように血縁者との情報共有や血縁者に対する対応も含めてクライエントを継続的に支援する体制が必要である[14]．

■病的変異を認めなかった場合／未確定だった場合

　病的変異を認めなかったという結果を聞いたクライエントのなかには安堵する人もいれば，「なぜ私は乳がんになったのか」と釈然としない思いを抱く人もいる．また，家系内に卵巣がん患者がいる人のなかには，「これで変異があれば卵巣をとることができたのに」と落胆する人もいる．病的変異が検出されなかった場合や未確定だった場合には，前述したように家族歴に応じて今後の健康管理のあり方を検討し，適宜他科と連携する必要がある．

2 遺伝子検査を受けない選択をした人

　遺伝カウンセリングを受けた結果，自分には遺伝子検査は必要ないと考える人もいれば，遺伝子検査に関心はあるが今は受けない，またはもう少し検討したいと考える人もいる．これらの人々も家族歴に応じた健康管理につなげる必要がある．さらに，気持ちや状況の変化に応じて相談できる体制が存在することをクライエントに伝える．

3 看護で実践できること

　通常の診療においても適切な情報提供，患者とのコミュニケーション，他科との連携が重要であり，遺伝医療のみが特別なことを実践しているわけではない．「私のがんは遺伝するのか」という患者の問いかけに対しても，まずは患者の話をよく聴くこと，患者やその家族の情報（がんの種類，診断年齢，死亡年齢など）を整理すること，そして必要な情報を得るための方法（主治医への相談，遺伝カウンセリングを実施している医療機関に関する情報など）を伝えることが重要である．「遺伝」について漠然とした不安を抱えている患者にとっては，顔見知りの看護師がまず話を聴くということが情報整理につながり，次のステップ（遺伝に関する専門部署への相談，主治医への相談）に踏み出す一助にもなりうる．遺伝カウンセリングを受けるか否かについて悩む患者の意思決定支援も，看護職の役割の1つであると考える．

■ 患者・家族の選択を支援する場として

　遺伝子検査を受けることや，検査の結果に基づきリスク低減手術を実施することはあくまでも選択肢の1つである．遺伝カウンセリングは検査を勧める場ではないし，検査を受けるための手続きをする場でもない．患者やその家族の状況をともに整理し，正しい医学的情報に基づいた選択肢を提示し，選択を支援する場である．

　患者や家族を支援するためには，遺伝カウンセリングを実施する医療者やがん医療にかかわるさまざまな診療科の医療者がそれぞれの役割を遂行するとともに，患者や家族のケアを強化するための協働体制を構築することが重要である．

引用文献

1) 武田祐子：「がん遺伝看護」を学ぶ必要性．ナーシング・トゥデイ 25(12): 23-27, 2010.
2) 遺伝医学関連学会：遺伝学的検査に関するガイドライン．2003. http://www.congre.co.jp/gene/11guideline.pdf(2014年10月1日アクセス)
3) 日本医学会：医療における遺伝学的検査・診断に関するガイドライン．2011. http://jams.med.or.jp/guideline/genetics-diagnosis.pdf(2014年10月1日アクセス)
4) 臨床遺伝専門医制度委員会ウェブサイト．http://www.jbmg.jp/about/index.html(2015年3月1日アクセス)
5) 認定遺伝カウンセラー制度委員会ウェブサイト．http://plaza.umin.ac.jp/~GC/(2015年3月1日アクセス)
6) 日本看護系大学協議会：平成24年度事業活動報告書．2013. http://www.janpu.or.jp/wp/

wp-content/uploads/2013/06/H24JigyoKatsudo.pdf(2014年10月1日アクセス)
7) National Comprehensive Cancer Network：NCCN Clinical Practice Guidelines in Oncology（NCCN Guidelines）— Genetic/Familial High-Risk Assessment: Breast and Ovarian Version 2. 2014. NCCN, 2014．http://www.nccn.org/professionals/physician_gls/pdf/genetics_screening.pdf(2014年10月1日アクセス)
8) Mai PL, Garceau AO, Graubard BI, et al：Confirmation of family cancer history reported in a population-based survey. Journal of National Cancer Institute 103(10)：788-797, 2011.
9) Bennett RL, Steinhaus KA, Uhrich SB, et al：Recommendations for standardized human pedigree nomenclature. Pedigree Standardization Task Force of the National Society of Genetic Counselors. The American Journal of Human Genetics 56(3)：745-752, 1995.
10) Bennett RL, French KS, Resta RG, et al：Standardized human pedigree nomenclature：update and assessment of the recommendations of the National Society of Genetic Counselors. Journal of Genetic Counseling 17(5)：424-433, 2008
11) Pyeritz RE：The family history：the first genetic test, and still useful after all those years？ Genetics in Medicine 14(1)：3-9, 2012.
12) FORCE(Facing Our Risk of Cancer Empowered)ウェブサイト．http://www.facingourrisk.org/index.php(2014年10月1日アクセス)
13) 中村清吾：遺伝性乳がん・卵巣がんの基礎と臨床．p.23，篠原出版新社，2012．
14) 卵巣癌のリスク低減手術—意思決定のための手引き．http://narimori2.jpn.org/portal/data/rev.pdf(2014年10月1日アクセス)

（青木 美紀子）

第 2 章

がんによって生殖機能障害を受けた女性を支える

1 がん治療による生殖機能障害と妊孕性温存治療

　がん治療の進歩により，がん患者の生存率は向上している．女性の性成熟期に罹患率の高い悪性腫瘍としては乳がん，子宮頸がんが挙げられるが，国立がん研究センターがん対策情報センターのデータによると，2003〜2005年に乳がん，子宮頸がんと診断された人の5年相対生存率はそれぞれ，乳がん89.1%，子宮頸がん72.2%に達している[1]．このため，これらの悪性腫瘍を治療するにあたっては，根治を目指しながら，生殖機能を維持することも重要な課題になってきている．

　生殖機能障害は，障害される部位によって障害の程度や症状，それらに対する対応はさまざまであるが，本節では，主にがん治療による妊孕性の障害に関与する卵巣機能障害について述べる．

1 妊娠成立と卵巣機能/予備能評価

　妊娠に至るには，卵巣内にある原始卵胞が成熟し，卵子が排卵され，精子と出会って受精し，子宮内に着床するという過程が必要である．原始卵胞は，胎生期に作られたあとに新たに作られることはなく，出生後は年齢とともに減少していくのみであるという，精子とは異なる特徴がある（図2-1）[2]．卵胞数の減少とともに卵巣機能は低下し，それに伴い妊娠率も低下する．

　卵巣機能が低下した状態で妊娠を望む場合には，体外受精が必要となる可能性が高いが，体外受精をすれば必ず妊娠に至るわけではない．体外受精による妊娠率を図2-2[3]に示すが，若年層でも妊娠率は3割程度であり，加齢とともに生児を得られる率はさらに低くなる．

　現在の卵巣機能を評価することは将来の妊娠の可能性を判断するために重要であり，月経3日目のホルモン値〔卵胞刺激ホルモン（follicle-stimulating hormone：FSH），黄体形成ホルモン（luteinizing hormone：LH），エストロゲン値（estradiol：E_2）〕や月経1〜5日目の卵胞数，卵巣体積などで予測される．最近では，卵巣予備能，すなわち「卵巣内に残存している卵胞の数および質」の推定に，発育過程にある卵胞から分泌される抗ミュラー管ホルモン（anti-muellerian hormone：AMH）を用いるところもある．AMHが反映するのは卵胞数であり，卵子の質の評価まではできない．AMHのみで将来の妊娠の可能性を予測することは困難であるが，検査結果が適切な時期に得られれば，妊孕性温存治療を行う際の卵巣予備能評価の参考になる可能性がある．

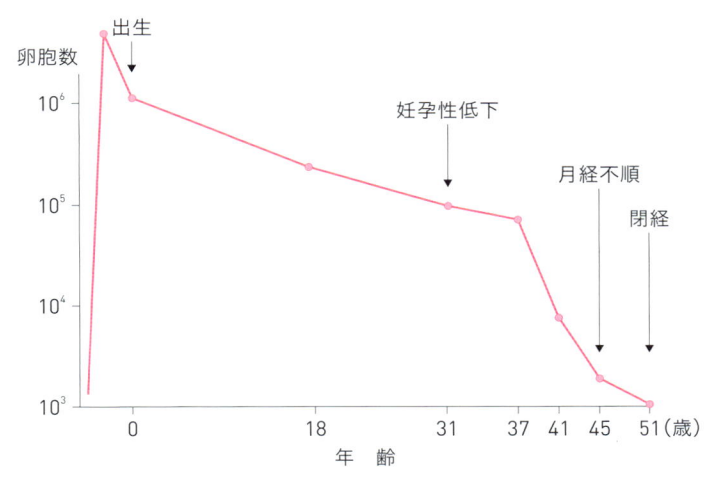

図 2-1 加齢に伴う卵胞数の変化

〔小池浩司：学術大会報告 3．クリニカルカンファランス―境界領域へのチャレンジ，4)高齢不妊婦人の問題点(2)卵巣機能不全．日本産科婦人科学会誌 52(9)：280, 2000. 図2. より〕

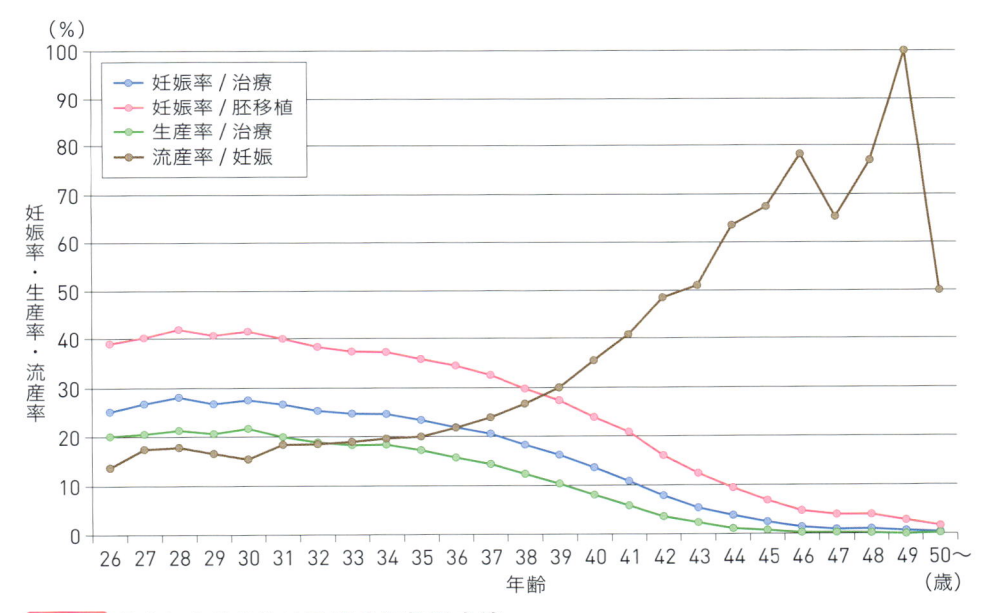

図 2-2 日本における体外受精の年齢別成績

〔日本産科婦人科学会：ART データブック 2012. http://plaza.umin.ac.jp/~jsog-art/data.htm より〕

2 がん治療による卵巣機能への影響

1 化学療法が卵巣機能に及ぼす影響

　化学療法による卵巣機能障害のメカニズムには，①卵巣への直接的障害，②血管障害，③細胞障害がある（**図 2-3**）[4]．

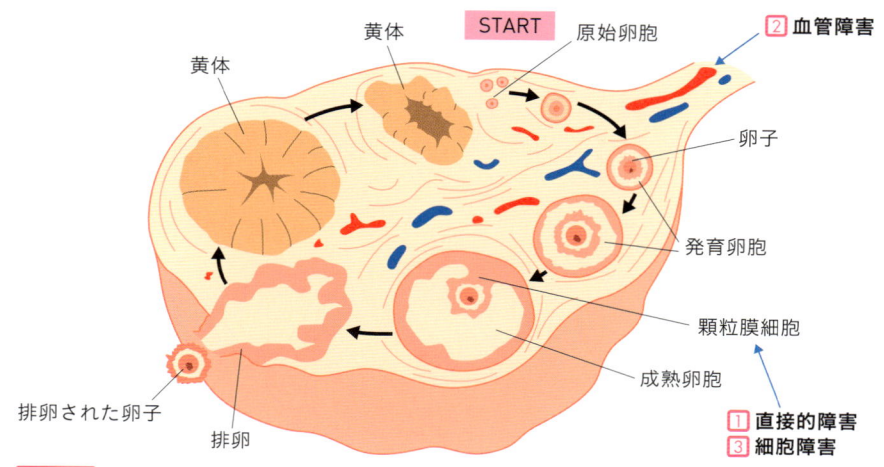

図 2-3 卵胞発育と抗がん剤による卵巣障害部位

(Ben-Aharon I, Shalgi R : What lies behind chemotherapy-induced ovarian toxicity? Reproduction 144 (2) : 153-163, 2012.)

1 卵巣への直接的障害

　化学療法は，細胞分裂が盛んに行われている細胞に抗がん剤が作用し細胞死を誘導することにより効果を発揮するため，細胞分裂が盛んな正常な細胞も障害を受ける．**図 2-3**に示すように，卵巣内では原子卵胞が発育して成熟卵胞になる際に，顆粒膜細胞が活発に細胞分裂をしている．抗がん剤はこの顆粒膜細胞に作用して細胞死を起こし，卵胞数を減少させる．

2 血管障害

　化学療法後に組織の線維化や毛細血管の障害が生じるという報告がある．アントラサイクリン系薬剤であるドキソルビシンの投与により，卵巣への血流の減少や血管壁の崩壊を認めたという報告がある[5]．

3 細胞障害

　アルキル化薬のシクロホスファミドは，顆粒膜細胞内に活性酸素を蓄積させ，細胞死を誘導するという報告がある．

　上記の障害により卵胞数が減少してしまうと，卵胞は再度作られることはないため，ある一定以上に卵胞数が減少すると排卵が起きなくなり，排卵誘発を行っても反応しなくなる．また，化学療法後に月経が再開しても，卵胞数と妊孕能は低下している（**図 2-4**）．

　しかし，化学療法を受ける患者のすべてが卵巣機能障害をきたすわけではない．卵巣機能障害のリスク因子として，①化学療法剤/レジメンの種類，②化学療法剤の量/投与期間，③もともとの卵巣機能がある．シクロホスファミド，ブスルファン，プロカルバジン塩酸塩などのアルキル化薬は最も卵巣毒性が強い．薬剤の卵巣毒性が強いほど，また化学療法剤の量が多くなるほど，障害が強く起こる．さらに年齢が高くなるほど，すでに卵巣

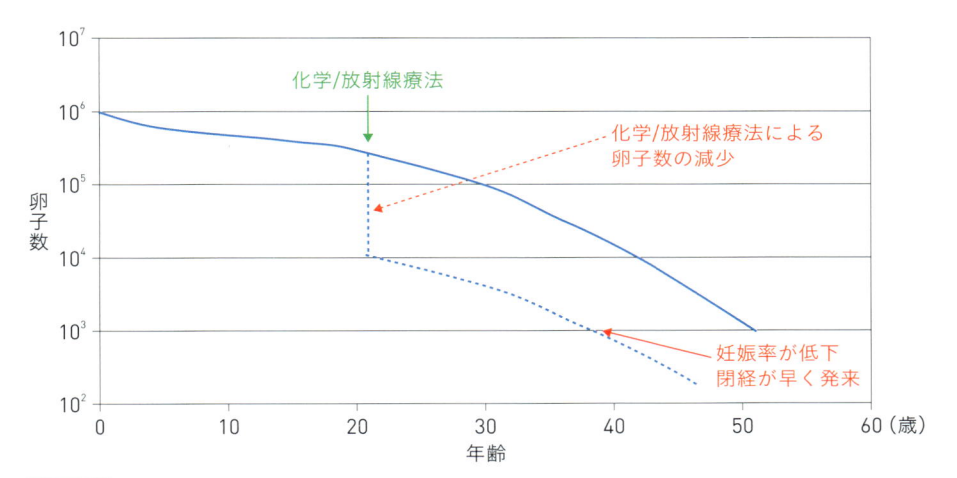

図 2-4 化学療法や放射線療法による貯蔵卵子数の減少
（聖路加国際病院にて作成）

機能が低下しているため，障害は起こりやすくなる．この3要素から，予定されている治療による卵巣機能障害を，治療前にある程度予測することが可能である．

2 放射線治療が卵巣機能に及ぼす影響

放射線は，細胞が分裂して増殖する際に必要な遺伝子に作用し，細胞増殖を抑制したり細胞死を促進したりすることにより，がん細胞の消滅や減少をもたらす作用があり，がん治療に用いられる．

卵巣への放射線照射は，卵胞の減少，卵巣皮質の線維化・萎縮などをもたらし，卵巣機能を低下させる．卵胞の数と成熟は年齢に依存することもあり，照射線量と卵巣機能障害発症の関係は年齢により異なり，小児では10～20グレイで卵巣機能障害が出現するが，成人では4～6グレイで出現し，30歳のデータでは14.3グレイ以上の照射で97.5％に不可逆性の卵巣機能障害が起こるとされている[6]．

放射線によりある一定以上に卵胞数が減少すると排卵が起きなくなり，卵胞が再度作られることはないため，不妊治療を行っても反応しなくなるのは，化学療法と同様である（**図 2-4**）．また，①照射線量，②照射部位，③もともとの卵巣機能を知ることで，予定されている治療による卵巣機能障害を治療前にある程度予測することができる．

3 化学療法および放射線治療による無月経発症のリスク

化学療法および放射線治療による無月経発症のリスクが米国臨床腫瘍学会（American Society of Clinical Oncology：ASCO）の2013年の指針[7]に記載されている（**表 2-1**）[8]．この表には治療後の無月経発症率が記載されており，必ずしも卵巣毒性や妊孕性低下のリスクを直接示したものではないなど問題点はあるが，一定の参考にはなる．

表 2-1 化学療法または放射線療法で無月経になるリスク

	治療内容	患者および投与量などの因子	使用対象疾患
high risk (＞70%)	アルキル化薬＋全身放射線照射		白血病への造血幹細胞移植の前処置, リンパ腫, 骨髄腫, ユーイング肉腫, 神経芽細胞腫, 絨毛がん
	アルキル化薬＋骨盤放射線照射		肉腫, 卵巣に対して照射
	シクロホスファミド総量	5 g/m² (＞40歳) 7.5 g/m² (＞20歳)	乳がん, 非ホジキンリンパ腫, 造血幹細胞移植の前処置など
	プロカルバジンを含むレジメン	MOPP：＞3サイクル BEACOPP：＞6サイクル	ホジキンリンパ腫
	テモゾロミドまたはBCNUを含むレジメン＋全脳放射線照射		脳腫瘍
	全腹部あるいは骨盤放射線照射	＞6グレイ（成人女性） ＞10グレイ（初経発来前） ＞15グレイ（初経発来後）	ウィルムス腫瘍, 神経芽細胞腫, 肉腫, ホジキンリンパ腫, 卵巣に対して
	全身放射線照射		造血幹細胞移植
	全脳放射線照射	＞40グレイ	脳腫瘍
intermediate risk (30～70%)	シクロホスファミド総量	5 g/m² (30～40歳)	乳がんなど
	乳がんに対するAC療法	AC療法4コース＋パクリタキセル/ドセタキセル（＜40歳）	乳がん
	FOLFOX4		大腸がん
	シスプラチンを含むレジメン		子宮頸がん
	腹部あるいは骨盤放射線照射	10～15グレイ（初経発来前） 5～10グレイ（初経発来後）	ウィルムス腫瘍, 神経芽細胞腫, 脊髄腫瘍, 脳腫瘍, ALL, ホジキンリンパ腫再発
lower risk (＜30%)	アルキル化薬以外の薬剤を含むレジメン	ABVD, CHOP, COPなど多剤併用療法	ホジキンリンパ腫, 非ホジキンリンパ腫, 白血病
	シクロホスファミドを含む乳がんに対するレジメン	CMF, CEF, CAF (＜30歳)	乳がん
	アントラサイクリン系＋シタラビン		AML
very low or no risk	ビンクリスチンを用いた多剤併用療法		白血病, リンパ腫, 乳がん, 肺がん
	放射性ヨウ素		甲状腺がん
unkown	モノクローナル抗体（ベバシツマブ, セツキシマブ, トラスツズマブ）		大腸がん, 非小細胞がん, 頭頸部がん, 乳がん
	チロシンキナーゼ阻害薬（エルロチニブ, イマチニブ）		非小細胞肺がん, 膵臓がん, CML, GIST

注）この表は過去の文献データによるもので, 患者個々の卵巣機能は考慮されていない.
〔ASCO Guidelines Data Supplements and Clinical Resources. http://www.instituteforquality.org/fertility-preservation-patients-cancer-american-society-clinical-oncology-guideline-update より改変〕

4 ホルモン剤による影響

　乳がん治療で使用されるタモキシフェンは，エストロゲンと競合的に結合し，抗エストロゲン作用を示すことによりエストロゲンレセプター陽性乳がんに対して，効果を発揮する．

　卵巣機能への影響については一定の見解はないが，閉経前の乳がん患者にタモキシフェンを投与すると，投与しなかった場合よりも無月経が持続する率が2倍増加したとする報告があり[9]，年齢が高い患者に対しては注意が必要と考えられる．また，一般的にタモキシフェン治療は5年間継続することが多いため，治療期間に伴う卵巣機能低下も考慮する必要があり，治療後の妊娠・出産を希望する患者で，ある程度高年齢に至る患者に対しては妊孕性温存治療を検討する必要があると考えられる．

3 妊孕性温存治療

　卵巣機能障害が起こってからの治療は限られているため，治療後の妊娠・出産の希望がある場合は，妊孕性を温存または保護する対策をとる必要がある．化学療法または放射線療法によって引き起こされる卵巣機能障害による妊孕性の消失への対策としては，受精卵凍結保存が最も確立した方法である．また，卵子凍結保存も最近になって確立した方法となった．卵巣組織凍結保存，性腺刺激ホルモン放出ホルモン（GnRHアゴニスト）による卵巣保護については，現在のところ，研究段階である．

1 受精卵凍結保存

　不妊治療の1つである体外受精や顕微授精を行う生殖補助医療（assisted reproductive technology：ART）では，受精卵の凍結保存が1983年から行われており，確立した方法となっている．1回の採卵で得られた複数の受精卵を一度に移植して戻すのではなく，凍結保存することにより多胎妊娠が避けられ，また子宮内膜の状態を整えたところで移植することによって妊娠率を上げることができる．

　受精卵を得るための採卵はいつでも可能なわけではなく，月に1回の排卵に合わせる必要があり，経腟的に超音波下で穿刺して採卵する．またできるだけ多くの卵子を効率よく採卵するためには，あらかじめ排卵誘発剤を用いることになる．こうした採卵の過程では，採卵後出血や，排卵誘発剤により過剰に刺激された卵巣が腫大し，腹水や胸水貯留を引き起こす卵巣過剰刺激症候群が起こる可能性がある．卵子が得られたら精子と受精させ，これを凍結保存する．

　確立された方法ではあるが，受精卵凍結保存には次のような問題点がある．
1）パートナーが必要である．
2）採卵できる時期が限られている（＝排卵直前）．
3）多くの卵子を獲得するための排卵誘発剤を使用すると，2〜6週間の時間がかかる．
4）排卵誘発や採卵に伴う合併症が起きる可能性がある．

5）多数の卵胞の発育を促す排卵誘発剤を用いることにより，卵胞から分泌されるエストロゲンが上昇し，ホルモン感受性の悪性腫瘍（乳がんなど）には悪影響を与える可能性がある．
6）受精卵1個あたりの妊娠率は，年齢によるが，若年女性でも30％前後であり，採卵時の年齢とともに低下する（40歳で10％前後）（図2-2）．

5）に関しては，乳がん患者への排卵誘発剤使用時には，アロマターゼ阻害薬（レトロゾール）を用いてエストロゲンの上昇を最小限にする試みが行われているが，乳がんに対する長期予後はわかっていないことや，アロマターゼ阻害薬による催奇形性が明らかになっていないなどの問題もある．

2 卵子凍結保存

パートナーがいない場合には卵子凍結保存が選択肢の1つとなる．受精卵凍結保存と同様に卵子を採取するが，精子と受精させないで卵子を凍結する方法である．

卵子凍結保存は受精卵凍結保存より遅れて発達した方法であり，技術の安全性を確認するデータの集積が必要とされ，近年まで臨床研究で行われるべきだとするガイドラインが出されていたが，新技術（急速凍結法）の開発により，凍結融解した卵子と新鮮卵子を用いた際の体外受精の受精率，妊娠率に差がないこと，児のリスク（先天異常など）の増加がないことが確認され，確立した方法とされた．しかし，その報告の多くは卵巣機能が良好な若年女性の卵子凍結保存によるものが多く，また凍結融解卵子を使用した場合の妊娠率は7～17％とする報告もあり[10]，受精卵より妊娠率は低い．そのため，既婚女性の場合は受精卵凍結保存を第一選択と考えるほうがよい．

また，卵子凍結保存の場合も，受精卵凍結と同様に前述2）～6）の問題点がある．

3 卵巣組織凍結保存

腹腔内より片側の卵巣を摘出し（多くの場合，腹腔鏡下手術で行う），細切して凍結保存を行い，悪性腫瘍治療後の妊娠を考慮した時期に融解して体内に移植する方法である．

2004年にベルギーのDonnezらが初めて生児を獲得し[11]，2014年の時点で約30名以上の生児が得られたと報告されている[12]．月経周期と関係なく凍結保存ができ，また腹腔鏡下手術で行うことができれば術後の回復が早いため，原疾患である悪性腫瘍の治療を早急に始めたい場合にも行うことが可能である．がん治療後に融解した卵巣組織を対側の卵巣に移植すれば，自然妊娠も期待できる．また，採卵が困難である小児に対する卵巣凍結保存が積極的に行われるようになっており，Michaeliらは適応を1歳以上としている[13]．

しかし一方で，近年開発された方法であるため，その治療成績も安全性も確立されておらず，次のような問題がある．
1）移植部位の問題などにより自然排卵が難しく，自然妊娠が望めない場合は，体外受精が必要になる．
2）卵巣組織の採取と移植のそれぞれにおいて手術が必要である．
3）卵巣組織を移植する際にすでに転移していたがん（卵巣組織内の微小残存がん病巣，minimal residual disease：MRD）を一緒に移植してしまう可能性が否定できない．染色体異常を

伴う白血病では，組織所見・免疫組織化学染色でMRDが認められなかった症例の75％でPCR法により染色体異常が検出されたとの報告があり[14]，血液悪性疾患では推奨されない傾向がある．適応疾患は慎重に選択する必要がある．

4）凍結・融解の処置により卵胞数が減少するため，すでに卵巣機能が低下している場合は卵巣機能が回復しない可能性がある．

4 卵巣保護

性腺刺激ホルモン放出ホルモン（GnRHアゴニスト）を継続的に投与すると，脳下垂体からの卵胞刺激ホルモン，黄体形成ホルモンの性腺刺激ホルモンの分泌が抑制され，その結果，卵巣内での卵胞の発育は停止する．成熟卵胞に比べて未熟卵胞のほうが化学療法による障害を受けにくいことから，化学療法の際にGnRHアゴニストを使って卵胞の成熟を抑制し，卵巣の障害を最小限にする方法である．実際には，化学療法の1〜2週間前から化学療法終了までGnRHアゴニストを投与する．

少数の前方視的研究では，GnRHアゴニストには化学療法による無月経や無排卵を予防する効果があると報告されているが[15]，その後の妊娠率がはっきりしておらず，卵巣保護の役割をはたしているか不明であり，否定的な報告もある[16]．現段階では卵巣保護目的のGnRHアゴニスト投与と化学療法の併用の有効性については，研究段階にあるといえる．

5 卵巣移動

放射線療法による原疾患治療時に卵巣も高線量照射されてしまう疾患（肛門がんをはじめとした骨盤内のがんや肉腫）の場合，放射線治療前に卵巣を手術で放射線照射外に移動する方法（主に原病の術中または腹腔鏡下手術で行う）である．

6 卵巣遮蔽

白血病などで骨髄移植の前処置として全身放射線照射（total body irradiation：TBI）を行う際に，卵巣を金属片で遮蔽し（図2-5），線量を減らす方法であり，移植後早期に卵巣機能が回復することが示されている[17]．しかし，卵巣および周囲の組織への線量が低下し，原疾患の再発に影響する可能性があり，今後，さらなる症例の集積が求められている．

7 妊孕性温存治療に共通する問題点

女性の妊孕性温存治療に共通する問題点としては以下のものが挙げられ，治療前に十分に説明する必要がある．

1）妊孕性温存の方法を提示し，受精卵凍結保存・卵子凍結保存を試みても，30歳代後半以降になると治療前にすでに卵巣機能が低下しており，採卵できないことがしばしばある．また温存の方法を提示するとしても，卵巣機能低下の問題や原疾患治療終了後の妊娠・出産の問題を考えれば，提示の限界は40歳代前半までと考えられる．

2）受精卵凍結保存や卵子凍結保存のために排卵誘発剤を使用する場合や，合併症（例えば，採卵による合併症，卵巣摘出手術による合併症，排卵誘発剤による合併症）が起きた場合には，がん治療が数週間延期になる可能性がある．

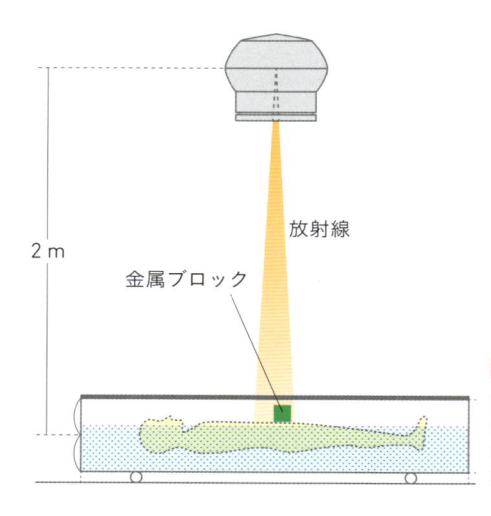

図2-5 卵巣遮蔽
〔Nakagawa K, Kanda Y, Yamashita H, et al：Ovarian shielding allows ovarian recovery and normal birth in female hematopoietic SCT recipients undergoing TBI. Bone Marrow Transplant 42(10): 697-699, 2008. より改変〕

4 妊孕性温存治療のガイドライン

　米国の大統領府がん審議会の2004年の報告書には，「がん治療によって妊孕性に影響が与えられる可能性がある場合は，すべての男女および子どもの親には，それを知らせるべきだ」と記載されている[18]．また，2006年にはWoodruffが腫瘍学と生殖医学を組み合わせた，がん・生殖医療(oncofertility)を提唱し[19]，各国でネットワーク作りがなされている．
　米国ではASCOが米国生殖医学会(American Society for Reproductive Medicine：ASRM)とともに2006年に妊孕性温存に関する指針を発表し，2013年には改訂を行い，妊孕性温存のアルゴリズムを提唱している(図2-6)[7]．また，この指針では，妊孕性温存治療には，がん治療医，生殖専門医，小児科医，精神科医などの医師のほか，看護師，ソーシャルワーカー，その他の多岐にわたるヘルスケアプロバイダーによる集学的治療が重要と示されている．
　そのほかに，ドイツを中心としたFertiPROTEKTや卵巣組織凍結・移植の臨床における成功を機に設立された国際妊孕性温存学会(International Society for Fertility Preservation：ISFP)なども，それぞれアルゴリズムや推奨される方法などを提唱している．

5 日本における妊孕性温存治療の実際

　わが国ではがん・生殖医療の普及と教育を志向して，2012年にNPO法人日本がん・生殖医療研究会(Japan Society for Fertility Preservation：JSFP)が設立され，妊孕性温存治療に関する的確な情報を的確なタイミングで提供することができるように，がん治療医と産婦人科医，看護師，心理士，ソーシャルワーカー間での医療連携の構築を目指している．また，徐々に妊孕性温存治療が可能な施設が増えており，JSFPのホームページ(http://www.j-sfp.org/index.html)には，2014年12月までに，妊孕性温存治療に対応できる産婦人科施

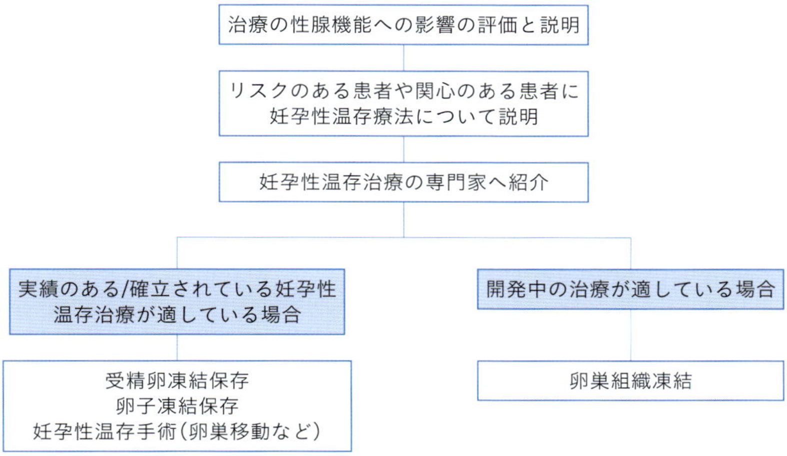

```
┌─────────────────────────────┐
│ 治療の性腺機能への影響の評価と説明 │
└─────────────────────────────┘
              ↓
┌─────────────────────────────┐
│ リスクのある患者や関心のある患者に │
│   妊孕性温存療法について説明    │
└─────────────────────────────┘
              ↓
┌─────────────────────────────┐
│   妊孕性温存治療の専門家へ紹介   │
└─────────────────────────────┘
        ↓              ↓
┌──────────────┐  ┌──────────────┐
│実績のある/確立されている妊孕性│  │開発中の治療が適している場合│
│ 温存治療が適している場合   │  │              │
└──────────────┘  └──────────────┘
        ↓              ↓
┌──────────────┐  ┌──────────────┐
│  受精卵凍結保存   │  │  卵巣組織凍結  │
│   卵子凍結保存   │  │              │
│妊孕性温存手術(卵巣移動など)│  │              │
└──────────────┘  └──────────────┘
```

図 2-6 妊孕性温存治療の流れ

〔Loren AW, Mangu PB, Beck LN, et al: Fertility preservation for patients with cancer：American Society of Clinical Oncology clinical practice guideline update. Journal of Clinical Oncology 31(19)：2500-2510, 2013. より改変〕

設として，全国78施設の登録がある．

聖路加国際病院では2006年6月に「がん治療者のためのリプロダクション外来(通称リプロ外来)」を開設した．当外来の理念は，「基本はがん治療が優先」であるが，「性腺機能への影響や温存について知っているのと，知らないままにがん治療を行うのでは，がん患者のQOLは大きく異なる」というものである．乳腺外科，血液内科，消化器外科，時には他院からの患者に対して，産婦人科医だけではなく不妊症看護認定看護師・不妊カウンセラーの資格をもつ看護師や，体外受精コーディネーターの資格をもつ胚培養士を中心とした不妊治療関連医療職と協力しながら診療を行っており，2006年6月～2014年12月までに約350人の患者の診療を行い，約150人の患者が受精卵または卵子凍結保存を行っている．

連携によるこまやかな支援を

がん患者に対する妊孕性温存治療は，原疾患の治療を第一に考えたうえで行うことが大前提であり，原疾患の治療を遅延させたり，治療に影響を及ぼしたりすることは避ける必要がある．また，単に妊娠・出産だけを目指すのではなく，生まれてくる子どもの福祉を考えた視点も必要である．そのためには，可能な限り早急に，がん治療による性腺機能への影響と妊孕性温存治療の可能性を本人や家族に伝え，妊孕性温存治療の希望がある場合には，迅速に対応する必要がある．がん治療医，生殖専門医，看護師，胚培養士，心理士など，多岐にわたる医療従事者(ヘルスケアプロバイダー)の連携が重要であり，時には施設を越えた連携も必要となる．

文献

引用文献
1) 独立行政法人国立がん研究センターがん対策情報センター：全国がん罹患モニタリング集

計2003-2005年生存率報告. 2013. http://ganjoho.jp/public/statistics/pub/statistics01.html(2015年1月12日アクセス)
2) 小池浩司：学術大会報告3. クリニカルカンファランス―境界領域へのチャレンジ. 4)高齢不妊婦人の問題点(2)卵巣機能不全. 日本産科婦人科学会誌 52(9)：280, 2000.
3) 日本産科婦人科学会：ARTデータブック2012. http://plaza.umin.ac.jp/~jsog-art/data.htm(2015年4月8日アクセス)
4) Ben-Aharon I, Shalgi R：What lies behind chemotherapy-induced ovarian toxicity? Reproduction 144(2)：153-163, 2012.
5) Ben-Aharon I, Bar-Joseph H, Tzarfaty G, et al：Doxorubicin-induced ovarian toxicity. Reproductive Biology Endocrinology 8：20, 2010.
6) Ginsberg JP：New advances in fertility preservation for pediatric cancer patients. Current Opinion in Pediatrics 23(1)：9-13, 2011.
7) Loren AW, Mangu PB, Beck LN, et al：Fertility preservation for patients with cancer：American Society of Clinical Oncology clinical practice guideline update. Journal of Clinical Oncology 31(19)：2500-2510, 2013.
8) ASCO Guidelines Data Supplements and Clinical Resources. http://www.instituteforquality.org/fertility-preservation-patients-cancer-american-society-clinical-oncology-guideline-update(2015年5月18日アクセス)
9) Abusief ME, Missmer SA, Ginsburg ES, et al：The effects of paclitaxel, dose density, and trastuzumab on treatment-related amenorrhea in premenopausal women with breast cancer. Cancer 116(4)：791-798, 2010.
10) 日本がん・生殖医療研究会：がん・生殖医療―妊孕性温存の診療. pp.140-141, 医歯薬出版, 2013.
11) Donnez J, Dolmans MM, Demylle D, et al：Livebirth after orthotopic transplantation of cryopreserved ovarian tissue. Lancet 364(9443): 1405-1410, 2004.
12) Donnez J, Dolmans MM：Fertility preservation in women. Nature Reviews Endocrinology 9(12)：735-749, 2013.
13) Michaeli J, Weintraub M, Gross E, et al：Fertility preservation in girls. Obstetrics and Gynecology International 2012：139193, 2012.
14) Curaba M, Poels J, van Langendonckt A, et al：Can prepubertal human testicular tissue be cryopreserved by vitrification? Fertility and Sterility 95(6)：2123.e9-12, 2011.
15) Del Mastro L, Boni L, Michelotti A, et al：Effect of the gonadotropin-releasing hormone analogue triptorelin on the occurrence of chemotherapy-induced early menopause in premenopausal women with breast cancer：a randomized trial. JAMA 306(3)：269-276, 2011.
16) Gerber B, von Minckwitz G, Stehle H, et al：Effect of luteinizing hormone-releasing hormone agonist on ovarian function after modern adjuvant breast cancer chemotherapy：the GBG 37 ZORO study. Journal of Clinical Oncology 29(17)：2334-2341, 2011.
17) Nakagawa K, Kanda Y, Yamashita H, et al：Ovarian shielding allows ovarian recovery and normal birth in female hematopoietic SCT recipients undergoing TBI. Bone Marrow Transplantation 42(10): 697-699, 2008.
18) U. S. Department of Health and Humans Services：Living Beyond Cancer：Finding a New Balance, President's Cancer Panel 2003-2004 Annual Report. pp.1-87, 2004.
19) Woodruff TK：The Oncofertility Consortium ― addressing fertility in young people with cancer. Nature Reviews Clinical Oncology 7(8)：466-475, 2010.

参考文献
1) Meirow D, Dor J, Kaufman B, et al：Cortical fibrosis and blood-vessels damage in human ovaries exposed to chemotherapy. Potential mechanisms of ovarian injury. Human Reproduction 22(6)：1626-1633, 2007.
2) Tsai-Turton M, Luong BT, Tan Y, et al：Cyclophosphamide-induced apoptosis in COV434 human granulosa cells involves oxidative stress and glutathione depletion. Toxicological Sciences 98(1)：216-230, 2007.

（秋谷 文, 山中 美智子）

2 妊孕性を支える看護

1 がん治療に伴う生殖機能障害がもたらす心理的影響

1 生殖年齢にある女性が直面する治療選択の難しさ

　日本人女性の晩婚化により，わが国の平均初産年齢は2011年には30歳を超えている．それに伴い，未婚であったり，不妊治療中にがんと診断を受ける女性に多く出会うようになった．生殖年齢でがんを患った女性にとって，がん治療後に子どもをもつことに対する関心は高く，若年がん患者のサバイバーシップを考えるうえで臨床的にも重要な課題の1つとなっている．

　青年期に小児がんに直面したサバイバーの心理について言及している研究では，多くの患者は，がん治療を受けると生殖機能障害となる可能性があると説明されたとき，予期しない突然の驚きを感じ，その後徐々に悲しみがわき，そのうち数人は，自己尊厳や性意識の形成において長期的な影響を受けていたことが報告されている[1]．また，長期的なサバイバーシップの経緯のなかで妊孕性が回復するか否かは，がんサバイバーにとって治療後の女性としての"normality"を危ぶませることにつながることが指摘されている[2]．また，婦人科がんで卵巣や子宮といった生殖器の摘出術を受ける女性は，がんと診断されることによって，命と妊孕性喪失のトレードオフを余儀なくされる．

　このように，生殖年齢にある女性ががんという診断を受けた場合，精神的に脆弱な状況におかれ，がん治療後に妊孕性を喪失する可能性に直面する．がん治療の選択は，女性としての生き方に揺らぎを生じる苦しい決断であることを理解したうえで，治療への意思決定を医療者は尊重しなければならない．

2 情報提供の現状と当事者のニーズ

　海外の文献を概観すると，医師からがん化学療法に伴う妊孕性への影響について説明を受けている患者の割合は，造血器疾患と乳がん患者では30～60％程度[3,4]だが，消化器がんや，化学療法を受けるほかのがん種ではさらに低いと考えられる[5]．40歳以下の乳がん患者に対して行われた米国の大規模な調査[6]では，68％の女性が妊孕性について治療前に医師と相談しており，24％は治療選択に妊孕性の問題が影響したと答えたことが報告されている．わが国の現状については，清水ら[7]が，乳腺外科医の68％が乳がん患者と妊孕性に関して話すことについて肯定的な姿勢であったものの，日常的に生殖医療を紹介している医師は30％程度であることを指摘している．

筆者が行ったわが国の白血病などの血液疾患を専門とする医師への実態調査[8]では，治療開始前に治療に伴う不妊の可能性について，生殖年齢の患者全員に説明する医師の割合は37.5%に留まっていた．生殖年齢の患者に対して，場合によっては説明する医師が60.4%と最も多い結果であり，予後が厳しいケースやすでに子どもがいる場合などは説明しない傾向にあることが示唆された．残念なことに，半数近くの医師が，治療を控えたがん患者にとって生殖の問題は優先順位が低いと回答していた．さらに，不妊のことを気にしている場合ではないと回答した医師も3割を超えていた．

このように，がん治療に伴う妊孕性を支える支援については，当事者のニーズと医療者の情報提供のあり方に乖離が生じていることが大きな課題である．

2 がん治療開始前の妊孕性に関する支援

1 エビデンスに基づいた看護介入

がん治療のなかで，がん治療開始前に妊孕性を温存する方法に関する意思決定が重要となるのは，主に薬物療法や放射線療法である．がん治療に伴う生殖機能障害は，治療の内容や治療期間，患者の年齢によって，治療後の生殖機能の回復の可能性が異なる．さらに，治療の緊急性，パートナーの有無などによって妊孕性対策の選択肢も異なる．治療方針が決定されるときから，女性患者の治療後の妊孕性への影響も含めてインフォームド・コンセントの内容を考慮していく必要がある．

診断時から治療のプロセスを通した妊孕性に関する支援の実際について，図2-7 に示す．

1 患者・家族のニーズの把握

挙児希望の有無については，問診票などを用いて確認することで確実に医療者の目に留まることにはなるが，独身者や治療後の妊娠・出産にまで考えが及ばないような精神状態の患者にとっては，そうした希望確認のみの方式ではニーズを十分把握しきれていないと考える．まず，大切なことは，生殖年齢にある患者すべてに対して，生殖機能への影響が考えられるがん治療を受ける際に，必ず妊孕性への影響について，治療内容や患者の年齢からリスクアセスメントを行い，そのリスクに関して，患者・パートナー・家族と医療者が一緒にディスカッションを行うことである．

2 治療内容からのアセスメント

抗がん剤および放射線療法による卵巣毒性のリスクについては米国臨床腫瘍学会から提示されている．主な化学療法レジメン別の生殖機能障害のリスク分類（表2-1，p.60）[9]などを参考に，エビデンスに基づいて患者と話し合っていくことが望ましい．婦人科がん以外の女性がん患者にとって，生殖器と関係がないがんへの罹患でも，がん治療によって卵巣機能を失う可能性があることはそもそも理解しがたいことである．薬物治療の必要性と副

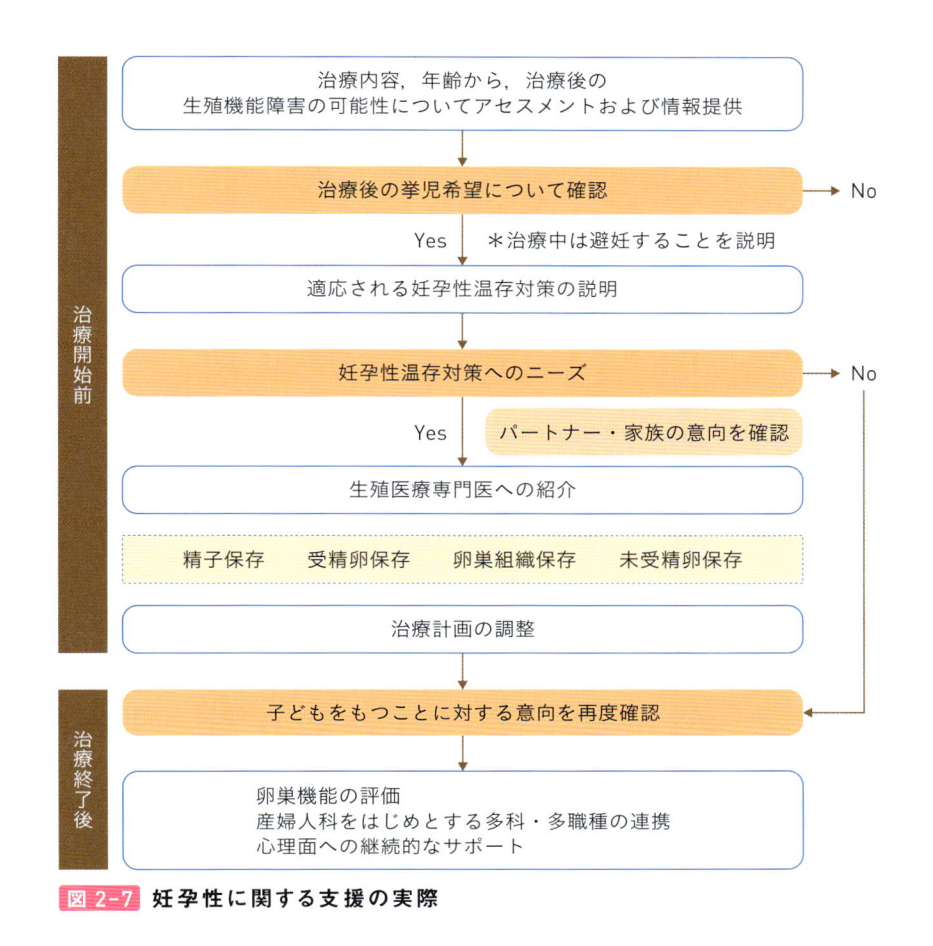

```
治療開始前
    治療内容，年齢から，治療後の
    生殖機能障害の可能性についてアセスメントおよび情報提供
           ↓
    治療後の挙児希望について確認 ────→ No
           │ Yes  ＊治療中は避妊することを説明
           ↓
    適応される妊孕性温存対策の説明
           ↓
    妊孕性温存対策へのニーズ ────→ No
           │ Yes   パートナー・家族の意向を確認
           ↓
    生殖医療専門医への紹介
           ↓
    精子保存  受精卵保存  卵巣組織保存  未受精卵保存
           ↓
    治療計画の調整
           ↓
治療終了後
    子どもをもつことに対する意向を再度確認 ←────
           ↓
    卵巣機能の評価
    産婦人科をはじめとする多科・多職種の連携
    心理面への継続的なサポート
```

図 2-7 妊孕性に関する支援の実際

作用としての卵巣毒性の機序についてわかりやすく説明することが重要である．そのうえで，治療後の自然妊娠の可能性について説明し，治療開始前に可能な妊孕性温存の具体的な方法を提示することが望ましい．

3 治療に伴う不安の解消：エビデンスに基づいた情報提供

　さらに，若年乳がん患者の治療後の妊娠・出産に関する不安は，「抗がん剤治療後に月経は回復するのかどうか」「長期的なホルモン療法を行うことによって，年齢的に妊娠が難しくなるのではないか」「ホルモン感受性陽性の乳がんであるが，生殖補助療法を用いる安全性や治療後の妊娠・出産が再発に影響しないかどうか」「乳がん手術後に授乳が可能かどうか」など，複雑で多岐にわたる．医療者と患者のコミュニケーションを促進し，これらの臨床疑問を解消することを目的として，2014年に「乳がん患者の妊娠出産と生殖医療に関する診療の手引き」[10]が刊行された．このように，エビデンスに基づいた情報提供を行うことで，がん患者の妊娠・出産に対する医師個人の知識や意識の差異に左右されず，標準化された情報提供のプロセスが保証されると考える．

4 情報提供のタイミングと看護師による介入のポイント

　がん治療開始前に提供される妊孕性温存対策の医学的適応は限られており，治療後に挙児希望をもつ女性がん患者の多くが妊孕性対策を治療開始前に行うことができるわけではない．米国の調査[6]においても，妊孕性対策について治療開始前に説明を受けた乳がん患者のうち，卵子保存などの妊孕性対策を実際に行った女性は約10％に留まっていた．実際の医療現場では，がん治療を優先させるために，がん治療前の妊孕性温存をあきらめ，治療後の生殖機能の回復に期待することを選択することや，卵巣機能が回復せず子どもをもつことをあきらめざるを得ない患者が多い．

　一方で，実際の臨床現場では，治療開始前に外来においてがん治療医と患者が妊孕性について十分に話し合う時間的余裕がないというのも現実である．筆者が行った血液内科医師への意識調査の結果では，半数以上の医師がこの問題について十分に話し合う時間をとることができないと回答していた[8]．がんとの診断を受けて間もない患者は，治療方針や術式選択など，短期間で意思決定しなければならないことが多く，治療後の挙児についてまで考えが及ばない状況にある．そのようななかで，がん治療に伴う妊孕性喪失の可能性だけが説明されると，がん治療への意思決定さえ揺らぐ女性患者もいる．しかしながら，治療が開始される前にのみ適応される生殖機能温存対策があることも事実である．この時期には，できるだけ早くから，いかに患者の治療への受け入れに寄り添いながら，妊孕性温存に関する情報を提供していくかが重要となる．

　がん治療に伴う妊孕性喪失の可能性について説明を受けた女性は，挙児希望の有無にかかわらず，精神的に混乱する場合が多い．同席するパートナーや家族と意向が異なり，女性患者は安心して感情を表出できない場合もある．看護者が，医師からの一通りの説明後，プライバシーが確保される場所で話し合いの場をもつことが有効であると考える．直接的に「今後，妊娠・出産の希望はありますか？」と聞くことは簡単だが，あくまでも治療後の妊娠・出産がゴールなのではなく，がんを患っても自分らしい女性として充実した生活を再構築するための一選択肢として「治療後に子どもをもつ」ことについて一緒に話し合うという視点で介入することが重要である．

　そのうえで，がん治療後に挙児を希望する場合は，予定されている治療内容，治療後に卵巣機能が回復する可能性，予後，パートナーの有無などを考慮し，提供される妊孕性温存対策について情報提供を行う．35歳までの若年患者の場合，短期間の化学療法のみであれば卵巣機能は回復することが多い．一方で，診断時に40歳を超えていれば，一般的な自然妊娠率もすでに低下している状況であり，卵子を保存したとしても最終的な挙児の可能性としては有効性が低いと考えられるケースもある．さらに，乳がん患者の場合は，乳がん術後に長期的なホルモン療法を受けるなかで加齢が進行し，自然妊娠が難しくなるという懸念がある．そのため，ホルモン療法が予定されている場合にも妊孕性温存の意向を確認することが必要である．

　生殖医療を受けるメリット・デメリットを含め，個々の患者の状況に合わせた情報提供が望まれる．治療開始前に医療者と妊孕性について十分に話し合い，納得した意思決定ができたかどうかは，治療後の女性としてのサバイバーシップに大きな影響を与える．

2 妊孕性温存における意思決定支援

　治療開始前の妊孕性温存対策としては，女性の場合はパートナーがいれば，受精卵を凍結保存することが第一選択となる（第2章 1 「がん治療による生殖機能障害と妊孕性温存治療」参照，p.56）．しかし，日本産科婦人科学会会告[11]では，「胚の凍結保存期間は，被実施者が夫婦（戸籍などの婚姻は不要）として継続している期間であってかつ卵子を採取した女性の生殖年齢を超えないこと」と示されているため，夫婦が離婚した場合や死別した場合には使用不可能になることに留意しなければならない．受精卵を保存する際には，パートナーの協力が必要になるため，パートナーの意向も確認する必要がある．

　未婚女性の場合は，2014（平成26）年に日本産科婦人科学会より提出された「医学的適応による未受精卵子および卵巣組織の採取・凍結・保存に関する見解」[12]に基づいて未受精卵子と卵巣組織の凍結保存が試みられている．

　薬物治療が開始される前に生殖機能温存対策を希望する場合は，生殖医療専門医との連携が重要となる．自施設内で実施されていない場合は，日本がん・生殖医療研究会のホームページ（http://www.j-sfp.org/）に，がん患者の治療開始前の妊孕性対策を実施している全国の施設が紹介されているので参照いただきたい．

　受精卵・未受精卵ともに，保存するためには採卵を行う期間が必要である．一般的には，月経開始後に排卵誘発薬を用いて過排卵刺激を行うが，通常，採卵までに約2〜5週間を要する[13]．そのため，原疾患の治療との兼ね合いが大きな課題となる．若年性乳がん患者において，診断から治療開始までの期間が6週間を超えると有意に予後が不良であったとの報告[14]があるため，がん治療の開始ができるだけ遷延しないように，すみやかなマネジメントが求められる．若年患者の場合は，過排卵刺激による卵巣過剰刺激症候群のリスクや採卵による疼痛といった身体的負担が伴う．加えて，現在，採卵や生殖細胞の凍結保存はすべて自費で行われているために，経済的負担も大きい．身体的・経済的負担，治療計画への影響なども含めた情報提供を行いながら，意思決定を支援していくことが重要である．

1 生殖医療専門医との情報共有

　生殖医療専門医へ紹介する際には，最終月経，病状，パートナーの有無，予定されている治療内容，治療開始時期，乳がん患者の場合はホルモン感受性の有無，直近の血液検査の結果から採卵に伴う感染や出血のリスクがないかの詳細な情報を，がん治療医から生殖医療専門医に提供する．がんと診断されたことに対してどのように受け止めているか，妊孕性についてどのような希望をもっているか，パートナーの理解は得られているか，就労などとの調整で配慮すべき点はあるかなど，心理・社会面での情報提供も生殖医療のスタッフとがん患者のコミュニケーションを円滑にさせる重要な情報である．

2 がん治療計画の調整

　妊孕性対策とがん治療の計画については，生殖医療専門医とがん治療医が密に情報を交換しながら行っていかなければならない．看護師は両者が確実に連携できるように，患者

の理解度やスケジュールを確認しながら，橋渡しをする役割が求められる．時に，がん治療開始前に生殖機能温存対策に翻弄されるあまり，がん治療に対して前向きになることができなくなるケースに出会う．女性の心理に共感を示しながらも，あくまでも，がん治療前に行われる生殖医療は原疾患に対する標準治療を完遂するために行われる限定された選択肢であることを患者と家族には十分に理解してもらい，生殖医療機関に紹介している期間も継続してがん治療の計画を確実に立てていくことが重要である．

対象患者に情報提供を行う際の補助資料として，乳がん患者の場合は「乳がん治療にあたり将来の出産をご希望の患者さんへ」(http://www.j-sfp.org/dl/pb130626 よりダウンロード可)を用いることも有効である．

3 がん治療終了後の妊娠・出産に対する継続的な支援

■ がんやがん治療がその後の妊娠・出産に与える影響

乳がん患者の妊娠・出産が予後に与える影響については，標準治療を終了したうえであれば，予後を悪化させないことがコンセンサスとなりつつある[10]．乳がんの既往歴をもつ妊婦を対象としたコホート研究のレビュー[15]には，早産や低出生体重児のリスクが一般より高くなるといったものと健康集団と変わらないというものがあり，一定の見解が得られていない．

薬物療法後の妊娠・出産の安全性は，抗がん剤およびトラスツズマブといった分子標的薬は終了後6か月間，抗エストロゲン薬は内服終了後2か月程度間隔をあけることが望ましいとされている[10]．いずれにしても，薬物療法開始前のオリエンテーションでは，薬物療法中は胎児への影響を考えて，避妊をすることの説明を忘れてはいけない．

1 産婦人科との連携

がん治療が終了し，心身の回復に伴い妊娠・出産を希望する女性に対しては，パートナーの意向も確認しながら，産婦人科と連携をとっていく．薬物療法後の妊孕性回復の程度を正確に評価することは難しく，月経が回復したからといって必ずしも妊娠が可能な状態とはいえないため，治療後の卵巣機能の評価を定期的に行っていく必要がある．

また，乳がんの手術によって，乳房を切除したり，放射線照射を行ったりしていると，患側の乳房からは基本的に母乳は分泌されない．しかし，残存乳腺の張りを感じることや，健側のみでの母乳育児に対する不安が多く聞かれる．乳がんの既往歴をもつ妊婦に対しては，助産師と乳がん看護認定看護師が乳房のサポートや定期検診において連携して支援していくことが重要である．

2 継続的な心理サポート

　子どもはほしいが再発を恐れて妊娠・出産に踏み切れない女性や，一度がんを患ったことで恋愛や結婚に対して積極的になることができない未婚女性，治療後の家族観に関してカップル間でずれが生じていたり，夫への申し訳なさに苦悩する女性など，長期的なサバイバーシップのなかで，妊孕性の障害が女性の心理におよぼす影響は多様である．さらに，がん治療と妊孕性に関する当事者や家族の認識は，患者の治療後の生き方や結婚を含めた社会への適応のなかで常に変容する．乳がん患者に対して行われたフォーカス・グループ・ディスカッションによる質的研究[16]では，ある若年乳がん患者は治療前には生き残る手段として妊孕性を失う治療をすることは仕方ないと納得したが，治療後，社会に戻るにつれて子どもをもつことの優先順位が高まってきたと語っている．看護者は生殖可能年齢にある女性がん患者ががん治療に伴って妊娠・出産という選択肢を失う危機に直面しながら，がん治療を受け入れている苦悩に共感し，さらに，治療後の生き方にも寄り添う存在であることを継続的なかかわりのなかで示していくことが求められる．

　がん患者の妊孕性に対する支援においては，妊孕性温存という狭義にとどまるのではなく，がんを患った女性が女性としての生き方を再構築していくプロセスにいかに寄り添うことができるのかが問われているのではないだろうか．

　また，近年，遺伝性乳がん・卵巣がん症候群（HBOC）が注目され，若年患者のなかには，遺伝の可能性が疑われるのに子どもを産んでもよいのだろうかと乳がん治療後の妊娠・出産を躊躇する女性もいる．さらに，BRCA遺伝子変異を有する乳がん患者は卵巣がんのリスクも高まるため，早めに出産して，その後卵管・卵巣を摘出するといった予防計画の選択も考慮される．今後，遺伝性腫瘍とがん患者の妊孕性の支援のあり方には十分な配慮が求められるであろう．

4 多職種連携による支援とピアサポート

　がん患者の妊孕性支援においては，多職種の連携による学際的なアプローチが必要である．医師からの確実な情報提供，がん治療医と生殖医療専門医との確実な連携をはじめ，女性がん患者が納得した意思決定を行えるようにするためには，心的苦悩を患者自身が表出できるように看護師やサイコオンコロジストによるカウンセリングが重要であると思われる．必要に応じてメディカルソーシャルワーカー（MSW），不妊治療専門医，不妊カウンセラー，遺伝カウンセラーなどの多職種との話し合いの場を設けることが求められるであろう．

　米国では，Northwestern大学がNational Institutes of Health（NIH）の支援を受けて，Oncofertility Consortiumを立ち上げ，2010年よりがん治療に伴う妊孕性温存対策に関する学際的な啓発・教育活動を行っている[17]．

　わが国においても近年，がん当事者同士によるピアサポートが活発になっているが，若年のがん患者にとって，一般的な患者会では若年特有の情報ニーズを共有することが難し

いと指摘されている．Schoverら[18]は若年性乳がん患者同士の電話によるピアカウンセリングの介入を実施し，ピアカウンセリングを受けたグループのほうが有意に知識の向上と精神的苦痛の改善がみられたことを報告している．今後，わが国でも若年がん患者が治療後の妊孕性や恋愛・結婚といった女性性にかかわる事柄を安心して話し合えるようなピアサポートプログラムの検討が求められる．

引用文献

1) Green D, Galvin H, Horne B：The psycho-social impact of infertility on young male cancer survivos：a qualitative investigation. Psycho-Oncology 12(2)：141-152, 2003.
2) Crawshaw MA, Sloper P：'Swimming against the tide'—the influence of fertility matters on the transition to adulthood or survivorship following adolescent cancer. European Journal of Cancer Care 19(5)：610-620, 2009.
3) Partridge AH, Gelber S, Peppercorn J, et al：Web-based survey of fertility issues in young women with breast cancer. Journal of Clinical Oncology 22(20)：4174-4183, 2004.
4) Nakayama K, Liu P, Detry M, et al：Receiving information on fertility- and menopause-related treatment effects among women who undergo hematopoietic stem cell transplantation：changes in perceived importance over time. Biology of blood and marrow transplantation 15(11)：1465-1474, 2009.
5) O'Neill MT, Ni Dhonnchu T, Brannigan AE：Topic update：effects of colorectal cancer treatments on female fertility and potential methods for fertility preservation. Diseases of the Colon and Rectum 54(3)：363-369, 2011.
6) Ruddy KJ, Gelber SI, Tamimi RM, et al：Prospective study of fertility concerns and preservation strategies in young women with breast cancer. Journal of Clinical Oncology 32(11)：1151-1156, 2014.
7) Shimizu C, Bando H, Kato T, et al：Physicians' knowledge, attitude, and behavior regarding fertility issues for young breast cancer patients：a national survey for breast care specialists. Breast Cancer 20(3)：230-240, 2013.
8) 渡邊知映，髙橋都，甲斐一郎：化学療法に伴う性腺機能障害への血液内科医の意識と情報提供の実態調査．癌と化学療法 34(6)：891-896，2007.
9) Fertility Preservation for Patients with Cancer：American Society of Clinical Oncology Clinical Practice GuidelineUpdate. 2013. http://www.asco.org/sites/www.asco.org/files/fp_data_supplements_012914.pdf（2015年2月15日アクセス）
10) 「乳癌患者の妊孕性保持のための治療選択・患者支援プログラム/関係ガイドラインの開発」班/日本がん・生殖医療研究会（編）：乳がん患者の妊娠出産と生殖医療に関する診療の手引き 2014年版．金原出版，2014.
11) 日本産科婦人科学会倫理委員会：ヒト胚および卵子の凍結保存と移植に関する見解．http://www.jsog.or.jp/ethic/hitohai_201406.html（2015年2月15日アクセス）
12) 日本産科婦人科学会倫理委員会：医学的適応による未受精卵子および卵巣組織の採取・凍結・保存に関する見解．http://www.jsog.or.jp/ethic/mijyuseiranshi_20140417.html（2015年2月15日アクセス）
13) 吉岡伸人，鈴木 直：【がん・生殖医療の現状と展望】わが国におけるがん・生殖医療の現状と展望．産科と婦人科 81(10)：1169-1174，2014.
14) Smith EC, Ziogas A, Anton-Culver H：Delay in surgical treatment and survival after breast cancer diagnosis in young women by race/ethnicity. JAMA Surgery 148(6)：516-523, 2013.
15) Langagergaard V：Birth outcome in women with breast cancer, cutaneous malignant melanoma, or Hodgkin's disease：a review. Clinical Epidemiology 23(3)：7-19, 2010.
16) Thewes B, Meiser B, Rickard J, et al：The fertility-and menopause-related information needs of younger women with a diagnosis of breast cancer：a qualitative study. Psycho-Oncology 12(5)：500-511, 2003.
17) Woodruff TK：The Oncofertility Consortium—addressing fertility in young people with cancer. Nature Reviews Clinical Oncology 7(8)：466-475, 2010.

18) Schover LR, Jenkins R, Sui D, et al : Randomized trial of peer counselling on reproductive health in African American breast cancer survivors. Journal of Clinical Oncology 24(10) : 1620-1626, 2006.

(渡邊 知映)

3 妊孕性温存と倫理

1 妊孕性温存において倫理的課題が生じる背景

　近年，がん診断・治療および生殖医療の進歩により，高度生殖医療（精子，受精卵，卵子，卵巣組織の凍結保存）をがん治療と調整しながら実施することも可能となった．また，本人の挙児希望とがんの進行状況を十分に吟味し，婦人科がん患者に対する妊孕性温存手術，放射線治療時の卵巣遮蔽など可能な限り妊孕性を温存できるような方法も試みられている．このように生殖年齢にある女性がん患者の挙児希望やその可能性を現実的に考え，対応すべき時代となっており，2006年に米国臨床腫瘍学会（American Society of Clinical Oncology：ASCO）は，がん治療による妊孕性への影響と妊孕性温存について，がん治療前に必要な情報を患者に提供することを勧告している[1]．

　子どもを産み，家族を形成する権利は，「リプロダクティヴ・ヘルス・ライツ」「生殖の自由・権利」などと称され，最も尊重されるべき基本的人権の1つである．しかし，最新の医療技術をもってしても，がんを完治させることが難しい場合もあり，がんの治癒と子どもをもうける可能性を守ることの両立が困難な場合も実際は多い．また，がん治療によって妊孕性が脅かされる可能性が高い女性がん患者にとって，妊孕性温存は，子どもを産み育てたいという希望の実現性を高めるものであるが，妊娠・出産を保証するものではない．

　女性がん患者には自分の命が脅威に曝されうるがんの診断に伴い，さまざまな治療上の選択が課せられる．このようにストレスフルな状況下で，女性にとって大きなライフイベントである妊娠・出産にかかわる妊孕性温存に関する選択が短期間のうちに迫られ，自分自身の命と新たな命の問題に並行して取り組まなくてはいけない状況が生じる．

　女性がん患者の妊孕性温存に関する選択の意思決定は，将来の子どもの誕生にかかわる問題であるため，本人のみならず，パートナーや家族にも波及する問題であり，背後にあるさまざまな人の価値観，宗教，文化的背景，その国の法的問題，がん患者であることの問題から複雑な倫理的課題が生じやすい．

2 女性がん患者の妊孕性温存における倫理的課題

　倫理（ethic）とは，個人や集団の道徳的実践，信念，規準[2]とされ，人間としてよい，あるいはよくないあり方や行為について考え，また自分がその行為をとる理由を説明するこ

とに役立つ知識体系である．そのため，人間としてのよい生き方について考える学問，人間関係の理法ともいわれている[3]．倫理的課題とは，倫理的思考や倫理的意思決定を必要とする状況，あるいは命や健康，人としてとるべき道にかかわる道徳的価値の対立であるとされる[2]．

女性がん患者が妊孕性温存に関する意思決定をするとき，患者，家族，医療者は，どのような価値観の対立や葛藤を体験するのであろうか．医療者も患者の病状と妊孕性温存との調整，生殖医療医との連携の問題，インフォームド・コンセントなど倫理的に悩むことも多いが，本節では，当事者である女性がん患者が直面する倫理的課題を中心に説明する．

女性がん患者の妊孕性温存における倫理的課題を検討するにあたって，①妊娠・出産・子育てという女性の生き方に関する倫理的課題，②妊孕性温存に関する倫理的課題，③がん患者であることから生じる倫理的課題の3点から考えていきたい．また，妊孕性温存の方法には，前述したように妊孕性温存手術，卵巣移動術などがあるが，ここでは，高度生殖医療を利用した方法に伴う倫理的課題に焦点を当てて説明する．

1 妊娠・出産・子育てという女性の生き方に関する倫理的課題

女性の多様な生き方が社会的に認められるようになってきたとはいえ，一般的に多くの女性は，漠然といつかは妊娠・出産・子育てをするという人生を思い描いているのではないだろうか．

生殖年齢にある女性がん患者は，がんの診断を受け，がん治療により不妊の可能性があるという現実を突きつけられる．不妊であることは，女性＝母性という図式もしくは女性＝産む性という観念により，しばしばジェンダー・アイデンティティに揺らぎをもたらし[4]，パートナーとの関係や世間との連帯感にも影響を及ぼす．女性がん患者は，女性にとって大きなライフイベントである妊娠・出産の問題に直面し，自分の価値観や考えを自問自答する．果たして自分は，本当に子どもを産み，育てたいのだろうか，女性としてどのように生きたいのだろうかなど，今までの自分の挙児希望の有無や程度，これからの自分の女性としての生き方について限られた時間のなかで考えざるをえなくなる．また，がんに罹患したことから，仮に子どもをもつことができたとしても子どもが成人するまで育てられるのだろうかといった不安により，自分が母親になる資格はあるのだろうかと躊躇する場合もあるだろう．このように女性がん患者は，妊孕性温存に関する意思決定過程において，自分自身のなかでも妊娠・出産・子育てに関する価値観や考えが揺れ動き，迷い，混乱が生じやすいといえる．

そして将来の子どもの誕生に関する問題は，パートナーや家族にもかかわるため，本人が子どもをもつことに強い思いを抱いたとしても，パートナーや家族がそれを望まない場合もあるだろう．また，その逆の場合もあるかもしれない．

このように，生殖年齢にある女性がん患者は，妊孕性温存に関する意思決定にあたり，まず，本人のなかで女性としての生き方についての倫理的課題が生じ，本人，パートナー（家族）間で子どもをもつことに関する価値観が異なると，さらなる倫理的課題が生じる．

2 妊孕性温存に関する倫理的課題

1 高度生殖医療についての価値観に関する倫理的課題

　生殖年齢にある女性がん患者が，将来的に子どもがほしいと考える場合，あくまで自然に任せるという選択肢と妊孕性温存（高度生殖医療）を試みるという選択肢がある．高度生殖医療を活用した方法は，受精卵凍結保存，卵子凍結保存，卵巣組織凍結保存などである．これらは，本来，体外に出るはずのない卵子や卵巣組織を人工的に体外に出し，パートナーがいる場合は，受精させ培養したのち，凍結する方法である．1978年，体外受精の成功の発表を機にヨーロッパ圏を中心に，生命の起源と人工的な生命操作の観点から，さまざまな立場で論争が繰り広げられてきた．卵巣組織凍結保存以外の方法は，近年，標準的治療の範疇であると認められ，社会的コンセンサスが得られるようになってきているが，高度生殖医療は生命の起源に対する人工的な介入であり，生命の誕生はあくまで自然に任せたい，そこまでする必要があるのかと抵抗感や葛藤を覚える人もいるだろう．

　また，女性がん患者が凍結保存した受精卵，卵子，卵巣組織は，その後，胚移植され，無事，妊娠・出産に至る場合もあるが，病状，婚姻状況などさまざまな理由により破棄される場合もありうる．このため，生命の誕生の可能性をもつ配偶子を誰の意思で保存・破棄していいのかという議論もある．このように，高度生殖医療の生命操作に伴い倫理的課題が生じる．

2 高度生殖医療の不確実性に伴う倫理的課題

　高度生殖医療のうち，受精卵凍結保存は，生殖医療において確立した技術であるが，1回あたりの出産率は20％台であり，この確率は加齢とともに低下し，45歳ではわずか0.6％となる[5]．このように高度生殖医療の成功率は決して高いものではなく，不確実性を伴うものである．この確率のとらえ方や期待は個人により異なり，女性として子どもをもつ可能性にかけて妊孕性温存を選択する場合もあるだろう．

　また，受精卵凍結保存，卵子凍結保存の場合は，月経周期に合わせ，多くの場合，排卵誘発薬を用いて複数の卵子が採取できるよう試みる．卵巣組織凍結保存では腹腔鏡手術となり，入院が必要となる．この場合，排卵誘発薬を用いることの副作用や，採卵・手術に伴う身体的負担が生じる．またがん治療を調整しながら実施すること，パートナーとの関係性の問題などの精神的負担や，日本の場合数十万円の経済的負担も生じる．このような負担をしてまで，不確実性が伴う高度生殖医療を選択するかどうかの意味や価値は，個人により大きく異なることが予想される．このように，高度生殖医療の不確実性に伴い倫理的課題が生じる．

3 第三者が介入する高度生殖医療の利用に関する倫理的課題

　女性がん患者が治療後に利用することが可能な第三者が介入する高度生殖医療としては，卵子提供，精子提供，代理懐胎・代理母がある．日本では現在，国が定める生殖に関する法令に基づく規制はクローン規制法以外に存在せず，日本産科婦人科学会と日本生殖

医学会などの生殖に関連する学会が自主規制の見解を出しているだけであり，それらは罰則規定をもたない[6]．そのため，日本では，一部の医療機関で代理出産が実施されたという報道や，規制をかいくぐり，海外で第三者の介入する高度生殖医療を実施する生殖ツーリズムが社会問題となっており，生殖技術の向上に倫理面や法整備が追いつかない状況が続いている[4]．

生殖医療は，人命の発生を目的とし，その結果，生まれてくる子およびその子が所属する家族・共同体・社会の将来のあり方に影響を与えるため，生まれてくる子の福祉も考慮する必要がある．2009年3月に日本生殖医学会倫理委員会報告として「第三者配偶子を用いる生殖医療についての提言」がなされたが，第三者の配偶子を用いる生殖医療の運用には，民法上，法的親子関係を明確化する法律の整備が急務であるといえる[7]．

がん治療によって子宮，卵巣を失った女性，卵巣機能が低下してしまった女性が，最終手段として第三者が介入する生殖医療を利用したいと考える場合，本人の挙児希望をどこまで尊重する必要があるのか，また本人の意思だけでなく，パートナー，家族はどのように考えているのか，生まれてくる子どもの福祉をどのように考えるのかという点が倫理的課題となる．

3 がん患者であることから生じる倫理的課題

1 本人の生命と妊孕性温存の優先に関する倫理的課題

子どもを産み，家族を形成する権利は，基本的人権として最も尊重されるべき権利の1つであることは前述したとおりだが，診断時，すでにがんステージが進行しており，がん治癒が難しいと判断される患者，再発リスクが高いと判断される患者については，がん治療と本人の挙児希望をどのように考えていけばいいのであろうか．

がん医療の立場では，当然，がん治療を優先するべきと考えるだろう．しかし，本人が，自分の命が短くなったとしても，だからこそ自分の遺伝子をもつ子どもを残していきたいと考える場合もあるのではないだろうか．家族は，子どもよりも本人の命が何より最優先であると考える場合が多いだろうが，本人の意思を尊重したいと考える場合もあるだろう．

また治癒が望めるがんステージの場合，妊孕性温存のために，がん治療の開始をどの程度まで遅らせることが許容できるか，特に乳がん患者の場合，再発リスクを抑え，なおかつ妊娠・出産の機会を逃さないためにどのようにホルモン療法の期間や中断を調整するかは，個々の状況によって異なる．初期治療においては，再発リスクをできるだけ少なくしたいという考えのもと治療計画が立てられ，再発リスクも確率で示されるが，その数字のとらえ方も個人により異なるであろう．

高度生殖医療には，採卵や移植により，卵巣に存在するがんの微小病変の播種を広げる可能性や，悪性腫瘍細胞を再移植し再発リスクをあげる可能性もあることは否めない．

2 死後生殖に関する倫理的課題

死後生殖とは，凍結保存された配偶子・胚が，死後に利用された場合をいう．海外では，死後生殖を法的に認めている国もある．わが国では，がん患者であった夫の死亡後，

妻が凍結精子を用いて子どもを出産したが，最高裁で親子関係が認められなかった判例がある．現段階では，関連学会は，精子の凍結保存は本人が生存している間に限るとする指針を設けている．女性がん患者の場合，学会規定により，代理懐胎が認められていないため，原則，死後生殖は起きないといえる．2014年に示された日本産科婦人科学会倫理委員会の「医学的適応による未受精卵子および卵巣組織の採取・凍結・保存に関する見解」では，凍結保存された未受精卵子の売買は認めない，凍結保存された未受精卵子の譲渡は認めないとある．

しかし，あくまで見解であり，罰則規定がないことや，がん治療施設と生殖医療施設が同一施設内にないことも多いことから，家族からの申告がなければ，凍結胚を破棄してよいのかどうか判断が難しい．

3 小児・未成年の場合の倫理的課題

通常，生殖医療の分野では，生殖年齢にあるカップル（事実婚も含む）が対象となる．しかし，がん・生殖医療の分野では，小児や思春期にある未成年も対象となる．法的には15歳以上であれば同意能力があると考え，親は子どもの意思をサポートする立場にあり，責任を有するとされる[8]．15歳未満，最近では10～12歳以下の子どもの医療での意思決定は親が代行することが多い．未成年に実施する場合，何が患者本人にとって最善の利益になるのかを考え，慎重な説明が求められる[7]．

3 倫理的課題への看護師としての対応

1 患者・家族の希望，価値観の確認

生殖年齢にある女性がん患者の妊孕性温存に関する意思決定過程において，看護師は，まず生殖年齢にある女性がん患者に対し，診断後なるべくすみやかに挙児希望の有無を確認しておくべきである．初診時の問診票などに，がん治療後に子どもを望むかどうかについて尋ねる項目があるとよい．そして，がん治療医より，がん治療で妊孕性が低下し不妊の可能性があること，妊娠の可能性を守るために妊孕性を温存する方法があることについて情報提供が行われる．挙児希望がある場合，看護師は，がん治療医，生殖医療医からより詳細な妊孕性温存に関する情報を適切なタイミングで本人や家族が得られるように調整する必要がある．

看護師は，妊孕性に関する医師からの情報提供の前後で，患者や家族がこの問題に対し，どのような思いや考えを抱いているのか聴く機会を設けることが望ましい．このような場の設定により，本人，パートナー（家族）がそれぞれの妊孕性温存の意思決定に関するさまざまな価値観・考えを吟味し，表出できると思われる．この際，①妊娠・出産・子育てという女性の生き方に関する倫理的課題，②妊孕性温存に関する倫理的課題，③がん患者であることから生じる倫理的課題，についてお互いの価値観に関して聴いていくとよいと思われる．そして，看護師は，関係する人々がお互いの価値観を吟味し，どのような倫

理的課題が生じているのか整理し理解できるよう支援する．

さらに，生じている倫理的課題について，どの価値観を優先するのか検討し，本人ならびにパートナー（家族）が，納得した意思決定ができるように支援することが看護師には求められる．その際，看護師も自分自身がこの問題に対してどのような価値観や考えをもっているのかを自覚しておくことが重要である．なぜなら看護師がよいと思っていることが，患者の価値観や信条と照らし合わせると必ずしも患者にとってよいとはいえない場合もあり，この自覚がないと，看護師の価値観を無意識に相手に押し付けてしまう可能性があるからである．

2 倫理的判断を行う手法

生殖年齢にある女性がん患者の妊孕性温存に関する倫理的課題に対応するためには，生殖医療に関する日本の法律や判例，関連学会のガイドラインや見解，がん医療，生殖医療，がん・生殖医療の最新のエビデンスに基づきながら，本人，パートナー（家族）が抱える倫理的課題を明らかにし，どのように解決するかを考える必要がある．その倫理的判断を行う手法として，医療倫理学の立場から原則論，手順論，物語（ナラティヴ）論による方法が提唱されている[9]．これらの方法は，相互に関連し合うものとして考えるべきで，複数の方法を補完しながら用いることが適切であるとしている．

1 原則論

原則論は，倫理原則に基づいて問題点を整理し，推論を行う方法であるが[9]，まず基本的な医療における倫理原則や立場を知っておく必要がある．

医療における倫理原則として，BeauchampとChildress[10]は『生命医学倫理』のなかで，①仁恵（beneficence）：他者の利益のために行動すること，②無危害（non-maleficence）：他者に危害を加えてはならないこと，③自律（autonomy）：患者が価値観や信念に基づいて考えたり，選択したり，行為する権利を認め，尊重すること，④正義（justice）：社会的負担や利益は正義に従い適正に分配すること，という4つの原理を挙げている．また，看護実践に重要な倫理原則として，Fry[2]は，善行と無害，正義，自律，誠実，忠誠を挙げている．医療者はこれらの倫理原則を遵守する立場にある．

しかし，倫理的課題はこれらの原則が対立することから生じていることが多い．Jukkala[11]は，乳がんサバイバーの妊孕性温存に関し，倫理原則に則って分析し，「女性のリプロダクティヴ・ヘルス・ライツを守るために，不妊のリスクをできるだけ避けることを優先すべき」という自律の原則と，「乳がんの治療を優先し，生存のチャンスが最大限となるようにするべき」という無危害の原則との間で倫理的課題が生じやすいと考察している．また，妊孕性温存治療はほとんどの場合自費負担で高額であることから，経済的バリアが生じている．このことと正義の倫理原則との間でジレンマが生じることも指摘されている．

このように原則論では，価値の対立状況を導くうえでは有用だが，解決の方針がなく，倫理原則の対立とその背景をアセスメントし議論を深めていくしかないといわれている[9]．

また西洋医学では医の倫理として，自由主義の原則に基づき自己決定権を尊重する立場のアメリカ生命倫理の立場と，社会的コンセンサスも尊重し，実用的なガイドライン，

ルールを作成し人間の行為を規定する立場のヨーロッパ型生命倫理があり，日本の生殖医療界ではヨーロッパ型生命倫理を志向しているといわれている[6]．前者では，インフォームド・コンセント(IC)が重要となり，妊孕性温存を試みることによりがんの治癒率が下がる可能性があったとしても，適切なICを得ることができれば倫理的には問題がないとされるが，後者では，一定のガイドラインに従うことが求められる[7]．

2 手順論（臨床倫理検討シートを用いる方法）

手順論は，原則論を医療従事者の作業手順の文脈に置き換えて考える方法である．この方法は，臨床事例に含まれる重要な情報について臨床倫理検討シートを用いて把握し，十分な見通しをもったうえで，議論や対話を行いながら最善の意思決定を行うことを目的とする[9]．

臨床倫理検討シートとして，米国のJonsenらの4分割表がよく知られている．このシートを用いて，「医学的適応」「患者の意向」「生活の質(QOL)」「周囲の状況」の4つの項目ごとに問題点を具体的に把握していく[12]．「医学的適応」には，診断，予後，治療の目標といった医学的な事実関係について，「患者の意向」には，患者の判断能力，同意，代理人などについて，「生活の質」には，通常の生活に復帰できる見込み，身体的・精神的・社会的に失うものについて，「周囲の状況」には，家族や医療者側の影響要因，経済的要因，法律などについて記入する．Jonsenらの4分割表の考え方は，『乳がん患者の妊娠出産と生殖医療に関する診療の手引き』[13]のなかで，乳がん治療と生殖に関する倫理的分析方法として活用されている．この4分割表に『乳がん患者の妊娠出産と生殖医療に関する診療の手引き』でのクリニカルクエスチョンを入れたものを**表2-2**に示すので，参考にされたい．

しかし，臨床で遭遇する倫理的課題に対しては，ただ手順論に当てはめればよいというわけではなく，万能なツールがあるわけでもない．このような手順論により，1つの正しい行動を見出すことが重要なのではなく，受け入れ可能な行動の範囲を特定し，そのなかである行動を選択する根拠を明確に説明できることが大切であり，手順論はそのような道筋をたどることができるように助けてくれるものである[14]．

3 物語（ナラティヴ）論

最近の医療倫理学では，原則論と手順論があれば，倫理的課題がすべて解決するわけではないという考えが強くなっており，原則論を患者の人生の文脈に置き換えて考える物語（ナラティヴ）論が必要だといわれてきている．ナラティヴは「語り」や「物語」と訳され，「語られたもの」と「語るという行為」の2つの意味が含まれており，ナラティヴに注目することによって，今までの見かたでは記述できなかった語り手の感情や思考の背景を考えることができるという[14]．そして物語（ナラティヴ）論は，倫理的課題に対し，対話というプロセスを掘り下げることにつながる．

多くの人にとって，抽象的な原則よりも当事者の意味づけの物語のほうが理解しやすい．宮坂[9]は，医療の倫理問題を当事者の意味づけの物語という包括的なものの不調和としてとらえるほうが把握しやすく，解決策を見出しやすいかもしれないと述べている．この応用方法として，対話や観察によって当事者らの物語を把握し，物語の不調和（倫理的

表 2-2　Jonsen らの 4 分割表（乳がん患者の倫理的分析）

医学的適応（medical indications）	患者の意向（patient preference）
善行と無危害の原則	自律性尊重の原則
1. 乳がん治療の目的は？ 2. 患者の年齢，全身状態，合併疾患などから，治療，妊娠，出産に制限を与える因子はあるか？ 3. 治療目標が根治である場合，再発の確率はどの程度か？ 4. 治療目標が根治である場合，再発率を低減させるためにどのような治療が選択可能か？ 5. 転移性乳がんの場合，転移の状況，期待予後はどの程度か？ 6. 転移性乳がんの場合，生命予後を延長するためにどのような治療が選択可能か？またそれぞれの治療の生命予後延長効果はどの程度か？ 7. それぞれの乳がん治療の介入を行った際の妊孕性低下はどの程度か？ 8. 低下した妊孕性の回復の見込みはどの程度か？ 9. 妊孕性温存のために受けることができる医療技術はあるか？あるとすればその成績はどの程度か？	1. 患者がどのような乳がん治療をしたいと考えているか？ 2. 患者は乳がん治療による妊孕性低下に関してどの程度許容できるか？ 3. 患者は乳がん治療による利益とそれに伴う妊孕性低下のリスクについて情報を与えられ，理解し同意したか？ 4. 患者の精神的対応能力，法的判断能力は十分であったか？ 5. 患者は十分に自己決定できる状況であったか？ 6. 総じて倫理的法的に許容される限り患者の選ぶ権利が尊重されているか？
生活の質（quality of life）	周囲の状況（contextual features）
善行と無危害と自律性尊重の原則	誠実，忠誠と正義の原則
1. 乳がん治療を行った場合と行わなかった場合の妊娠出産の可能性は？ 2. 乳がん治療を行った場合と行わなかった場合の QOL の見通しは？ 3. 妊娠，出産，育児を行っていくうえでの患者の QOL は許容の範囲か？ 4. 乳がん治療による妊孕性の低下がどの程度の精神的ストレスになるか？ 5. 医師の評価が患者の QOL にバイアスをかけて見ていないか？ 6. 選択された乳がん治療により患者がどのような身体的，精神的，社会的不利益があるか？	1. 治療の決定に影響を与える家族の問題があるか？ 2. 治療の決定に影響を与える医療提供者側の問題があるか？ 3. 財政的，経済的問題があるか？ 4. 宗教的，文化的問題があるか？ 5. 治療決定の法的な意味合いは？ 6. 医療提供者や施設間の利益上の葛藤はあるか？

〔Jonsen AR, Siegler M, Winslade WJ（著）/赤林 朗，蔵田伸雄，児玉 聡：臨床倫理学 第 5 版，p13，新興医学出版社，2006/「乳癌患者における妊孕性保持支援のための治療選択および患者支援プログラム・関係ガイドラインの開発」班，日本がん・生殖医療研究会：乳がん患者の妊娠出産と生殖医療に関する診療の手引き 2014 年版，金原出版，2014，を元に筆者作成〕

課題）の全体像を理解したうえで，今後のシナリオを検討し，「受け入れられるシナリオ」「受け入れがたいシナリオ」とはどのようなものか考察するという方法が紹介されている．

　鶴若と麻原[14]は，ナラティヴに注目することで，かかわり合う人々の物語と価値観，物語のずれや対立する思考様式を明確化することができ，同じ事実や状況をそれぞれの視点からとらえ直すことができるとしており，この過程が看護師の倫理的感受性の育成につながると述べている．

　生殖年齢にある女性がん患者に対しては，「今まで思い描いていた女性の生き方とは，どのようなものだったか」「がんという診断を受け，子どもをもつことの意味をどのように

とらえているのか」「今後，女性としてどのように生きていきたいと思っているのか」などについて対話できるよう支援できるとよいと思われる．そのなかで，再発リスクが多少上がったとしても妊孕性温存の可能性を残したい，あるいは再発リスクが高まるのなら妊孕性温存をすることは受け入れられないなどの個々のシナリオをさまざまな視点から検討することが望まれる．

3 看護者の姿勢

　女性がん患者が妊孕性温存の意思決定を求められる時期は，がんと診断されて間もなくのときであり，ストレスフルな精神状態にあることを忘れてはならない．がん治療に関する情報に加え，妊孕性温存に関する情報も短期間に理解し，意思決定するのは並大抵のことではない．また，がん治療の効果や妊孕性への影響を完全に予測することは難しく，将来が不確かな状況では，妊孕性を温存する，あるいはしないということの判断は絶対的なものではない．

　看護者は，可能な限り，患者の話を聴く機会を設け，患者の気持ちに寄り添い，配慮しながら，思いやり，信頼感，誠実さといった道徳的人格をもってかかわることが望まれる．

引用文献

1) Lee SJ, Schover LR, Partridge AH, et al：American Society of Clinical Oncology recommendations on fertility preservation in cancer patients. Journal of Clinical Oncology 24(18)：2917-2931, 2006.
2) Fry ST, Johnstone MJ(著)/片田範子，山本あい子(訳)：看護実践の倫理第3版．p.272, 日本看護協会出版会, 2010.
3) 小西恵美子(編)：看護倫理―よい看護・よい看護師への道しるべ(看護学テキスト NiCE)第2版．南江堂, 2014.
4) 柘植あづみ：生殖技術―不妊治療と再生医療は社会に何をもたらすか．みすず書房, 2012.
5) 日本産科婦人科学会：2010年生殖補助医療データブック．日本産科婦人科学会, 2010.
6) 吉村泰典：生殖医療の未来学―生まれてくる子のために．p.89, 診断と治療社, 2010.
7) 己斐秀樹：がん・生殖医療と倫理．日本がん・生殖医療研究会：がん・生殖医療―妊孕性温存の診療．pp.239-247, 医歯薬出版, 2013.
8) 衛藤義勝：第16章 小児医療における子どもの権利(1)．シリーズ生命倫理学編集委員会(編)：周産期・新生児・小児医療．p.208, 丸善出版, 2012.
9) 宮坂道夫：医療倫理学の方法―原則・手順・ナラティヴ 第2版．医学書院, 2011.
10) Beauchamp TL, Childress JF(著)/立木教夫，足立智孝(監訳)：生命医学倫理 第5版．麗澤大学出版会, 2009.
11) Jukkala A：Breast cancer survivors and fertility preservation: ethical and religious considerations. Seminars in Oncology Nursing 25(4)：278-283, 2009.
12) Jonsen AR, Siegler M, Winslade WJ(著)/赤林朗，蔵田伸雄，児玉聡：臨床倫理学 第5版．p.13, 新興医学出版社, 2006.
13) 「乳癌患者における妊孕性保持支援のための治療選択および患者支援プログラム・関係ガイドラインの開発」班，日本がん・生殖医療研究会：乳がん患者の妊娠出産と生殖医療に関する診療の手引き2014年版．金原出版, 2014.
14) 鶴若麻理，麻原きよみ：ナラティヴでみる看護倫理―6つのケースで感じるちからを育む．南江堂, 2013.

（高橋 奈津子，林 直子）

第 3 章

ボディイメージ変容を体験している女性を支える

1 手術療法 乳房喪失を体験した患者への支援

近年，乳がん患者数は増加しており，現在年間約7万人以上の人が新たに乳がんと診断を受けている．そして，乳がん医療を取り巻く環境も大きく変化してきた．治療においては集学的治療が行われ，手術や薬物療法・放射線療法が行われている．そのため，手術による乳房の喪失や変形だけでなく，薬物療法による脱毛や外見の変化，放射線療法による皮膚の変化などさまざまなボディイメージの変容が起こる．その場合，自尊感情を低下させ，引きこもりの契機や抑うつ感を増大させる要因となる場合もある．しかし患者は，ボディイメージの変容過程において，つらさや混乱を生じながら身体的変化を経験し，医療者の援助を受けながら，自分なりに受け止め対処法を見出し乗り越えようとする．その力を最大限に発揮できるように支援するのが看護師の重要な役割である．そこでさまざまなボディイメージの変容を体験した乳がん女性への支援，また家族に対する支援について具体的な場面を挙げ述べる．

1 ボディイメージ変容がもたらす影響

一般に，ボディイメージとは自分の身体に対する知覚と期待と評価の総体と定義される（図3-1）[1]．またボディイメージは，私たちが自分に対して漠然ともっている「私の身体ってこんな感じ，こんな身体」という感覚や認識である「自己概念」の一部に位置づけられ，自分自身を保って，「状況」に立ち向かっていくための基本的な力となりうる（図3-2）[2]．

患者のボディイメージは，病気や治療を含めた現実の身体の状況や身体に対する他者の反応や社会的評価によっても，それらに関する自分の受け止め方や考え方によっても変化していくとされる（図3-3）[3]．

乳がん患者にとってボディイメージの変容が問題となる理由[4]としては，病気によって起こる身体的な変化に加え，手術によって乳房の変形をきたすこと，化学療法や放射線療法によって外見が変化すること，乳房が生殖臓器であることから女性としてのアイデンティティの喪失と感じてしまうことなどが挙げられる．これらの変化を自分自身でどう肯定的に受け止め対応していくかは，治療を継続していくうえで大変重要なポイントである．肯定的に受け止められるかどうかについては，医療者の理解やパートナーや家族の理解や支えが影響を与える．肯定的なボディイメージをもつことは自分自身を保って，状況に立ち向かい乗り越える基本的な力になる．不安定で否定的なボディイメージでは，治療に伴う困難を乗り切ることは難しい．身体の外観や構造・機能が変化しても内面は今まで

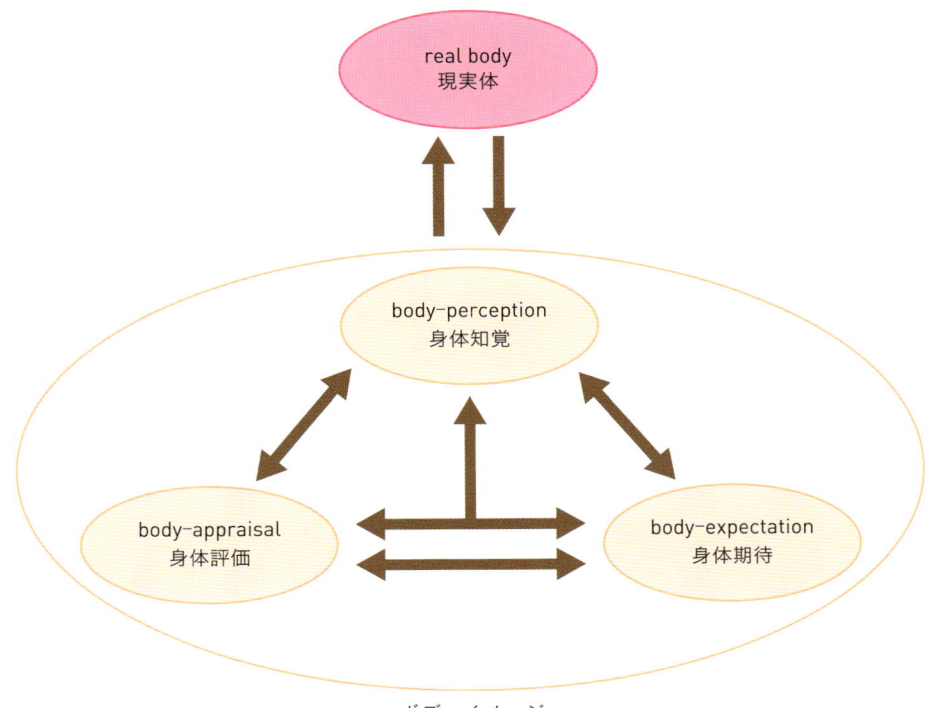

図 3-1 ボディイメージ（概念図）
（藤崎郁：ボディイメージ・アセスメントツールの開発―確認的因子分析による構成概念妥当性の検討．日本保健医療行動科学学会年報 17：180-200，2000．より改変）

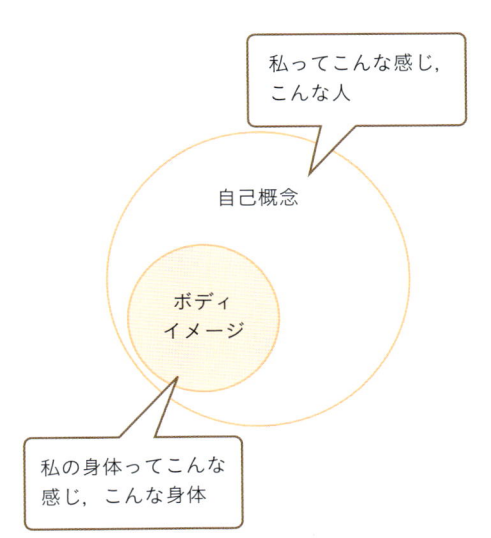

図 3-2 ボディイメージと自己概念の関係
〔藤崎郁：ボディイメージの変化にともなうケア．射場典子，長瀬慈村（監修）：乳がん患者へのトータルアプローチ―エキスパートをめざして．p.195，ピラールプレス，2005．より〕

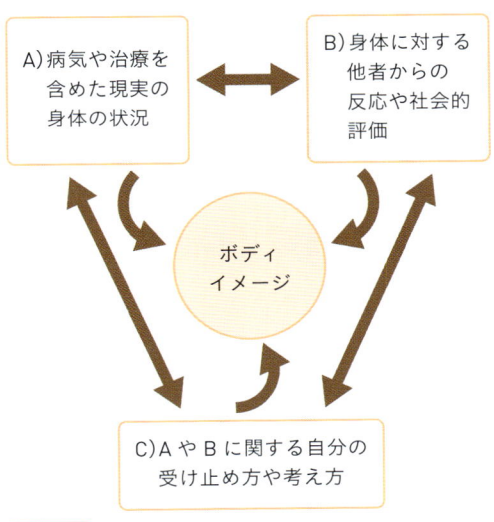

図 3-3 ボディイメージに影響する因子
〔藤崎郁：ボディイメージの変化にともなうケア．射場典子，長瀬慈村（監修）：乳がん患者へのトータルアプローチ―エキスパートをめざして．p.196，ピラールプレス，2005．より〕

乳房喪失を体験した患者への支援

と何も変わらないと伝えることや正しい情報を与え，価値観の転換をはかり，新しいボディイメージを受け入れられるように支援していくことが重要である．

2 手術を受ける患者への支援

　手術を受ける患者のボディイメージ変容への支援で重要なことは，患者が乳房に対して，どのような価値基準をもっているかを知ることである．なぜなら，人は意識的に，あるいは無意識的に自分自身に対する価値基準をもっているからである．

　特に乳房は生殖臓器であり，女性のシンボルといわれていることから，乳房に対する思いや価値は千差万別である．乳房がある，乳腺が残っていることに価値を見出している人は「できれば，乳房温存術を受けたい」と望み，乳房の形に価値を見出している人は「温存術で変形するよりも全摘して再建術を受けたい」と考える．これらの価値基準は，術式決定に大きく影響を及ぼす．もちろん，がんに罹患したことで，乳房の形や変形など全く問題ではなく，きちんとがんを取りきる手術と集学的治療を受けて完治することが目標であると言い切る患者も多い．患者が何に価値を見出しているかを情報収集し，その内容からアセスメントを行い支援してくことが重要である．また，パートナーや家族，子どもの反応が患者の価値に大きく影響することも念頭におき，患者の身体的変化への戸惑いや不安について家族に対しても情報提供をし，回復過程などを具体的にイメージできる支援や家族の反応が患者に及ぼす影響について家族にも説明していくことが重要である．一度決断したことであっても，手術のそのときまで迷うことはあり，患者の意思決定を尊重する姿勢でかかわることが大切である．

　病巣の広がりや複数領域に腫瘍が存在する場合は，乳房全摘術が考慮される．その場合，術式がイメージできるように伝えることが重要である．また外見だけでなく，手術によって引き起こされるADLへの影響，痛み，回復状況なども伝える．術前に十分な予期的悲嘆を経験することで，変化していく自分の身体を受け入れる心の準備が促進される．

1 乳房再建術を受ける患者への支援

　乳房再建術には，乳がんの手術と同時に行う一次再建と，乳がん治療完遂後に行う二次再建がある．一次再建は術後にも胸のふくらみがあり，喪失感は少ないといわれているが，がん告知から，手術までの限られた時間で意思決定しなければいけないため，十分に考える時間がもてない場合がある．一方，二次再建の場合は，患者自身が再建について十分な情報収集を行い，再建を受けたい強い意思があり，何より一度喪失した胸を取り戻せたという意味で満足感が大きいといわれている．

　乳房再建術を希望する患者が，再建をしようと考えたきっかけや，再建術に対して何を重視しているか，何を望んでいるかなどを把握し，患者がもつ再建のイメージを知ることが重要である．そのうえで患者のもっているイメージと現実にギャップはないか確認し，より現実に近い状況がイメージできるように情報提供していく．

　乳房再建には，乳房切除術を受けた患者に対して，シリコンインプラントを用いる人工

乳房再建術と，自家組織を用いる方法がある．その目的は，乳房の形状が損なわれた状態を修正し失われた整容性を回復させるというプロセスを通して，罹患前の生活や自分らしさを取り戻し，QOLを向上させることである．そのため，乳房再建患者に対する看護師の役割は，乳がん患者の身体的・精神的特殊性を理解したうえで，患者が望む再建術が受けられるよう後押しすることである．

なお，人工物で行う再建は2013年より保険適用となったことから，今後再建術に対する期待と需要が高まると考えられる．

乳房再建の用語と方法（特徴）を**表 3-1**，**表 3-2** にそれぞれ示す．

■乳輪の再建[5]

[健側からの移植]

乳輪を移植する方法である．これは，健側の乳輪にある程度の大きさが必要である．また，乳頭と一緒に移植する．

表 3-1 乳房再建に関する用語

○次	手術の時期
○期	手術の回数
一次再建	全摘術と同時に行う手術
二次再建	乳がん治療完遂後に行う再建
一期再建	1回で行う再建（インプラントを使用する，または自家組織で行う）
二期再建	2回行う再建（ティッシュ・エキスパンダーとインプラントを使用する，または自家組織で行う）

表 3-2 乳房再建の方法

	方法	利点	欠点
人工物	ティッシュ・エキスパンダー/インプラント法	・新たな手術創が生じない ・手術侵襲（体への負担）が小さい ・入れ替えが簡便	・人工物に向かない乳房（下垂乳房など）がある ・長期的なシリコンのチェックが必要 ・感染のリスクが高くなる
	インプラント挿入（1回法）	・手術回数が1回	・被膜拘縮を起こしやすい ・左右対称になりにくい
自家組織	筋皮弁 ・広背筋皮弁 ・腹直筋皮弁	・人工物を用いない ・乳房が温かく，やわらかい ・人工物に対するアレルギーの心配がない	・背部や腹部に新たな創ができる ・術後の安静を要する ・入院期間が長くなる ・腹壁ヘルニアを起こす場合がある（腹直筋皮弁）
	DIEP（深下腹壁動脈穿通枝皮弁）	・人工物を用いない ・細やかな調整が可能 ・下垂した大きな乳房に対応できる ・乳房が温かく，やわらかい	・術後の安静期間が長い ・全壊死の可能性がある ・入院期間が長くなる ・腹壁ヘルニアを起こす場合がある

[tattoo（刺青）]

健側の乳輪に近い色のインクを作成し，刺青を入れる方法である．健側の乳輪が小さく，移植するには大きさが足りない人や，健側に創をつけたくない人が適応となる．

■乳頭の再建[5]

[健側からの移植]

健側の乳管のうち数本を採取し，神経とともに移植する方法である．性的感覚が変わらず，授乳にも問題ないことが特徴である．

[局所皮弁法（スターフラップ法）]

再建された乳房の皮膚を，文字通り星形に切開し，乳頭の形に形成する方法である．健側に採取するだけの大きさがない場合や，健側に創をつけたくない人，両側の乳頭を切除している人が対象である．

[tattoo（刺青）]

健側の乳頭が陥没している人や，手術をこれ以上受けたくない人が対象で，乳輪との色を変え，立体感を出す方法である．

それぞれの特徴を看護師が理解したうえで患者に情報提供し，患者が希望する再建術を選択できるように支援することが重要である．

2 乳房部分切除（温存術）を受ける患者への支援

乳房部分切除術は術後に放射線治療（残存乳房照射）を加えることで，比較的早期の浸潤性乳がんの標準治療として位置づけられている．しかし近年，乳房再建術の普及や人工物による再建術の保険適用に伴い，無理な乳房部分切除は行われなくなってきている．乳房部分切除の適応を**表3-3**に示す．

このように，部分切除でもがんが取りきれ，乳房の整容性を保つことができる症例が適応となる．しかし，この条件が満たされても，乳房部分切除の場合，患者の理想どおりの結果となるとは限らず，現実との間にギャップ（ずれ）を生じる場合があることを理解し，なるべくこのギャップを術前に埋めておくことが重要である．

Column

遺伝性乳がん・卵巣がん症候群患者について

家族歴が濃厚な患者や，60歳以下でトリプルネガティブ乳がんを発症した患者であれば，遺伝性乳がん・卵巣がん症候群についての説明を行い，希望者には遺伝カウンセリングが行われる．遺伝子検査を受けるかどうかは患者の意思次第であるが，術前に遺伝子検査を受けてBRCA1/BRCA2のいずれかが陽性だった場合，術式選択においてその結果が大変重要になってくる．乳房部分切除が可能な患者であっても全摘手術を選択する，健側乳房も予防的に切除する，予防的に卵巣・卵管切除を希望するという患者もいる．患者と十分に検討し，術式選択を行っていくことが重要である．遺伝性乳がん・卵巣がん症候群の詳細については，第1章を参照されたい．

表 3-3　乳房部分切除の適応

- 3 cm 以下の腫瘍
- 画像上広範な広がりがない
- 複数の領域にがんの広がりがない
- 部分切除後に放射線治療が可能である

3 乳房部分切除後の乳房照射を受ける患者への支援

　放射線治療の継続に伴う照射部の色素沈着や皮膚炎などの副作用，照射部位のマーキングもまた，ボディイメージに影響を及ぼす．皮膚の色の変化に驚く患者や，照射部位のマーキングに対する抵抗感を訴える患者もいる．マーキングについては，マークを消さずマークを隠せるような下着や洋服を選ぶため，好きな洋服が着られない，おしゃれが楽しめない，という意見もある．看護師はこのような患者の心理を理解し援助していくことが必要である．

4 腋窩のリンパ節切除に伴って起こるリンパ浮腫患者への支援

　乳がんの手術で腋窩のリンパ節を切除すると，手術後に体の老廃物を運ぶリンパ液の流れが悪くなり，手術した側の腕の皮下組織に高タンパク質のリンパ液が溜まり，リンパ浮腫が起こることがある．リンパ節の切除だけでなく，放射線治療，リンパ節転移の有無を調べるセンチネルリンパ節生検がリンパ浮腫の原因となることもある．

　リンパ浮腫は痛みを伴うことは少ないが，腕の重みやこわばり，違和感があり，また，外見上腕が腫れているので，ボディイメージに変化を生じるものである．進行すると完治が困難なため，予防を心がけて発症を防ぎ，万一発症しても早期に発見し，対処することで，重症化を防ぐことができる．そのためには，患者がリンパ浮腫のリスクや早期発見の方法を知っておくことが重要である．

　発症リスク要因としては，上肢を圧迫する，重いものを患側で持ち腕を酷使する，高血圧を放置する，肥満などが挙げられる．また，リンパ液の流れが悪いと細菌感染しやすくなるため，患側上肢の保護に努め，傷には注意し，けがをした場合には，消毒など早期の対応が必要である．

5 手術に伴う補整

　乳房切除によるボディイメージの変化を補整する目的はさまざまである．まず外観を整えること，体幹のバランスを整えること，外的衝撃から守ること，保温することなどが挙げられる．補整を行う方法としては，パッドと下着がある．

　パッドの素材にはウレタン，シリコン，スポンジ，ビーズ，ジェル，綿などがあり，触り心地，付け心地，重みなどに特徴がある（**図 3-4**）．それぞれの特徴を**表 3-4**に示す．価格にも違いがあり，日常生活やそれぞれの場面によって使い分けている人もいる．これらのパッドは，下着の内側のポケットに入れて使用できるようになっており，専用の下着も

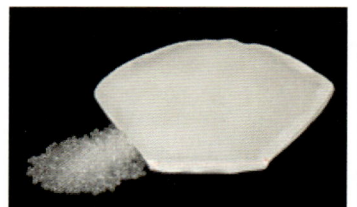

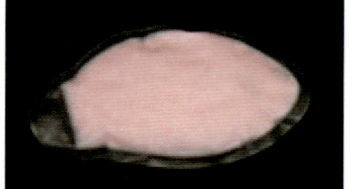

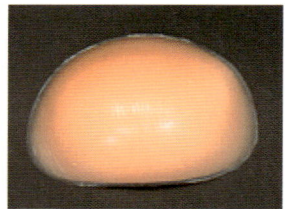

ビーズ　　　　　　　　　ジェル　　　　　　　　シリコンパッド

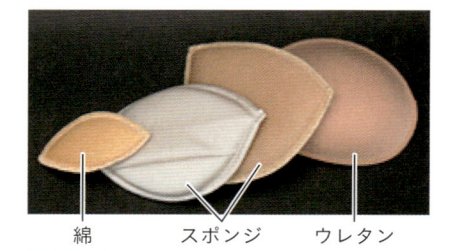

綿　スポンジ　ウレタン

図 3-4 補正用パッド素材の例
〔がん患者サービスステーション TODAY！(http://www.v-next.jp/) より〕

表 3-4 補正用パッド素材の特徴

材質	特徴
ウレタン	・やわらかく軽量なため，術後早い時期から使いやすい ・シリコン製より値段が安い ・体の重心を整えるには不十分 ・軽いため，ずれやすい ・耐久性がシリコンに比べ劣る
シリコン	・重みがあるため，体のバランスを整えやすい ・乳房全体の補整が可能 ・耐久性に優れている ・通気性に乏しい ・価格が高い
スポンジ	・軽くて安価
ビーズ	・トップでもサイドでもバストの状態に合わせて使え，ビーズの位置を変えてボリューム調整が可能
ジェル	・シリコンより軽くやわらかいため，下垂気味のシルエットを自然に見せる
綿	・綿の量でサイズ調節が自身で可能

Column

アピアランス（外見）ケア

　抗がん剤による外見の変化は女性にとっては深刻な問題で，心理的に大きな影響を与える．それを補う方法がかつらや化粧などである．気分の落ち込みや行動意欲を回復させ，社会とのつながりを復活させる有効な方法となる．具体的な方法については，第 3 章 6 「アピアランスケア」(p.133) を参照されたい．

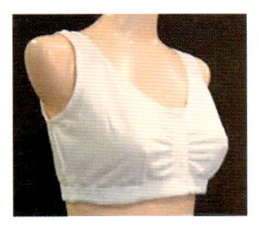

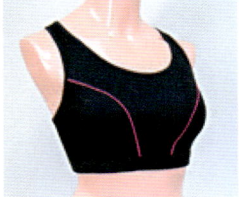

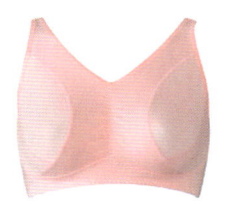

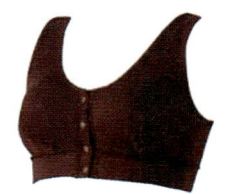

〔写真提供：ケア工房〕　〔写真提供：ワコール〕

図 3-5　補正用下着の例

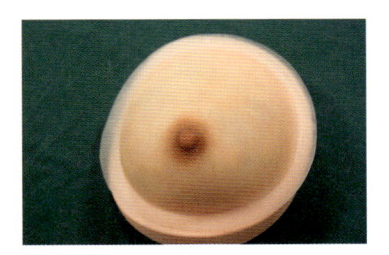

図 3-6　人工乳房

販売されている（図 3-5）．また，乳房部分に直接装着できる人工乳房も開発されている（図 3-6）．これは水泳や入浴時にもそのまま着けて入れるため利便性が高い．ただし，これらはすべて専用のものを購入しなければいけないというわけではなく，今まで使用していた下着に自分でポケットをつけたり，パッドの代用として，ビーズやおはじきを用いて，自分に合ったものを作成したりし，工夫して活用している人もいる．こうした補正に関しても，患者の希望に耳を傾け，TPO に合わせ選択できるように看護師が個別に支援していくことが重要である．

下着は着脱のしやすい前開きのものやワイヤーの入っていないスポーツタイプのもの，術後経過が落ち着いたらパッドを入れるポケットがついているものがよい．

3　ホルモン療法に伴うボディイメージ変容への支援

乳がん患者の約 7 割がホルモン陽性タイプの乳がんである．そのため，術後にホルモン療法を行う患者は多い．ホルモン療法は化学療法に比べ，副作用は少ないという印象があるが，治療期間が 5〜10 年と長く，少なからず QOL に影響を及ぼす．更年期症状や新陳代謝の低下に伴う体重の増加，健側乳房が小さくなるまたは下垂するなどボディイメージにも影響を及ぼすものである．また精神面への影響も指摘されており，いらいらする，気分が落ち込む，体温調整が難しくなる，集中力が落ちる，不眠になるなど自律神経の作用にも影響を及ぼす．治療中であるため，しかたがないとあきらめる患者は多い．患者のつらい思いを理解し寄り添い，患者の背景に沿った支援が重要である．

4 セクシュアリティへの支援

治療開始から性への影響はさまざまである．例えば，手術による乳房の変形や痛み，上肢の機能の変化は性交渉自体にも変化が生じる．パートナーが変形した乳房をどのように受け止めるのかという不安，乳房自体の感覚の変化，ホルモン療法による腟の乾燥や性欲の減退，放射線による皮膚の変化など，患者がボディイメージの変容を経験したのちに抱える苦悩は多い．乳がん術後の性生活に制限はない．しかし，性交渉が乳がん自体に悪影響を及ぼすと考えるパートナーも少なくない．正しい情報提供を行い，パートナーとの関係を支援してくことは重要である．

また術後に化学療法やホルモン療法を行っている期間は，妊娠は避けなければいけない．妊娠・出産の希望についてはパートナーと十分に話し合い，主治医と検討する必要がある．セクシュアリティへの支援についての詳細は第5章 3「セクシュアリティへの支援」(p.196)も参照されたい．

患者の気持ちに寄り添った支援を

ボディイメージとは，その人が自分自身の身体についてもつイメージであり，ボディイメージの変容とは，身体の変化や感情状態などの要因によってその人が自分自身の身体についてもつ自己イメージが変化していくことである．手術や治療によって外見が変化することは，がん患者でなくても受けとめることが困難であるが，がんという生命を脅かされる状態である患者にとっては，「命と引き換え」という感情にとらわれ，選択の余地がないような思いにとらわれるなど，さらに大きな問題となる．

まずは手術によって引き起こされる身体的な痛みに対する苦痛を取り除き，そのうえでQOLを保ちながら治療を完遂し，自分らしさを見失わず治療前と同じ自分の価値を見出していけるよう，患者の気持ちに寄り添い共感し，乗り越えられるように支援してくことが看護師の役割と考える．

文献

引用文献
1) 藤崎郁：ボディイメージ・アセスメントツールの開発―確認的因子分析による構成概念妥当性の検討．日本保健医療行動科学学会年報 17：180-200，2000．
2) 藤崎郁：ボディイメージの変化にともなうケア．射場典子，長瀬慈村(監修)：乳がん患者へのトータルアプローチ―エキスパートをめざして．p.195，ピラールプレス，2005．
3) 前掲2)，p.196．
4) 前掲2)，pp.196-201．
5) ブレストサージャリークリニックウェブサイト．乳がんと乳房再建．http://www.iwahira.net/saiken.html(2015年2月12日アクセス)

参考文献
1) 佐藤まゆみ：ボディイメージの変化についての理解とケア．ナーシング 24(2)：44-47，2004．
2) 齋藤英子，藤野文代，越塚君江：乳がん患者の術前・術後におけるボディイメージの変化に応じた看護援助．The Kitakanto Medical Journal 52(1)：17-24，2002．

3) 砂賀道子, 二渡玉江:乳がん体験者の自己概念の変化と乳房再建の意味づけ. The Kitakanto Medical Journal 58(4):377-386, 2008.

(金井 久子)

2 手術療法 子宮喪失を体験した患者への支援

子宮喪失をもたらす病いの1つとして子宮がんが挙げられるだろう．

多くの女性にとって子宮は，女性性，セクシュアリティ，妊孕性，母性のシンボルである．子宮がんの治療の1つとして子宮を摘出することは，これらのシンボルを失うことでもある．これは，女性のボディイメージや自尊心に対してもネガティブな影響を与えることになる[1]．本節では，子宮がんが引き起こす子宮喪失の危機の影響や子宮喪失を体験した患者への支援について述べたい．

1 子宮喪失の危機による影響

子宮がんの診断は，女性に2つの大きな影響をもたらす．まず，生命を脅かす．2つ目は女性として妊孕性を失う可能性をもたらす．

特に日本では，子宮頸がんが若年層の女性に増加傾向である[2]．若年女性にとって子宮を摘出することは生命の問題だけでなく，妊孕性を失う重大な出来事でもある．妊娠，出産が難しくなり，その後の人生にも影響を及ぼす可能性がある．例えば，「がんのことよりも子宮がなくなることのほうがそのときは不安だった．子宮がなくなったときの喪失感に耐えられないと思う」とも子宮がん経験者は語っている．子宮喪失の問題は生命の危機に劣らない重要な問題であることが理解できる．

子宮の喪失は身体の一部の喪失であるが，自己のボディイメージの変容，夫/パートナーとの関係性の変化，妊娠，出産の価値観の変化，自身への信頼や自信の変化，社会的役割の変化など，さまざまな身体的，心理社会的な影響をもたらす．

1 子宮の喪失によるボディイメージの変容

ボディイメージは，身体的な自己，自身の感情や知覚，外観，機能性への態度（考え方）に関係する．子宮がんに対する外科的手術は女性としての自己の定義を変更させるともいわれる[3,4]．

子宮がんの診断と治療に伴う女性のボディイメージの変容として，次の3つ〔sexual self-concept（性的自己概念），sexual relationship（性的関係；コミュニケーション），sexual functioning（性的機能）〕の側面に影響するという[5]．

[sexual self-concept（性的自己概念）]

子宮がんの診断や治療に伴い，女性には自身のボディイメージに対してネガティブな認識や知覚が生じる．女性性，母性の変化も生じる．

[sexual relationship（性的関係；コミュニケーション）]
　夫/パートナーとの双方の親密性も影響を受ける．また，子宮がんはセクシュアリティにかかわる病いのため，夫やパートナーも治療や病いに関する詳細な会話をすることを避けたり，コミュニケーションに難しさを覚えたりする．

[sexual functioning（性的機能）]
　性的欲望や性機能の低下などの影響をもたらす．特に子宮喪失の場合には解剖学的にも変化するため，機能の喪失，障害は大きい．

　子宮喪失が女性にとってこのような多面的な喪失の意味をもつという知識を看護師が得ておくことは，患者の理解につながるだろう．

2 子宮喪失によるライフステージへの影響

　子宮がんとその治療によって生じる子宮喪失の危機は，その後の女性のライフステージに影響を及ぼす．そのため，治療選択のときには，生命を守る方法の検討だけでなく，今後，妊娠，出産をどうするかを見据えた選択ができるように支援することがポイントとなる．

　ある女性は「子どもがほしいとか，あまり深くは考えていなかった．がんと言われて考えるようになった」と述べ，子宮がんの診断を機に，自分が女性としてどう生きるかを問い，手術方法の選択をしていた．

　若年がんの衝撃を受けているときに，将来の生き方までも熟慮した治療法の選択をしなければならないため，これは女性にとって非常に厳しいことである．しかし，後々「手術する前に教えてほしかった」「情報があれば別の選択をしたかもしれない」などと悔いが生じないためにも，将来を見据えた検討は不可欠なことである．

3 子宮喪失の危機から妊孕能を温存した女性の体験

　Komatsuらは，妊孕能温存を目的とした子宮頸部摘出術を受けた子宮頸がんの女性を対象に質的研究を行っている[6]．そこから"脅かされた女性性のアイデンティティの修復（repair of the threatened feminine identity）"という理論生成がなされた（図3-7）．これは妊孕能を温存した女性の体験であるが，そのプロセスは患者の体験を理解するうえで参考になるため，ここで概説する．

1 アイデンティティの危機（identity crisis）

　女性は子宮がんを診断されたときに生命の脅威だけでなく，女性としての自己や将来の人生（結婚・妊娠・出産）も脅かされ，アイデンティティの危機（identity crisis）に直面していた．この「アイデンティティの危機」は，患者に女性性を目覚めさせる契機をもたらしていた．すなわち，これまで自明のこととして深く考えることはなかった女性としての生き方や妊娠，出産などについて，自身のこととして引き寄せて深く考える機会になっていたのである（awakening femininity）．特に，いつか結婚や妊娠，出産を期待していた患者にとっては，将来について，また自分が大切にしたいことについて自分へ問うていた．

○妊孕能温存手術を受けた子宮頸がん女性の経験

外的要因　external events
診断，手術，合併症，不妊治療，健康な児を出産できるかの不安，再発への恐怖

手術前	広汎性子宮頸部摘出術	手術後	
アイデンティティの危機 identity crisis	アイデンティティの修復 repair of identity	アイデンティティの再構築 reconstruction of identity	母性 motherhood
自己相互作用 self-interaction		自己相互作用 self-interaction	不妊治療 自然妊娠
女性性の目覚め awakening femininity	妊孕能温存 fertility preservation	希望の窓を開いておく keep open a window for hope	女性性 womanhood

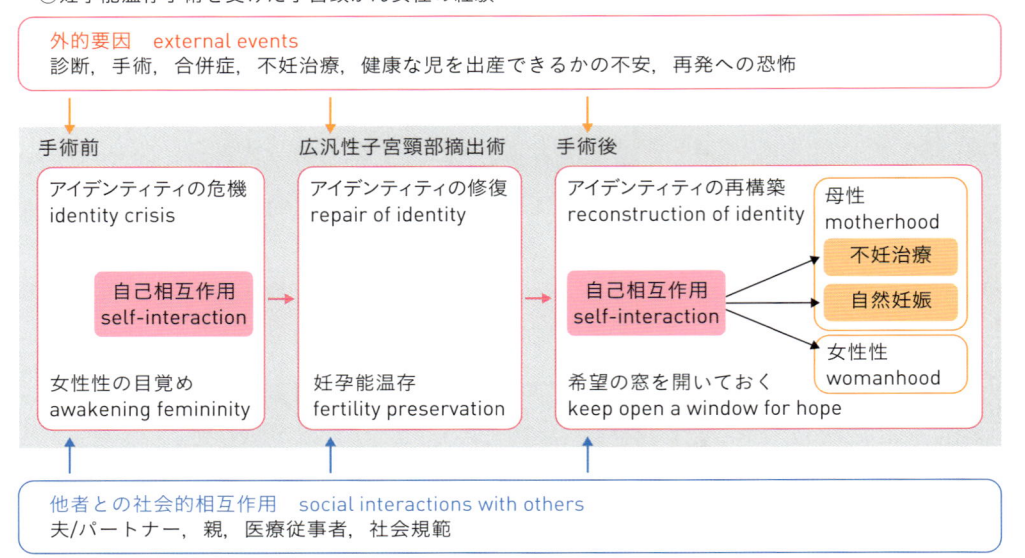

他者との社会的相互作用　social interactions with others
夫/パートナー，親，医療従事者，社会規範

図3-7 脅かされた女性性のアイデンティティの修復
(Komatsu H, Yagasaki K, Shoda R, et al：Repair of the threatened feminine identity：experience of women with cervical cancer undergoing fertility preservation surgery. Cancer Nursing 37(1)：75-82, 2014. より引用)

2 アイデンティティの修復 (repair of identity)

　自分がどう生きるかと深く問い，悩み，子宮頸部摘出術を受けた女性は，妊孕能を温存 (fertility preservation) したあとに「子宮が一応残っていることで，そんな引け目は感じてない」「子どもが産めるというのは大きい」というように，女性として生きる自信を取り戻し，アイデンティティを修復 (repair of identity) していた．

3 アイデンティティの再構築 (reconstruction of identity)

　子宮頸部摘出術を選択した患者は，その後，妊孕能の維持が大きな支えとなっていた．その支えによって女性たちは自らその後の具体的な生き方について再び問い直し，アイデンティティを再構築 (reconstruction of identity) していたことも示された．子宮頸部摘出術による妊孕性温存が女性の希望を拡げ，そこが分岐点となり，患者は新たに自身のライフパースペクティブを再構築しはじめていたのである．例えば，手術前の意向どおり，妊娠を目指して不妊治療を望む人，あるいは，自然に任せようと思い直す人 (自然妊娠に期待する)，また女性性を大事にして生きる人 (妊娠，出産にこだわらず女性として生きる) など，患者はさまざまな生き方を望んでいた．妊孕能を温存したからといって必ずしも妊娠を目指すわけではなく，改めて生命の価値に気づき，生き方を見直していたのである．

　これらの報告からも子宮喪失の可能性は女性にとって危機的な出来事であり，女性としてのアイデンティティが脅かされる体験でもあることがわかる．そしてその体験を通して，女性は日常生活の価値観が一変し，将来を見据えて1日1日を大切に過ごすようになったり，他者に感謝したり，肯定的な感情も生じたりしていた．つまり，危機的な状況

においても適切な支援を行い，患者の対処能力が発揮，統合されることで，より満足し，成長へと導かれるのだと理解できる．

2 心理的支援

前述した報告からも，子宮全摘術による喪失体験が患者に与える影響は大きいことが予測される．一方では，子宮を摘出したとしても「手術を無事に受けられてホッとした」などと前向きな言葉も聞かれ，患者にとっては必ずしもネガティブな体験とはいえないかもしれない．だが，婦人科がんの女性にうつの割合が高いことも指摘されている[3]．治療法の意思決定の前から積極的な心理的支援を継続することが鍵となる．

1 治療の意思決定前の心理的支援

看護師の役割は，個々の患者が候補となる治療法を理解し，それらの治療経過（計画）と将来の生活について具体的に見通すことができるように基盤となる知識と情報を提供し，納得のいく療養過程を歩めるように支援することである．

治療法について複数の選択肢が挙げられる場合には，それぞれリスクとベネフィットについて患者と十分に検討したうえで選択できるように支援する必要があるだろう．その際には，患者が生存率や再発のリスクだけでなく，妊孕能の問題，これからのライフコース（結婚，妊娠，出産など），価値観なども含めて，家族やパートナーなどともに十分に検討し，最良の選択ができるよう支援したい．悩みながらでも女性が自分の意見や判断によって意思決定することは，次の一歩を踏み出すエネルギーにつながる．再発のリスクだけでなく，年齢や今後の人生も見据えて，話し合い，納得できる選択をしていくために，夫/パートナー，家族と話し合ったり，適宜，医療者とともに一緒に考えていくことは，その後の療養過程および人生の過程の支えになる．それを支える看護師の役割は大きい．

さらに，子宮摘出の体験が自己概念，性的関係や性的機能に影響を及ぼす可能性があることも事前に情報提供するべきである[5]．特に，女性の子宮喪失という体験が夫/パートナーにも心理的な影響をもたらし，性生活やコミュニケーションのとり方に変化が生じることを患者と夫/パートナーに予期的に情報提供することも重要である．それは，そのような状況に直面した場合に双方が適切に対処するための助けとなるといえる．

2 子宮全摘術後の心理的支援

先述したように，子宮は女性にとってシンボルとなる重要な臓器である．「身体は自己のもっとも大事な所有物であり，もっとも深い愛情の対象であり，それなしでは生きられぬ依存の対象である．しかも身体は自己そのものである」といった言葉もある[7]．

それゆえに，治療前に十分に話し合い，意思決定したとしても，子宮の喪失が現実となったときには喪失体験が生じるだろう．それは一時的な喪失ではなく，生涯取り戻すことはできない身体の変化である．生命と引き換えに，といって妥協できるものでもないことを医療者は理解しなければならない．

看護師は子宮喪失を体験した患者の心理社会的状況を十分に理解し，支援する役割がある．子宮の喪失は，ボディイメージを変容させ，女性としての自尊心を低下させる．自尊心とは，自分自身に対する肯定的な姿勢であり，自己の価値を認めたり自信をもつなどの感情である．女性は，子宮が喪失した事実を認め，受け入れ，そして自分らしい生活を生きていくことが課題になる．だが，手術直後や回復期の患者は身体を回復させるのに精一杯で，子宮喪失の現実に対峙することもなく退院日を迎えるかもしれない．手術後，創が治癒したとしても，心理社会的な支援は不可欠である．特に未婚の女性などは，将来の恋愛，結婚のためには妊孕能があることが前提だと認識している人も少なくない．子宮喪失により女性としての人生を失うという思いが生じる可能性もある．

　退院後，落ち着いたころに子宮を失ったことについてジワジワと心理的な揺れが生じるかもしれない．退院後に相談できる窓口などの資源を事前に情報提供することは患者にとっても備えになるだろう．また，家族やパートナーらにも，予期される心理的過程について情報提供をすることも大切である．

　子宮全摘術を受けた女性には，抑うつやボディイメージに対するネガティブな感情の増加，性的な満足感の低下，カップル間の不調和が生じるといわれている[3]．近年，子宮頸がんについては，ヒトパピローマウイルス（HPV）の感染により一部ががん化することがわかり，「自分が子宮頸がんになったのはパートナーのせいだ」と恨んだり，またがんが再発したら困るという理由から夫/パートナーとの性生活を避けていたりすることもある．外来のフォローアップ期間には身体的な回復だけでなく，心理社会的に健康的な状態か査定する必要がある．

3 夫やパートナーへの対応

1 治療の意思決定過程における夫/パートナー，家族からの影響

　Komatsuらの調査[6]では，子宮がんの女性が治療の意思決定過程において，夫/パートナーや親（義親を含む）などとの相互作用を通して治療やその後の生き方の選択を行っていた．自分が今後，女性としてどのように生きたいかと問い（子どもはほしい，普通に恋愛したい，女性としての務めをはたしたい，など），それに加え，親，夫/パートナーにとっての子宮温存の価値を考慮し，最終的に子宮頸部摘出術を選択していた．

　わが国の文化的な背景からも，長男の嫁は跡取りを産む，といった社会規範が意思決定過程に与える影響も強い．そうした社会規範からの思いや，親に孫を見せたいという思いなど，女性はさまざまな感情を抱いている．

　「子どもを授かるだけが人生ではない」と言う家族もいれば，そうでない家族もいる．夫/パートナー，親などの意向と支えが，患者への大きな支援になる．患者を通して家族に情報提供するのではなく，医療者が患者と家族双方に十分な説明を行うことが効果的である．治療法の選択前からの家族，夫/パートナーを含めた支援が重要である．家族，夫/パートナーの安定が患者の支えにつながることを看護師は理解し，支援しなければならない．

表 3-5 家族やパートナーに対するケア

1	自分自身の感情に気づきましょう ●つらいのは患者だけではなく，ご家族の皆様も同様です
2	ほかの家族，友人，医療者などへ支援を求めましょう ●親しい友人や家族，あるいは医療者と語り合い，思い（感情）を共有しましょう ●医療者は問題を解決するための専門的な技術をもっているので，遠慮せずに利用しましょう
3	がん患者である家族とともにお互いの気持ちを素直に語り合い，共有しましょう ●不安や悲しさ，恐さなどの感情をわかち合いましょう
4	思いやりのあるスキンシップを大切にしましょう ●性生活やスキンシップについて，話し合いましょう
5	性生活への悩みやライフコースにおける妊娠，出産について，遠慮なく医療者に相談したり，支援を受けましょう ●専門的な正しい情報や知識を得ることは，納得のいく意思決定をしていくうえで大切です

〔Caring for the Caregiver — National Cancer Institute（http://www.cancer.gov/cancertopics/caring-for-the-caregiver.pdf），を基に筆者が翻訳，改変〕

2 子宮全摘術後の夫/パートナーへの対応

　子宮を失うことにより喪失感を抱くのは，患者のみではない．家族，夫/パートナーにもさまざまな不安や困惑，恐怖が生じるだろう．例えば，手術により創部の傷は治癒したとしても，女性の身体（見えない部分）がどのように変化したのか，傷がどのようになっているのか，どこを触れてよいのか，また，どのように声をかけたらよいのかといった，かかわり方さえも戸惑う可能性がある．創への不安，身体的変化への恐怖などにより，双方が逃げたい，あるいは相手が逃げていると思うような関係性になる．

　また，患者も家族，夫/パートナーも互いに相手を気遣うために，自分の不安や恐怖などの感情を隠したりすることがある．あるいは，思いもしない不必要な言葉でお互いを傷つけたりすることもあるだろう．

　家族，夫/パートナーがひとりで問題を抱え込まず，第三者（他の家族や友人，医療者など）へ話したり，支援を求めたりすることの重要性を事前に説明しておくことが看護師の大切な役割である．特に，退院したあとは，家族，夫/パートナーと医療者が会う機会を作るのは難しいかもしれないため，事前に予測的にかかわることが重要である．

　子宮喪失の体験は，当事者の問題だけでなく，家族，夫/パートナーとの相互作用でさまざまに影響し合っていることが理解できる．患者と家族，夫/パートナーがお互いに支え合って生きていくことを支援するには，患者だけでなく，家族，夫/パートナーもケアされなければならないと考える（**表 3-5**）．

引用文献

1) Pinar G, Okdem S, Dogan N, et al：The effects of hysterectomy on body image, self-esteem, and marital adjustment in Turkish women with gynecologic cancer. Clinical Journal of Oncology Nursing 16(3)：E99-104, 2012.
2) 国立がん研究センターがん対策情報センター・がん情報サービス．がんの統計 13'，http://

ganjoho.jp/professional/statistics/backnumber/2013_jp.html（2014年10月20日アクセス）
3) Hehenkamp WJ, Volkers NA, Bartholomeus W, et al：Sexuality and body image after uterine artery embolization and hysterectomy in the treatment of uterine fibroids：a randomized comparison. Cardiovascular and Interventional Radiology 30(5)：866-875, 2007.
4) Keskin G, Gumus AB：Turkish hysterectomy and mastectomy patients - depression, body image, sexual problems and spouse relationships. Asian Pacific Journal of Cancer Prevention 12(2)：425-432, 2011.
5) Cleary V, Hegarty J, McCarthy G：Sexuality in Irish women with gynecologic cancer. Oncology Nursing Forum 38(2)：E87-96, 2011.
6) Komatsu H, Yagasaki K, Shoda R, et al：Repair of the threatened feminine identity：experience of women with cervical cancer undergoing fertility preservation surgery. Cancer Nursing 37(1)：75-82, 2014.
7) 小此木啓吾：対象喪失―悲しむということ．中央公論新社，1979．

（矢ヶ崎 香）

3 手術療法 ストーマ造設を体験した患者への支援

ストーマ造設後は，ボディイメージの変容，心理的変化などが関連し，QOLの低下をきたしやすい．特にストーマを造設した女性は，男性に比べると健康関連QOLが低いといわれ[1,2]，男性とは異なるボディイメージの変容を体験している．

昨今ではストーマ管理技術の向上および多種多様な装具の開発により，局所管理が困難になるケースは減少しつつある．一方で，入院期間の短縮化が進み，入院中は局所管理指導に重点がおかれ，心理的な変化に見合った相談や支援の時間を確保することができず，不安を抱えたまま退院するケースもあるのが現状である．

ストーマ造設後のQOL向上には，個人の体験および不安を理解するとともに，日常生活や社会的背景を考慮した，具体的な情報提供が不可欠である．本節では，ストーマを造設した女性のボディイメージ変容とその支援について述べる．

1 ストーマ造設がもたらす影響

1 ボディイメージの変容

50歳代の女性は，手術後に初めて自分のストーマを見て「がんを治すために覚悟して手術を受けたけど…やっぱりショックです」と目に涙を浮かべながら語った．がんの治療のため，生きるためにストーマになることを決心して手術に臨んだとしても，このように実際のストーマを見て衝撃を受けることはある．

大腸がんでストーマを造設した女性の約4割は審美的問題を抱えているといわれる[3]．ストーマは，自身が直視できる腹部に造られる．人工肛門の場合は便とガスを，人工膀胱の場合は尿を我慢できなくなり，また排泄前に便意や尿意を感じることがなくなる．つまり，ストーマによる障がいは，単に見た目の問題だけではなく，排泄を制御できなくなることから，自尊心が傷ついたり，女性としての価値観の低下にもつながる可能性がある．

2 日常生活における不安

日本オストミー協会の調査[4]によると，女性のストーマ保有者が生活上抱えている問題や悩みとして，ストーマ管理ができなくなる（75.2％），老化で寝たきりや半身不随になる（65.5％），災害時のストーマ装具の補給（56.8％），皮膚のただれ，かゆみなどの障がい（49.0％），臭いもれ（37.9％），便（尿）のもれ（36.9％），病気の再発（転移を含む）（37.4％）が報

告されている．このなかで，ストーマ管理ができなくなる，老化で寝たきりや半身不随になるという悩みは，日本の超高齢社会を反映しているともいえる．

一方，国外の調査[5～7]によると，ストーマ保有者が退院後に抱えている不安として，皮膚障がい，排泄物のもれ，臭い，ガス音といった局所管理に関することが上位にあがっている．また，女性は男性に比べると睡眠中のもれに対する心配から，不眠の割合が高く[2]，衣服を選択するうえで心配を抱いていることも明らかにされている[5]．ストーマは，衣服を着ていれば他人には見えないが，ストーマ部の膨らみが「衣服の上から目立たないか」と心配したり，臭いやガス音が発生して「人に気づかれる」「恥ずかしい」「人に迷惑をかけてしまう」「周囲に嫌な思いをさせてしまう」といった不安を抱いていることもある．

3 性の問題

日本では性に関する問題がタブー視される傾向にあることから，ストーマを造設した女性は，性に関する悩みをストレートに表現できず，性問題が表面化しにくいといわれる[8]．そのため，本人からの訴えがなければ性に関する問題が見過ごされる可能性もある．

性の問題は，個人差はあるが，手術による器質的変化，性機能障がい，心理的変化などが関連している．直腸がんなどで骨盤内手術を受けた女性の場合は，性器および周辺臓器の器質的変化として，骨盤内神経の損傷，性器および周辺血管の損傷，腟周囲の瘢痕化による腟伸展不足や狭小化，会陰創周囲のひきつれが生じることがある（**表3-6**）．

ストーマを造設した場合は，これらの器質的変化に加えて，性機能障がいや心理的変化がかかわってくる．具体的には，性的欲求・性的興奮・オーガズムの減退あるいは消失，性交痛，外陰部の知覚異常，腟・直腸周囲・会陰部の疼痛やひきつれ感，開脚困難による性行為への影響，性交中の腹圧性尿失禁などが挙げられる．また心理的変化として，性行為中の排便，排ガスへの心配，ストーマをもつことによる否定的な感情から性欲が低下したり，パートナーへの遠慮や申し訳なさ，自身への嫌悪感などを抱くこともある（**表3-7**）．

表3-6 骨盤内手術を受けた女性の性器および周辺臓器の器質的変化
・骨盤内神経の損傷
・性器および周辺血管の損傷
・腟周囲の瘢痕化による腟伸展不足や狭小化
・会陰創周囲のひきつれ

表3-7 女性ストーマ保有者の性に関する問題
・性機能障がい 　性的欲求，性的興奮，オーガズムの減退あるいは消失 　性交疼痛 　外陰部の知覚異常
・腟，直腸周囲，会陰部の疼痛，ひきつれ感
・開脚困難による性行為への影響
・性交中の腹圧性尿失禁
・心理的変化 　制御できない排便，排ガスへの心配 　ストーマをもつことによる否定的な感情 　性欲低下 　パートナーへの遠慮，申し訳なさ 　嫌悪感

2 ストーマ造設によりボディイメージ変容をきたした女性への支援

1 心理面のケア

　ストーマ造設後のQOL維持・向上には，他人や社会とのよい関係，余暇活動，心理面のケアが重要である[9]．特に仕事の安定や配偶者やパートナーとの関係が良好であることは生活の満足につながるといわれる[10]．またストーマという障がいを乗り越えていくためには，患者自身の意識や努力だけではなく，周囲のサポートや時間経過が大いに影響し，満足のいくケアを受けた患者ほどQOLは高いといわれる[11]．

　しかし，実際には性の問題やパートナーとの関係，職場や家庭内での不安や精神的ストレスは，医療者に相談してよいものか，悩んだり遠慮したりしている女性は少なくない．

　このような問題や悩みは，体力が回復し，局所管理に慣れて在宅での生活が安定してきた時期に抱きやすいことから，外来での相談と支援が重要である．外来での相談は，外来待合室や処置室などではなく，個別的な面談の時間を設け，プライバシーに配慮した場所で行う必要がある．

　相談の内容によっては，皮膚・排泄ケア認定看護師，社会福祉士を紹介し，多職種連携による支援を行う．施設内に皮膚・排泄ケア認定看護師やストーマ外来がない場合，あるいは転居により病院が変わる場合は，必要に応じて居住地に近いストーマ外来を紹介する．ストーマ外来の設置施設は，ウェブ上で検索可能だが，内容が変更されている場合もあるので，あらかじめ電話で確認しておく必要がある（**表3-8**）．

2 日常生活の支援

　安心かつ快適な日常生活を送るうえで局所のトラブルがないことは重要である．具体的には装具から便，尿，臭いがもれないこと，スキントラブルがないこと，衣服を着たとき

表3-8 ストーマに関する情報サイト

項目	名称	URL
ストーマ保有者の患者会	公益社団法人 日本オストミー協会	http://www.joa-net.org/
	ブーケ（若い女性オストメイトの会）	http://www.bouquet-v.com/
	20/40フォーカスグループ	http://www.joa-net.org/~JOA20／40フォーカスグループ.html
ストーマ外来の検索	日本創傷・オストミー・失禁管理学会／ストーマ外来リスト	http://www.etwoc.org/stoma.html
	WEB版ストーマ外来――ストーマケア／ストーマ外来のある病院を探そう	http://www.jwocm.org/web_stomacare/clinic.php
オストメイト対応トイレの検索	オストメイトJP／オストメイト対応トイレ設置場所検索	http://www.ostomate.jp/
ストーマケアに関する情報提供	S.I.U.P.（ストーマ・イメージアップ・プロジェクトチーム）	http://www.siup.jp/

に目立たないことなどである．ここでは，女性の日常生活における衣服の工夫，臭い対策，旅行や外出時の排泄物処理を中心に述べる．

1 衣服の工夫

　排泄物がストーマ袋にたまっても，ゆとりがある衣服のほうが安心できる．例えば，タイトスカートよりもフレアーやギャザーの入ったゆとりのあるスカート，チュニック，ストレッチのきいたズボンやジーパンなどが楽である．ストーマ部の膨らみが気になるときには，黒無地や柄物が比較的目立ちにくい．

　ショーツはストーマの位置によって，浅めか深めかを選択する．ストーマ袋をショーツの上に出してもよいし，下に入れても構わない．内側にストーマ袋を入れるポケットが付いた女性専用のストーマ下着も販売されている（**図3-8**）．

　ストーマがあってもストッキング，タイツは履ける．また，水着や着物も着ることができる．着物は，着付けのときに，帯をやや緩めにしめ，ストーマ部が帯で圧迫されないようにドーナツ型にしたタオルを置くなどの工夫をするとよい．

2 臭いの対策

　臭いの感じ方は個人差が大きく，慣れ，環境条件による違い（スペース，空気の対流，温度，湿度など），視覚，味覚，聴覚との関係がある．ストーマ袋の多くは，防臭性が高いフィルムが用いられ，脱臭フィルターがついており，脱臭性能は向上しつつある．しかし，実際に臭いのもれはなくても，ストーマ袋内にたまっている排泄物を見ただけで臭う，臭いが気になるという人は多い．

　臭いに関する相談では，まずどのようなときに臭いが気になるのか，臭いによる心配ごと，日常生活への影響について聴く．そのうえで，装具からの排泄物のもれ，排泄口や，フランジ部（面板と袋の嵌合部）の排泄物付着，装具交換間隔などを本人とともに確認し，必要に応じて装具の種類やケア方法をアドバイスする．

　トイレでの排泄処理や装具交換時は，排泄物が露出するため，少なからず臭いは生じる．この対策として，トイレで排泄したらすみやかに流す，または水中に沈める，装具交換時は剝がした装具をビニール袋に入れて口を縛るなどの工夫をする．

　またストーマケアに用いられる消臭剤や脱臭剤として，ストーマ袋内に入れるもの，ストーマ袋につけるもの，ストーマ袋の上から覆うもの，空間に噴霧するものなどが市販されているので，患者の希望や状況に応じて紹介する（**表3-9**）．

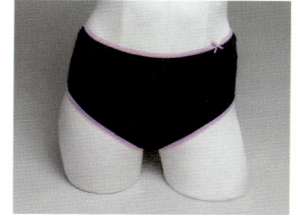

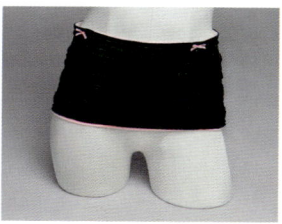

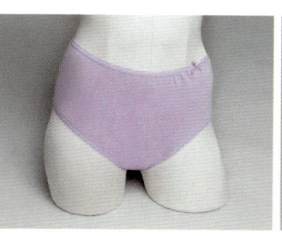

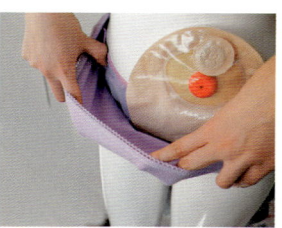

図3-8 女性専用のストーマ下着（オストミーシークレット；コンバテック）

表 3-9 ストーマケアに用いる消臭剤・脱臭剤の種類（例）

用途	製品名	販売元	規格	特徴
ストーマ袋内に入れる	デオール消臭潤滑剤	コロプラスト	30袋/箱（1袋10 mL） 250 mL（1本）	植物性消臭成分（柿渋エキス）と潤滑成分の効果．薄い水色
	アダプト消臭潤滑剤	ホリスター	8 mL（50枚） 236 mL（1本）	排泄物の消臭と，界面活性剤成分による袋内の潤滑剤としての効果をもつ
	デオファインパウダー	アルケア	30包/箱（1.5 g/包）	ポリフェノールの化学反応による化学的消臭と，ミント系成分のマスキング効果による感覚的消臭
	ダイヤモンド消臭・吸収ゲル化剤	コンバテック	100個/箱	水溶性の袋で個包装された消臭・吸収ゲル化剤．開封せずにそのままストーマ袋に入れて使用．ストーマ袋内の水分を吸収，ゲル化し，同時に臭いも軽減
	バニッシュ	スミス・アンド・ネフューウンドマネジメント	37 mL/本 237 mL/本	無臭の液体で臭いを中和して消臭．ストーマ袋内に6〜10滴入れて使用
	ディオドール消臭パウダー	村中医療器	30個/箱	無香料．天然ゼオライトによる消臭効果
	ダンサック消臭液ノドールS	ダンサック	50 mL/本 250 mL/本	無臭・透明の液体．ストーマ袋内に6〜10滴入れて使用
	ソルティアーノーロマ	ソルブ	28 mL/本	無香料．臭いのもととなるバクテリアを分解．ストーマ袋内に1〜3滴入れて使用
	コスメティックシャワー	ピースケア	100 mL/本	消臭効果とともにストーマ袋内の便のすべりをよくする．森林浴の香り，レモンの香り，無香料の3種類
	m9消臭スプレー	ホリスター	480 mL/本	脚用蓄尿袋などに使用する濃縮液状クリーナー．温湯で希釈して使用．袋内の尿による汚れ，臭い，付着固形物を除去．弱アルカリ性
ストーマ袋につける	コロフィルター	コロプラスト	50個/箱	ストーマ袋に貼付して用いる．活性炭による消臭効果
	消臭ガス抜きフィルター	ホリスター	22（20＋入浴用プラグ2）個×5パック/箱	ストーマ袋に貼付して用いる．活性炭による消臭効果
ストーマ袋の上から覆う	オドレスシート	アルケア	S 15×15 cm M 25×25 cm L 25×40 cm	活性炭入りの脱臭シート
	消臭パウチカバー	セーレン	1枚	セラミックスと金属イオンによる消臭．便臭，汗の臭い，加齢臭にも効果．洗濯可能．抗菌機能．綿100%
空間に噴霧する	デオール消臭・除菌スプレー	コロプラスト	300 mL/本	無色，無香料．アルコールフリー．安定化二酸化塩素による消臭・除菌効果．ストーマ袋内，排泄口，衣服の上，病院環境でも使用可能
	フレッシュエアー	ソルブ	50 mL/本	臭いの分子を分解．ペパーミントの香り
	ホスピノーズ	コニカミノルタエムジー	380 mL/本	無臭性の瞬間消臭剤

3 旅行や外出時の排泄物処理

旅行や外出時は，装具交換日にあたっていなくても必ず予備装具，ウェットティッシュ，ポケットティッシュを携帯するようアドバイスする．

また事前にオストメイト対応トイレの設置場所をウェブ上で調べておくと便利である（**表**3-8，p.105）．オストメイト対応トイレは，公共交通機関の施設構内，空港，高速道路のパーキングエリア，一部の新幹線および飛行機内，病院，社会福祉施設，官公庁施設，デパート，美術館，図書館などに設置されている．入口には，オストメイトマーク（オストメイトを表す案内用図記号）が表示され（**図**3-9），内部には汚物を流し，ストーマ周囲を洗浄するときに使用する温水シャワーなどの設備がある（**図**3-10）．

3 家族への対応

「夫はストーマを見たらショックを受けるのではないか」「孫と一緒にお風呂に入れない」「子どもにストーマのことをどのタイミングで話せばよいのか」と悩んでいる女性は少なくない．ストーマがあるからといってお互いの愛情や関係が変化するわけではないが，なかには「自分は女性でなくなった気がして夫に申し訳ない」と思う女性もいる．

特に日本の女性は，夫の性を満足させる役割としての認識が強く，性生活を受け身としてとらえる文化的な影響から，女性ストーマ保有者は，夫に負い目を感じることで性生活の困難を認識しているといわれる[12]．

そのため，手術前の説明や退院前の生活指導は，できるだけ夫や家族の同席のもとで行うのが望ましい．お互いに話しにくく，本音を言えないこともあるので，個別的な面談によりそれぞれの思いを聴くことも大切である．

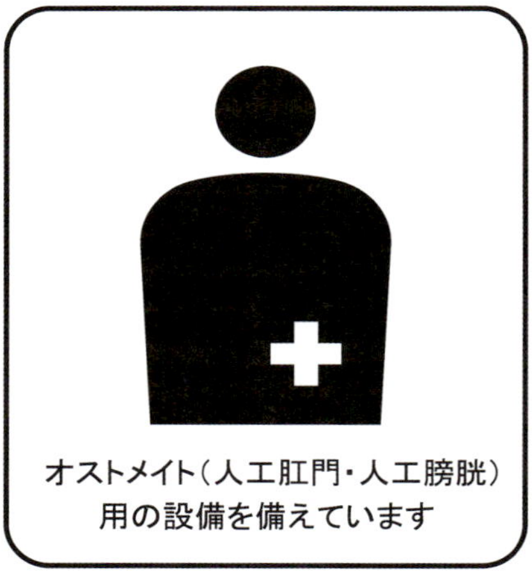

図 3-9 オストメイトマーク

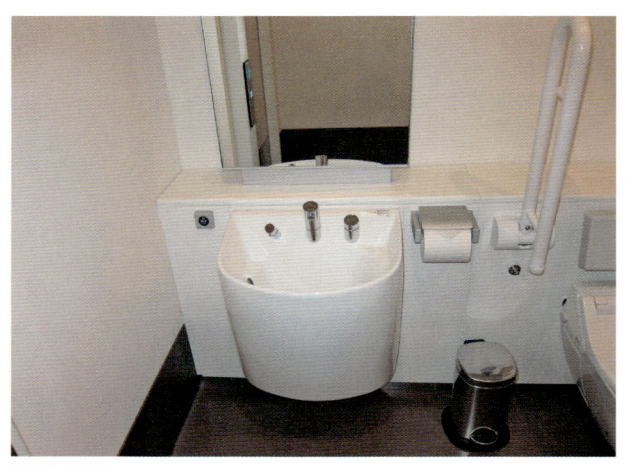

図 3-10 オストメイト対応トイレ

4 性生活に関する相談

■ 性問題に対する看護アプローチ

> 手術から数か月経過したある日，50代の女性は「これ(ストーマ)をいつ夫に見せようかって考えていた……ついに昨晩，見せました」と言った．看護師が「ご主人はなんておっしゃいましたか？」と尋ねると，「手術して今までとは違うこともあるかもしれないけれど，『自分の身体なんだから大切にしようね，僕は全然大丈夫だよ』と言ってくれた．うれしくてなんだか，ほっとしました」と語った．

オストメイトの退院後の相談に対する調査では，性生活の相談件数は最も少なく，たとえ相談しても約4割が，ほかのオストメイトや家族といった医療者以外の人を相談相手としていたことが報告されている[13]．一方，看護師は性問題に対してプライベートな事柄であるために立ち入ってはいけない，立ち入りすぎてはいけないとタブー視するとともに，どのように性の話をしてよいのかわからないと苦手意識を抱いているといわれる[8]．

女性ストーマ保有者の性生活における困難の原因としては，手術による性的欲求障がい，性的興奮障がい，性交痛などの性機能障がいに加えて，ストーマ造設に伴うボディ・イメージの変容がある．そのため，これらの障がいに対する治療だけではなく，カウンセリング，生活の工夫，パートナーとの新たな関係性構築が必要である．つまり，手術前と同じ性生活を送ることではなく，手術後の適応を支援することが重要である．

看護アプローチのタイミングとして，手術前，退院指導時，ストーマ外来および外来受診時，外来診療時などがある．ストーマ外来などで十分な時間をとり，個別的に相談にのることが大切である．患者側からの質問がなくても「性のほうの問題はありませんか？」「性に関することで困っていることはありませんか？」などと質問してみるとよい．必要に応じて臨床心理士によるカウンセリング，専門医による治療の希望を聞き紹介する．

■ 具体的な工夫

ストーマがあることで，性行為ができないことはないが，術式によっては会陰創が完全に治癒していない場合や，化学療法や放射線治療の影響により会陰部や腟部に炎症が残っている場合があるので，あらかじめ主治医に治療の経過を確認しておく必要がある．男性の医師には聴きにくいという女性には，看護師が主治医に確認して伝える．

性行為中になるべくストーマが気にならないようにするために，性行為前にストーマ袋内の排泄物を廃棄する，新しいストーマ袋に交換する，不透明で小さめのストーマ袋を使用する，袋カバーや腹帯などでストーマ部を覆うなどの工夫をする．また潤滑ゼリーを使用したり，性器を深く挿入したりしないようにすることで性交痛が緩和することもある（表3-10）．

5 妊娠，出産に関する相談

ストーマ造設後に妊娠，出産を経験し，健康に生活している女性は少なくない．妊娠や出産については，ストーマの有無よりもむしろ手術による腸の癒着，化学療法や放射線治療による生殖機能への影響があるので，主治医と相談したうえで計画することを伝える．

表 3-10 女性ストーマ保有者の性行為時の工夫

ストーマケアの工夫	性行為の工夫
・性行為前にストーマ袋内の排泄物を廃棄する ・性行為前に新しいストーマ袋に交換する ・排泄物が見えない色つきのストーマ袋を使用する ・ストーマ袋カバー，腹帯，下着などでストーマ部が見えないようにする ・排ガス音減弱機能のある装具（アシュラコンシールプラグ；コロプラスト）を使用する ・入浴用の小さなストーマ袋をつける ・小さく折りたたんでテープで留める	・ストーマ部を圧迫しない体位の工夫 ・潤滑ゼリーを使用する ・男性性器を深く挿入しない

妊娠中は腹部の変化とともに，ストーマの形状も変わる．面板の穴あけサイズやストーマ装具の変更が必要なことがあるので，妊娠初期から皮膚・排泄ケア認定看護師に局所ケアや装具などについて相談するとよい．**図 3-11** に，妊娠中のストーマケアについての患者向けパンフレットを示す[14]．このようなパンフレットを用いて説明するとわかりやすい．

6 ピアサポート

ピア（peer）とは，仲間という意味である．ストーマ保有者のピアサポートは，心理的な安寧やストーマの受容に関連し，生活の支援になることが明らかとなっている[15〜18]．ストーマ保有者と知り合い，日常生活における体験を語り合うことで，励ましや共感を得て，悩みや不安が軽減することもある．

個人的なサポートを受ける場の1つとして，公益社団法人日本オストミー協会がある（**表 3-8**，p.105）．これは，オストメイト（人工肛門・人工膀胱保有者）が安心して暮らせる社会を目指した，オストメイトによるオストメイトのための障がい者団体であり，オストメイトの社会復帰と QOL 向上をはかるために幅広い活動をし，各都道府県の支部で定期的な交流会が開催されている．

ブーケ（若い女性オストメイトの会）は，若い年代の女性オストメイトが恋愛，結婚，妊娠，出産，日常生活に関する悩みを相談できる交流の場である．また 20/40 フォーカスグループは，就学，仕事，恋愛，結婚，妊娠，出産，パートナーとの関係など社会に出て活躍する若い世代のオストメイト同士の交流をはかることを目的としている（**表 3-8**，p.105）．

言葉にしにくい悩みをキャッチする

ストーマを造設した女性の悩みや心理的負担は，男性とは異なり，内容によってはパートナーや夫，医師にも相談できずに悩んでいることがある．看護師は，ストーマを造設した女性にアプローチし，困惑していること，言葉にしにくい悩みや相談をキャッチするとともに，積極的に聴き，相談にのることが重要である．

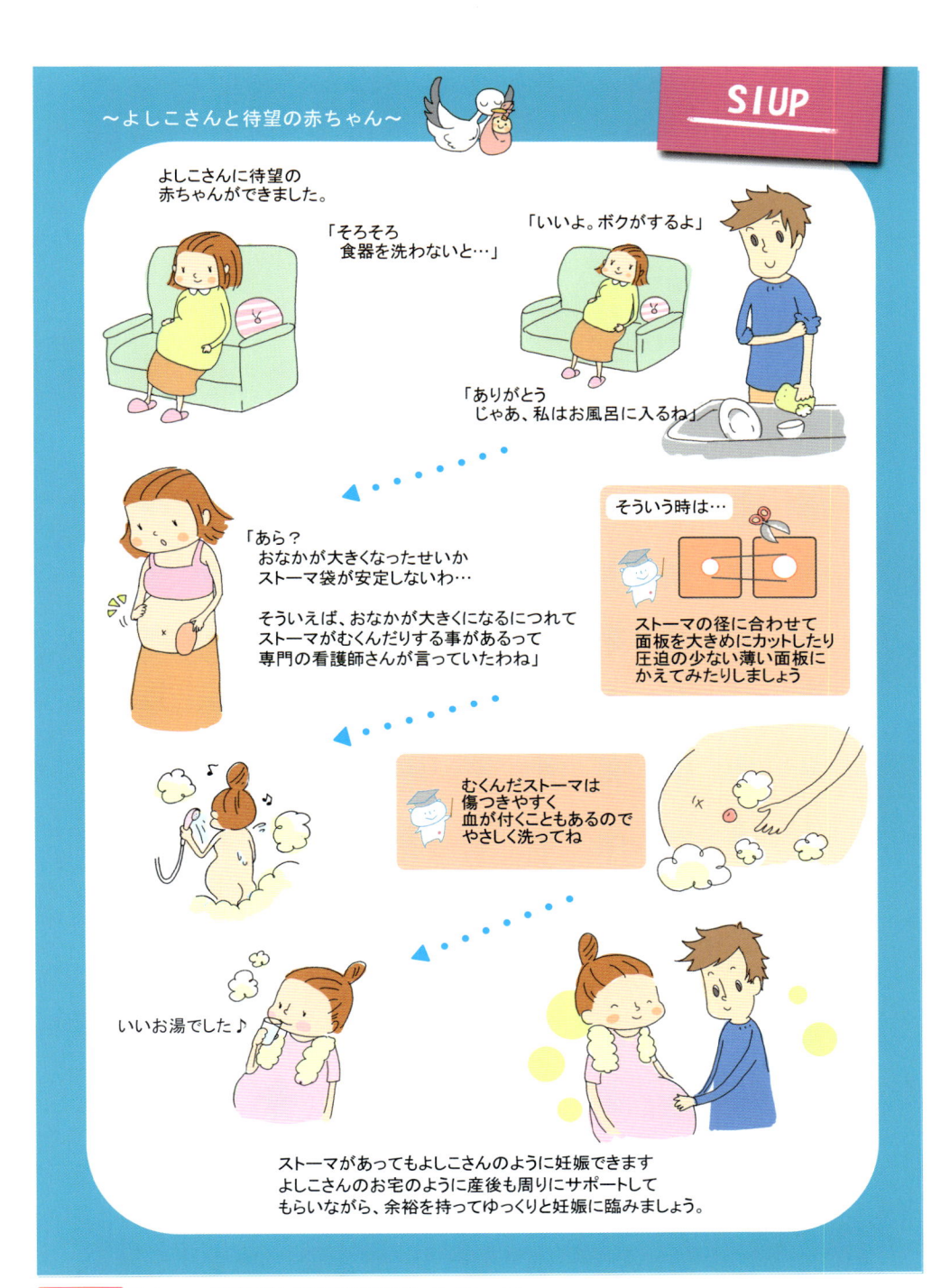

図 3-11 ストーマ保有者と妊娠（患者向けパンフレット）

〔S.I.U.P. ウェブサイト（http://www.siup.jp/）より許可を得て転載〕

引用文献

1) Krouse RS, Herrinton LJ, Grant M, et al：Health-related quality of life among long-term rectal cancer survivors with an ostomy:manifestations by sex. Journal of Clinical Oncology 27(28)：4664-4670, 2009.
2) Baldwin CM, Grant M, Wendel C, et al：Gender differences in sleep disruption and fatigue on quality of life among persons with ostomies. Journal of Clinical Sleep Medicine 5(4)：335-343, 2009.
3) 柿川房子, 水主いづみ, 木村裕美, ほか：乳がん・大腸がん患者の日常生活障害に関する研究. 神戸大学医学部保健学科紀要 18：105-113, 2002.
4) 日本オストミー協会：人工肛門・膀胱造設者の生活と福祉—第1部 第7回オストメイト生活実態基本調査報告書. 日本オストミー協会, 2011.
5) Lynch BM, Hawkes AL, Steginga SK, et al：Stoma surgery for colorectal cancer：a population-based study of patient concerns. Journal of Wound Ostomy, and Continence Nursing 35(4)：424-428, 2008.
6) Pieper B, Mikols C：Predischarge and postdischarge concerns of persons with an ostomy. Journal of Wound Ostomy, and Continence Nursing 23(2)：105-109, 1996.
7) Richbourg L, Thorpe JM, Rapp CG：Difficulties experienced by the ostomate after hospital discharge. Journal of Wound, Ostomy, and Continence Nursing 34(1)：70-79, 2007.
8) 山内栄子, 松本葉子, 阪本恵子：オストメイトの性問題に対する看護師のアプローチ. 日本ストーマ学会誌 21(2)：49-57, 2005.
9) Carlsson E, Berndtsson I, Hallén AM, et al：Concerns and quality of life before surgery and during the recovery period in patients with rectal cancer and an ostomy. Journal of Wound, Ostomy, and Continence Nursing 37(6)：654-661, 2010.
10) Nichols TR, Riemer M：The impact of stabilizing forces on postsurgical recovery in ostomy patients. Journal of Wound Ostomy, and Continence Nursing 35(3)：316-320, 2008.
11) Marquis P, Marrel A, Jambon B：Quality of life in patients with stomas：the Montreux Study. and Ostomy Wound Management 49(2)：48-50, 2003.
12) 三木佳子：女性オストメイトの性生活の困難への対処. 日本ストーマ・排泄リハビリテーション学会誌 25(3)：71-77, 2009.
13) 坂本理和子, 藤長すが子, 村上はるか, ほか：オストメイトの「相談」に関する実態調査. 日本ストーマ・リハビリテーション学会誌 17(2)：35-45, 2001.
14) S.I.U.P.(ストーマ・イメージアップ・プロジェクトチーム)ウェブサイト. http://www.siup.jp/ (2014年10月31日アクセス)
15) 小野美穂, 高山智子, 草野恵美子, ほか：病者のピア・サポートの実態と精神的健康との関連—オストメイトを対象に. 日本看護科学会誌 27(4)：23-32, 2007.
16) 眞榮城千夏子, 新垣若菜, 太田光紀, ほか：オストメイトが患者交流会から得た心理的サポートと生活の変化. 医学と生物学 155(3)：135-141, 2011.
17) 添嶋聡子, 森山美知子, 中野真寿美：オストメイトのストーマ受容度とセルフケア状況およびストーマ受容影響要因との関連性. 広島大学保健学ジャーナル 6(1)：1-11, 2006.
18) 石野レイ子, 文鐘聲, 戸梶亜紀彦：女性オストメイトの生活安定に影響を及ぼす要因に関する研究. 関西医療大学紀要 4：100-109, 2010.

（松原 康美）

4 化学療法によりボディイメージ変容を体験した患者への支援

　がん化学療法による脱毛・皮膚障害は重症化して生命を脅かすことはまれであるが，表に現れる身体症状であり，治療を受ける女性患者のボディイメージの変容をきたし，社会心理面に与える影響は大きい．がん化学療法を受ける患者を対象に，治療中の身体症状の苦痛度を調査したところ，女性の回答の上位20項目のうち，11項目は頭髪の脱毛，睫毛・眉毛の脱毛，足の爪のはがれ，顔の変色など，外見の変化に関するものであった[1]．この回答結果は，女性が，がん化学療法を受けるなかでも整容を整え，仕事や家事などを続けながら，自分らしさを保ち，よりよく生活を続けることのニーズをもつことを反映していると考えられる．

　実際の臨床においても，がん化学療法開始にあたって脱毛に対する不安感を抱き治療を拒否する患者や，脱毛した自分の姿を見ることができない，脱毛を人に見られるのが心配で外出を控えるなど，容姿の変化により落ち込み，悩みを抱える女性がん患者の声を多く聞く．看護師は，がん化学療法開始前から治療中の外見の変化について情報提供を行い，その変化への備えを促すことが必要である．また，外見の変化が起きたことにより，社会心理的ストレスを抱える女性がん患者の思いに寄り添い，変化に対する具体的なアドバイスを行い，治療を受ける患者をサポートする役割を担う必要がある．

1 がん化学療法による外見の変化

1 脱毛

1 脱毛が起きるメカニズム

　毛は毛周期とよばれる一定の周期（成長期→退行期→休止期→脱毛）を繰り返しており，頭髪の約80％が成長期，約1〜2％が退行期，約15％が休止期である．頭髪の場合，成長期には1か月に約1cmずつ数年間伸びる．その後2〜3週間かけて退化を起こし，成長が停止する．休止期に入ると約3か月は成長せずに頭皮にとどまった状態となり，外力がかかったときに抜ける[2]．

　薬剤投与後に脱毛が起こるメカニズムは解明されていないが，毛髪のもととなる毛母細胞にダメージが起こることで脱毛が起こるとされている．毛髪は細胞の90％が分裂の活発な成長期にあるため，最も脱毛が生じやすく，眉毛，睫毛，陰毛，腋毛などにも脱毛が生じる．

2 毛髪の脱毛

薬剤投与後，毛周期における成長期にある毛髪は 10～20 日程度で急速に脱毛する．薬剤は毛周期における成長期の毛包(85～90％)に影響を及ぼし，比較的早期から脱毛が始まり，2～3 週間まで続く(**図 3-12**)．また，休止期の毛包(10％)は抗がん剤の影響を受ける時期が遅く，薬剤投与から 3～4 か月後に脱毛が起こるとされる[3]．

化学療法で使用される薬剤のうち特に殺細胞薬は，細胞周期の速いがん細胞，体内の骨髄細胞や毛髪などへのダメージが強いとされている[4]．がん化学療法による脱毛は，治療に使用されるシクロホスファミド，ドキソルビシン，イリノテカン，パクリタキセル，ドセタキセルなどの多くの薬剤投与で高頻度にみられる(**表 3-11**)．低用量での治療レジメンや，経口抗がん剤による治療は比較的脱毛が起きにくいとされるが，多剤併用の場合は

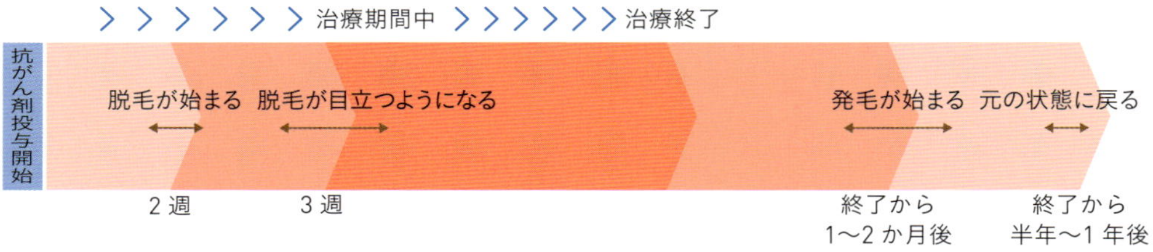

図 3-12　抗がん剤治療中の脱毛のサイクル

〔大上幸子：治療に伴う看護特集―そのまま使って！化学療法の副作用．患者説明シート集．プロフェッショナルがんナーシング 2(3)：273，2012．より〕

表 3-11　レジメンごとの脱毛が起こる割合

レジメン	割合(％)
乳がん	
AC：ドキソルビシン，シクロホスファミド	70
AC-T：ドキソルビシン，シクロホスファミド，パクリタキセル	100
CAF/FAC：シクロホスファミド，ドキソルビシン，フルオロウラシル	43
CMF：シクロホスファミド，メソトレキセート，フルオロウラシル	10
FEC(100)：フルオロウラシル，エピルビシン，シクロホスファミド	79
大腸がん	
FOLFIRI：フルオロウラシル，ロイコボリン，イリノテカン	25～42
FOLFOX：フルオロウラシル，ロイコボリン，オキサリプラチン	9～19
肺がん	
カルボプラチン/エトポシド	34
シスプラチン/エトポシド	90
パクリタキセル/カルボプラチン	50～100
リンパ腫	
ABVD：ドキソルビシン，ブレオマイシン，ビンブラスチン，ダカルバジン	24～31
R-CHOP：リツキシマブ，シクロホスファミド，ドキソルビシン，ビンクリスチン，プレドニゾロン	79

〔Payne AS, Drews RE, Hordinsky M, et al：Chemotherapy-induced alopecia. Up to Date. http://www.uptodate.com/contents/chemotherapy-induced-alopecia より筆者作成〕

脱毛が起こりやすいとされている[4]．

脱毛の時期には，毛髪は自然に抜けたり，髪を洗ったり，髪をといたりするときに抜けるが[5]，薬剤による毛母細胞への影響は可逆的であり，投与後了後1～2か月すると，毛母細胞は再生し発毛が始まる．

化学療法終了後の頭髪の発毛については，くせ毛になるなどの髪質の変化や，毛が細くなる，毛量が減るなどの太さや量の変化が認められる[6]．頭髪の発毛時期は個々の患者により差があるが，8か月程度で短い髪が生えそろうようである．しかし，頭頂部付近の発毛が遅いことにより，治療後2年を経過してもウィッグが脱げないという報告もあり，治療中だけでなく治療後も患者の外見の変化に注意をはらい，状況に合わせたサポートが必要である．

3 脱毛のアセスメント

脱毛の程度は，有害事象共通用語規準（CTCAE）v4.0[7]を用いて評価する（表3-12）．

頭髪の脱毛が始まる時期に，頭皮が引っ張られる，かゆみなどの違和感を感じる患者もおり，実際に頭皮の皮膚トラブルが起こっていないか確認する．

脱毛が始まる時期は，「ぱらぱらと髪が落ちて掃除が大変」「食事の準備をしていると自分の髪が落ちて困る」など，脱毛による生活への影響が起きていることがある．毛髪の散らばり予防のためのキャップや，スカーフなどを使用しているかどうか確認する．またウィッグの使用中には，頭部のしめつけ感，ずれなどの不快感がある場合がないか確認することも必要である．

脱毛による外見の変化が精神的ストレスを強め，子育てや家事，仕事へ影響し，女性は不安を抱え，悲嘆を感じている．不眠や集中力低下などの抑うつ症状がないか，外出を控えるなどの生活に影響がないか確認する．

4 脱毛が起きる前のケア：頭髪の脱毛について

脱毛を予防する方法で確立されたものはなく，避けがたい副作用症状となる．過去においては，頭部を冷却し頭皮の血液循環を低下させることで毛根へのダメージを軽減させ，脱毛を回避するという，頭皮冷却装置の効果を検証した研究が散見されるが，効果的な方法としては確立されていない[5]．そのため脱毛への対策として，脱毛が起きる治療開始前から，脱毛が起きた場合の対処について，患者へ情報提供を行う必要がある．パンフレッ

表3-12 有害事象共通用語規準（CTCAE）v4.0による脱毛判定基準

有害事象	Grade 1	Grade 2	Grade 3	Grade 4	Grade 5
脱毛症 Alopecia	遠くからではわからないが近くで見ると正常よりも明らかな50％未満の脱毛；脱毛を隠すために，かつらやヘアピースは必要ないが，通常と異なる髪型が必要となる	他人にも容易に明らかな50％以上の脱毛；患者が脱毛を完全に隠したいと望めば，かつらやヘアピースが必要；社会心理学的な影響を伴う	—	—	—

〔JCOG（日本臨床腫瘍研究グループ）：有害事象共通用語規準v4.0日本語訳JCOG版．JCOG，2009．より引用〕

トなどを使用し情報提供を行うことにより，脱毛時のイメージや対処方法を知ることで，治療を受ける女性の脱毛に対する不安を軽減することができる．

治療により脱毛が起きる前に，髪の毛をカットするようアドバイスを行う．髪が長い場合，脱毛する毛量が多く，掃除に手間がかかることや，脱毛した毛髪が残った髪の毛にからまり，自分自身でほぐせないことも起きる．また抜け落ちた髪の毛を見ることで，治療を受ける女性本人だけでなく，目にする家族にも心理的影響を与えることとなる．さらに，前髪や襟足などの生え際をカットしすぎず残しておくと，ウィッグや帽子と自分の髪の毛が馴染んで，自然なヘアスタイルにみせることができる．本人の脱毛に対する受け入れに配慮しながら，このような工夫の仕方を提案していく．

ウィッグや帽子などは，脱毛した時期に使用が始められるよう，脱毛前に準備することを勧める．ウィッグは材質や製造方法がさまざまで，医療用具ではなく一般に「医療用ウィッグ」としてウィッグ専門店で販売されており，価格に幅がある．材質としてはナイロンでできた人工毛で作られたもの，人の髪の毛でできた人毛で作られたもの，人工毛と人毛のミックス毛があり（**表3-13**）[8]，製造方法は，既製品，セミオーダー品，フルオーダー品に分けられている（**表3-14**）[8]．

表3-13 ウィッグの材質による分類と特徴

材質	人毛	人工毛（ナイロン，合成繊維）	ミックス毛（人毛＋人工毛）
価格（平均）	10〜38万円	3〜10万円	10〜25万円
見た目の質感	自然	テカリが目立つ	人毛の割合が多くなるほど自然
毛染めやパーマ	可能だが，繰り返すと毛髪を傷める	不可	不可
ドライヤー	可	不可	不可
セット	雨の日などはスタイルのキープが難しい	カールが崩れにくいのでセットが簡単	カールが崩れにくいのでセットが簡単
静電気	人間の髪の毛と同じ 乾燥が強い環境では帯びやすい	帯びやすい	人工毛100％よりは帯びにくい

〔濱口恵子，小迫冨美恵，坂下智珠子，ほか：がん患者の在宅療養サポートブック―退院指導や訪問看護に役立つケアのポイント．p.135，日本看護協会出版会，2007．より〕

表3-14 ウィッグの製造法による分類と特徴

分類	特徴
既製品	・自分の頭にあったサイズや髪形を選ぶ ・髪形の修正はできない ・即日持ち帰り可
セミオーダー品	・ある程度の髪形になったものを，自分にあわせてカットやサイズ調整をする ・即日持ち帰り可
フルオーダー品	・はじめから自分にあわせて形をつくっていく ・時間がかかるうえ，高額となる場合が多い

〔濱口恵子，小迫冨美恵，坂下智珠子，ほか：がん患者の在宅療養サポートブック―退院指導や訪問看護に役立つケアのポイント．p.135，日本看護協会出版会，2007．より〕

さらに，治療を受ける患者は，どこのウィッグ専門店で購入すればよいか，どのような素材や種類を選べばよいか迷うことが多い．看護師は，ウィッグの種類や特徴を理解し，女性の希望に合った選択ができるようサポートしていく．

5 脱毛中の頭皮ケア

脱毛をきたしている間，頭髪がほとんどないことを理由に，シャンプーを控えるなど，これまでの頭皮ケアを控える患者が見受けられる．しかし，頭髪の皮脂の分泌は多いとされており，頭皮の清潔を保つことが必要である．また治療開始後，薬剤の副作用による頭皮トラブルを起こす場合があるため，治療開始前より頭皮のセルフチェックを行い，かゆみや発赤，湿疹などの皮膚症状が現れる場合は病院への受診を勧める．

日常のシャンプーについては，直接頭皮にシャンプーをつけずに，まずシャンプーを手にとり泡立ててから頭皮を洗うように指導する．これは頭髪がなくなっていることで，シャンプー剤が泡立ちにくく，洗浄力が低下するためである．またリンスを使用する場合は，余分なリンス剤が残ることで頭皮トラブルの原因となることもあり，十分に洗い流すよう説明する．シャンプー剤については，使用中に頭皮に刺激を感じないものを使用するようアドバイスする．

6 眉毛・睫毛の脱毛とケア

頭髪だけでなく，眉毛や睫毛も脱毛が起こる．眉毛の動きは顔面の表情の動きに連動している．眉毛が脱毛することにより"眉毛が上がる，眉毛が下がる"など表情を表す顔のパーツがなくなり，無表情な印象につながってしまう．

女性が自分の姿を鏡で見た際に，無表情な自分の姿を目にし，元気がない自分が印象づけられて，気持ちの落ち込みにつながることもある．眉毛は抜けてしまってからメイクなどでカバーしようとしても，もとの自分の眉毛をうまく描くことが難しい場合があるため，脱毛前より眉を描く練習を勧める．

睫毛の脱毛により，目の輪郭がぼやけてしまう，目にほこりが入りやすくなるなどの影響が出てくる．目を印象づけるためには，アイシャドーやアイラインなどを使いアイメイクをする方法がある．つけ睫毛を使用することも，時に有効である．眉毛のメイク同様，アイメイクをする習慣がない女性は，メイクをすることを億劫で手間だと感じる場合もある．女性個々の，整容に対するニーズを確認しながら，具体的な方法を説明しサポートする．

頭髪や眉毛，睫毛の脱毛による外見の変化にどのように対処するのかについては，乳がん治療を体験した女性の実際の工夫が，書籍やホームページなどで紹介されている（**図3-13**)[9]．このような情報媒体の活用も提案する．

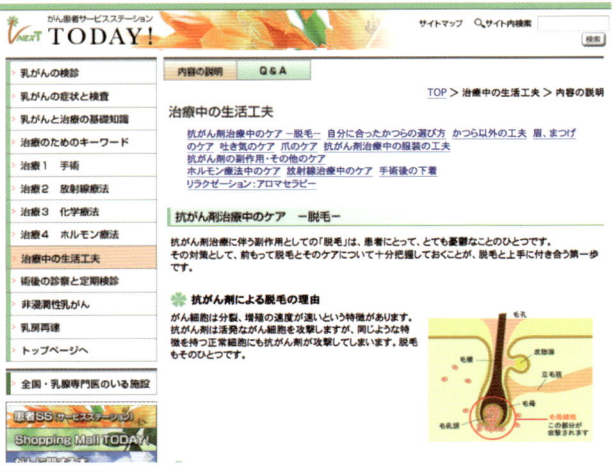

図 3-13　乳がん体験者の脱毛に対する工夫

〔VOL-NEXT ウェブサイト．がん患者サービスステーション TODAY！
（http://www.v-next.jp）より〕

2 皮膚の変化

1 皮膚障害が起こるメカニズム

　がん化学療法の実施により，細胞の分裂や再生が盛んな皮膚がダメージを受け，手掌・足底に起こる手足症候群，皮膚の乾燥や色素沈着(図3-14)，ざ瘡様皮疹，爪の浮き，爪甲の剝離などの爪の変化(図3-15)などがある(表3-15)．

　皮膚を構成する細胞が傷害を受けると，上皮細胞や角質層が薄くなり，正常な表皮のターンオーバーに影響をきたす．また，細胞の再生が間に合わなくなり，損傷した皮膚の修復ができなくなる．その結果，皮膚の乾燥や落屑，菲薄化，色素沈着をきたす[10]．このような皮膚症状は多様であり，部位も異なる．皮膚の痛みやかゆみなどの身体的苦痛のほか，見た目の変化が起きるため，治療を受ける女性患者の心理社会的影響へとつながることとなる．

　皮膚障害の起きる時期として，EGFR 阻害薬による例では，ざ瘡様皮疹は，投与直後1週から始まり，1か月後までにピークとなる．その後，徐々に軽減しながら増悪・寛解を繰り返す．爪囲炎は投与3か月後くらいから疼痛を生じ，皮膚乾燥は投与2か月を超えたころからみられ，かゆみを伴い重症化する場合がある[11]．

2 皮膚障害のアセスメント

　がん化学療法による皮膚障害の症状は多様であり(表3-16)[7]，個人差が大きい．使用される薬剤の特徴を理解し，起こりやすい皮膚症状をふまえ，予測的に症状を観察する．皮膚症状は患者自身が敏感に感じとることが多いため，患者自身の自覚症状は丁寧に確認していく．

　加齢による皮膚バリア機能の低下，皮膚疾患の既往は，皮膚トラブルが起きやすくなる要因となる．また，手作業が多い仕事や家事をしている場合は，爪や皮膚への外的刺激が多く，皮膚の保護を努める指導が必要となる．治療開始前には，女性患者の既往，全身状

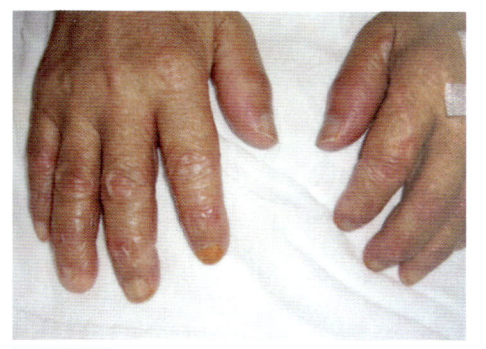

図 3-14 手指の発赤と乾燥
〔松原康美（編著）：スキントラブルの予防とケア―ハイリスクケースへのアプローチ．p.108，医歯薬出版，2008．より転載〕

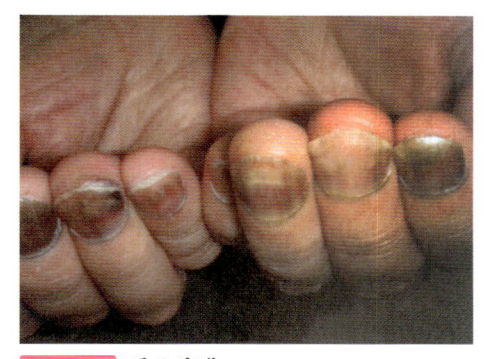

図 3-15 爪の変化
〔松原康美（編著）：スキントラブルの予防とケア―ハイリスクケースへのアプローチ．p.108，医歯薬出版，2008．より転載〕

表 3-15 薬剤による皮膚障害

皮膚障害の症状	特徴	原因となる薬剤
手足症候群	掌や足底のピリピリとした異常感覚から始まり，浮腫を伴う紅斑	フルオロウラシル カペシタビン リポソーム化ドキソルビシン マルチターゲットチロシンキナーゼ阻害薬
色素沈着	顔面や手・指先などの露光面に限局した皮膚の黒ずみ	フッ化ピリミジン系薬剤 ドキソルビシン シクロホスファミド
ざ瘡様皮疹	顔面のほか，頭皮，後頭部，前胸部などの皮疹	ラパチニブなどのEGFRチロシンキナーゼ
爪障害	爪の成長を阻害し，爪甲に黒色線が見られるほか，爪の浮き，剝離や脱落などの症状が出現する	ドセタキセル パクリタキセル

態，職業や生活状況をアセスメントする．

　爪や皮膚表面は体を保護し，特に手の場合は手作業を助ける役割がある．指先の皮膚が障害され，爪がもろくなる，はがれることが原因により，身支度や更衣，家事や買い物など普段の生活行動に支障が出る場合があるため，皮膚症状の確認が必要である．また，皮膚は目に見える部分であり，手や顔面の色素沈着によるしみや黒ずみ，爪の変化は，女性にとって気になる症状である．気持ちの落ち込みがないか，自身の外見の変化をどのように受け止め対処しているか，心理面の影響も確認する．

3 皮膚障害のケア

　がん薬物療法による皮膚障害を予防するための確立された方法はない．しかし，薬剤ごとの特徴により出現しやすい症状や時期があるため，予測的に症状に対処するケアを行っていく（**表 3-17**）．皮膚障害が生じた際には，症状に応じた処置や治療薬剤の投与調整を行う．

　治療中はメイクを控えなければいけないと感じている患者もいるが，普段使用しているメイク用品を使用し，顔の色素沈着をカバーしてよいことを説明する．ただし，皮膚トラ

表 3-16 有害事象共通用語規準(CTCAE) v4.0 による皮膚障害判定基準

有害事象	Grade 1	Grade 2	Grade 3	Grade 4	Grade 5
手掌・足底発赤知覚不全症候群 Palmar-plantar erythrodysesthesia syndrome (手足症候群)	疼痛を伴わないわずかな皮膚の変化または皮膚炎(例:紅斑,浮腫,角質増殖症)	疼痛を伴う皮膚の変化(例:角層剥離,水疱,出血,浮腫,角質増殖症);身の回り以外の日常生活動作の制限	疼痛を伴う高度の皮膚の変化(例:角層剥離,水疱,出血,浮腫,角質増殖症);身の回りの日常生活動作の制限	—	—
皮膚色素過剰 Skin hyperpigmentation (色素沈着)	体表面積の≦10%を占める色素沈着;社会心理学的な影響はない	体表面積の>10%を占める色素沈着;社会心理学的な影響を伴う	—	—	—
皮膚乾燥 Dry skin	体表面積の<10%を占めるが紅斑やそう痒は伴わない	体表面積の10-30%を占め,紅斑またはそう痒を伴う;身の回り以外の日常生活動作の制限	体表面積の>30%を占め,そう痒を伴う;身の回りの日常生活動作の制限	—	—
ざ瘡様皮疹 Rash acneiform	体表面積の<10%を占める紅色丘疹および/または膿疱で,そう痒や圧痛の有無は問わない	体表面積の10-30%を占める紅色丘疹および/または膿疱で,そう痒や圧痛の有無は問わない;社会心理学的な影響を伴う;身の回り以外の日常生活動作の制限	体表面積の>30%を占める紅色丘疹および/または膿疱で,そう痒や圧痛の有無は問わない;身の回りの日常生活動作の制限;経口抗菌薬を要する局所の重複感染	紅色丘疹および/または膿疱が体表のどの程度の面積を占めるかによらず,そう痒や圧痛の有無も問わないが,静注抗菌薬を要する広範囲の局所の二次感染を伴う;生命を脅かす	死亡
爪脱落 Nail loss	症状のない爪の剥離または爪の脱落	爪の剥離または爪の脱落による症状がある;身の回り以外の日常生活動作の制限	—	—	—

〔JCOG(日本臨床腫瘍研究グループ):有害事象共通用語規準 v4.0 日本語訳 JCOG 版. JCOG, 2009. より引用〕

ブルにより,メイク用品がかゆみや発赤などを引き起こす場合があるため,注意を促す.

　しみが強い部分には,コンシーラーを用いカバーするとよいとアドバイスする.色素沈着は紫外線の刺激で強くなることがあるため,外出時は日焼け止めを使用することや,日傘や帽子を使用することを勧める.チークを用いることで,顔色のよい印象になる.また前述のように,眉毛や睫毛の脱毛により,表情や顔の印象が変わることがあるため,メイクをする場合は,アイブロウやアイラインを入れるとよいことをアドバイスする.

　爪のケア方法として,変形している,薄くなるなど脆弱化した爪は,爪切りでカットしないように注意を促し,爪やすりで形を整えるよう伝える.爪も皮膚の一部であり,治療

表 3-17 症状に応じたスキンケアの方法

症状	ケアの方法
乾燥・亀裂	・保湿剤や尿素含有剤と塗布する．保湿剤は，手洗い後，入浴・シャワー後，家事のあとなど1日数回塗布する ・皮膚洗浄剤は刺激の少ないものを使用し，びらんや炎症を伴う場合は微温湯で流す程度にする ・手袋や厚手の靴下を着用し，水仕事をする際はゴム手袋をつける
かゆみ	・乾燥によるかゆみは，保湿剤を塗る ・かゆみが強く睡眠が障害されるなどの場合は，止痒剤やステロイド，抗アレルギー剤などの処方を相談する ・ウールなど皮膚へ刺激となる衣服は，直接皮膚に接しないようにし，下着は柔らかいものがよい
手足症候群	・紅斑・腫脹があれば患部を冷やし，炎症があればステロイドを外用する．亀裂・落屑は，保湿剤やステロイドを外用する

〔松原康美（編著）：スキントラブルの予防とケア―ハイリスクケースへのアプローチ．p.126，医歯薬出版，2008．を一部改変〕

中は乾燥しやすいため，クリームやオイルを塗り乾燥予防に努めるよう説明する．爪の黒ずみが気になる場合はマニキュアを使用してもよいが，マニキュアを塗る前にベースコートを使用する．落とす場合の除光液は爪に刺激の少ない種類を選ぶなど，爪を傷めないようなケア方法を紹介する．治療中のジェルネイルは，ネイルをはがす際に外力がかかりすぎて爪に負担がかかることや，ネイルと自身の爪の間に感染が起こるなどのトラブルが生じる可能性がある．このため，現時点では推奨できるケア方法ではない．

2 外見の変化による心理的影響とサポート

　がん化学療法を受ける女性患者にとって，治療の副作用による外見の変化は，自身のボディイメージが変化するだけでなく，心理社会的にも影響をもたらしている[12,13]．外見の変化を苦痛と感じることが多いがん患者は，うつ傾向が強いことも報告されている[14]．

　脱毛や皮膚障害など見た目の変化は，女性患者自身の自己イメージの低下と，他者からの評価を下げてしまうことへの不安をもたらし，またがん治療を受ける患者の場合は，外見の変化が「病気や死の象徴」としての意味を有することが多いとされている[15]．実際に，「夫やパートナーに女性としてみられなくなるのではないか」「幼い子どもに怖がられたり精神的ショックを与えたりするのではないか」という，家族・親しい人との関係に影響を及ぼすことを危惧することも多い．見た目の変化を近所の人に指摘されることで，気遣いを受けることを阻んで，外出を控える，仕事の仕方に変化が出るなど，社会的な影響もみられる．看護師は，このような治療を受ける個々の女性がもつ，外見の変化に対する受け止めや経験に耳を傾け，脱毛や皮膚の変化への具体的な対処方法についてアドバイスする役割を担わなくてはならない．

　がん患者に対する外見関連のケアを広く「アピアランスケア」とし，個別具体的な外見の諸問題に対する，医学的・技術的・心理社会的支援を「アピアランス支援」として，国内外でさまざまな取り組みが行われるようになってきている[15]．活動の内容としては，参加する患者が，単にウィッグ使用やメイクの仕方など外見の整え方を習得するだけではな

く，自身の外見の変化による体験や思いを表出することなども含まれ，同じ体験者が集い分かち合うなかで，ピアサポートによる支え合う場ともなっている．また，参加者が整容の仕方や工夫を自分の生活に取り入れることは，自身を取り巻く人間関係に効果的に働き，副作用症状への対処を通じた自己効力感の獲得による前向きさ，治療に向かう意欲の維持にもつながると考えられる（本章 6 「アピアランスケア」p.133 も参照されたい）．

　子育てや家事，仕事を行いながら，がん化学療法を受ける女性は今後も増えることが予測される．これまで十分に目を向けてこられなかった"がん化学療法中の外見ケア"が充実することの意味は，女性患者の QOL を高めることに大きく影響することにあると考える．看護師は，治療を受ける女性たちが，自分らしさを保ちながら生活と治療の両立をはかることができるよう，「アピアランス支援」の知識・技術の獲得や，医療機関でのサポート体制づくりに努めることが求められる．

引用文献

1) Nozawa K, Shimizu C, Kakimoto M, et al：Quantitative assessment of appearance changes and related distress in cancer patients. Psychooncology 22(9)：2140-2147, 2013.
2) 鈴木裕美：（第Ⅳ章）患者の生活をよりよく保つための看護．化学療法中の患者の心身を美しく保つ—頭髪の脱毛や頭皮に対するケア．がん看護 19(2)：183-186，2014．
3) 大上幸子：治療に伴う看護特集—そのまま使って！化学療法の副作用．患者説明シート集，脱毛．プロフェッショナルがんナーシング 2(3)：273-276，2012．
4) Payne AS, Drews RE, Hordinsky M, et al：Chemotherapy-induced alopecia. Up to Date. http://www.uptodate.com/contents/chemotherapy-induced-alopecia（2014 年 12 月 26 日アクセス）
5) 佐藤禮子（監訳）：がん化学療法・バイオセラピー看護実践ガイドライン．医学書院，2009．
6) 大島有希子，渡辺隆紀，中川紗紀，ほか：乳癌化学療法による脱毛後の再発毛に関するアンケート調査結果．癌と化学療法 39(9)：1375-1378，2012．
7) JCOG（日本臨床腫瘍研究グループ）：有害事象共通用語規準 v4.0 日本語訳 JCOG 版．JCOG，2009．
8) 濱口恵子，小迫冨美恵，坂下智珠子，ほか：がん患者の在宅療養サポートブック—退院指導や訪問看護に役立つケアのポイント．日本看護協会出版会，2007．
9) VOL-NEXT ウェブサイト．がん患者サービスステーション TODAY！http://www.v-next.jp（2014 年 12 月 26 日アクセス）
10) 松原康美（編著）：スキントラブルの予防とケア—ハイリスクケースへのアプローチ．医歯薬出版，2008．
11) 平川聡史，森ひろみ：（Ⅱ章）副作用のケア．その他—皮膚障害．消化器外科 Nursing 16(12)：1210-1219，2011．
12) Can G, Demir M, Erol O, et al：A comparison of men and women's experiences of chemotherapy-induced alopecia. European Journal of Oncology Nursing 17(3)：255-260, 2013.
13) Kim IR, Cho J, Choi EK, et al：Perception, attitudes, preparedness and experience of chemotherapy-induced alopecia among breast cancer patients：a qualitative study. Asian Pacific Journal of Cancer Prevention 13(4)：1383-1388, 2012.
14) Choi EK, Kim IR, Chang O, et al：Impact of chemotherapy-induced alopecia distress on body image, psychosocial well-being, and depression in breast cancer patients. Psychooncology 23(10)：1103-1110, 2014.
15) 野澤桂子：がん患者のアピアランス支援—外見と心に寄り添うケア．医療の場で求められるアピアランス支援．がん看護 19(5)：489-493，2014．

（大畑 美里）

5 放射線療法によりボディイメージ変容を体験した患者の支援

　女性への放射線療法では，ボディイメージの変容をきたすものとして放射線皮膚炎が最も問題となる．放射線皮膚炎は，乳房や陰部など女性臓器周辺が炎症を起こすため，適切にケアがなされなければボディイメージ変容の長期化をきたす．長期化は生活の変容やパートナーとの関係，母親役割の遂行に支障をもたらすため，早期の回復を促さなければならない．本節では，放射線治療と女性の放射線治療による皮膚炎を最小限に抑え，回復を促すための支援について，特に乳房照射におけるケアを中心に述べていく．

1 放射線療法と看護師の役割

　放射線治療技術の進歩により，有害事象を最小限にしながら高い治療効果が得られる時代となった．がん患者がその治療過程で放射線療法を受ける割合は，欧米では50％以上であるが，日本では25％以下である．しかし，治療技術の進歩により，確実に患者数が増加していくものと思われる（図3-16）[1]．

　放射線療法の対象は小児から高齢者までと幅広く，対象の特性を理解したケアが求められる．看護師の役割は，対象を適切に理解し，有害事象への苦痛を最小限にしながら治療を安全に安楽に受けられるように支援することである．

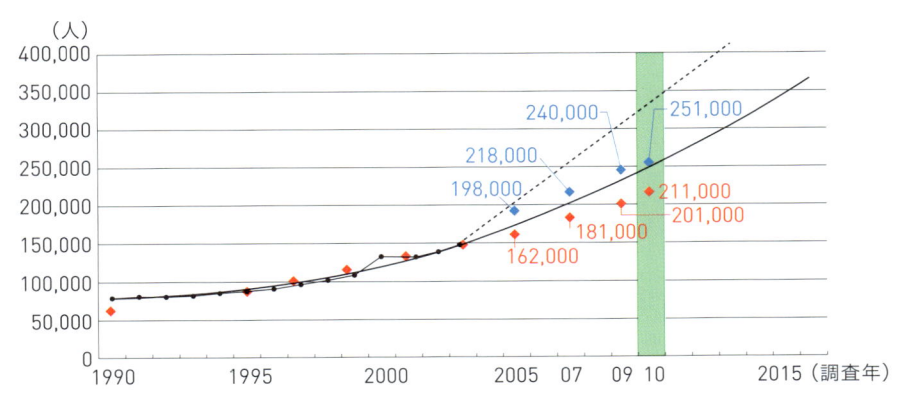

赤字◆：推定新規患者数　　青字◆：推定実患者数

図3-16 放射線治療を受けたがん患者数（日本）
（日本放射線腫瘍学会（JASTRO）放射線腫瘍学データセンター：2010年構造調査結果．http://www.jastro.or.jp/aboutus/datacenter.phpより引用）

2 放射線療法の有害事象と看護の目標

　放射線療法は局所治療のため，照射部位に一致した有害事象が伴う．放射線療法による有害事象は，照射3か月までに起こる急性有害事象と，3か月以降に起こる晩期有害事象に分けられる．急性有害事象としては皮膚炎や口内炎などが挙げられ，粘膜の細胞分裂の速い細胞が照射中から影響を受けることで生じる．照射回数が進むにつれて症状が強くなるため，照射終了時に最も強い症状が出現する．これは，適切にケアを行うことで，2週間〜1か月程度で回復するものである．晩期有害事象は，微小血管系や間質結合組織の障害により不可逆的な障害をきたすもので，致命的な症状や機能障害をもたらすものがある．

　照射中に起こる有害事象に対し適切にケアがされないと，患者の苦痛は増加し，時に治療が中断する場合もある．患者個々に起こる有害事象の種類や程度は違うため，照射方法を確認し苦痛を最小限にしなければならない．先に述べたように看護の目標は，照射による有害事象を最小限にし，安楽に治療を最後まで継続できるように支援することである．結果，期待した治療効果が得られると同時に，皮膚炎においてはボディイメージの変容に伴う苦痛の期間を最小限にすることができる．

3 女性特有の部位への放射線療法

1 乳がんの放射線療法

　乳がんの放射線療法[2]の急性有害事象としては，放射線宿酔や倦怠感などの全身症状のほか，局所の症状として放射線皮膚炎や放射線肺臓炎，リンパ浮腫などがある．晩期有害事象には肺線維症，皮膚の萎縮や瘢痕，リンパ浮腫，心膜炎，胸膜炎，肋骨骨折などがある．

1 乳房温存療法後の放射線療法

　乳房温存療法後の放射線療法の追加は，局所領域の再発率を低下させ，長期生存にも寄与している．乳房温存療法後にはほぼ全例で実施される．全乳房照射が行われるのが一般的であり，両側あるいは患側の腕を挙上して接線対向2門照射で行われる．総線量45〜50.4 グレイ/1回線量 1.8〜2.0 グレイ/4.5〜5.5 週が標準的治療である．

2 乳房切除後の放射線療法

　乳房切除後，再発のリスクが高い患者には胸壁照射が行われる．また，抗がん剤投与後に放射線療法が実施される場合もある．リンパ節転移陽性，原発巣が 5 cm 以上の場合，切除断端陽性の場合に適応される．一般的には照射方法は，胸壁に加えリンパ節転移がある場合は鎖骨上窩を含め，総線量 50 グレイ/1回線量 1.8〜2.0 グレイが多い．

2 子宮がんの放射線療法

　子宮頸がんでは，腫瘍径が4cm以下で骨盤内リンパ節転移を疑う所見がない場合には，根治目的として放射線療法が選択される．外部照射と腔内照射が一般的である．通常は外部照射を先に行い，腫瘍を縮小させたのちに腔内照射を行うのが原則である．進行がんの場合には化学放射線療法の適応となる．また，子宮がん根治治療術後の再発予防のために放射線療法が行われることもある．子宮体がんでは，大半が腺がんのため放射線抵抗性であり，根治照射が行われることは少ない．多くは術後の補助療法や手術不応例に放射線療法が行われている[3]．

　急性有害事象として放射線宿酔や倦怠感，食欲不振，軟便，下痢，膀胱炎などがある．晩期有害事象としては，膀胱炎（頻尿，血尿），直腸炎（血便），小腸障害（腹痛，下痢，腸閉塞）や下肢浮腫などが起こる場合がある．

4 放射線療法に伴うボディイメージの変容

　乳がんや子宮がんにおける放射線治療は，照射期間中は照射部を露出しなければならず，羞恥心を伴う治療である．また，放射線治療は，外照射が多く実施されるが，長期にわたるため，仕事や家事を継続しながらの治療では生活の調整を強いられるだけでなく，通院治療では疲労も蓄積し，倦怠感などの症状につながる患者もある．また，下痢など栄養低下につながる症状は体重減少を引き起こし，やせていく自身のボディイメージの低下につながる．そのなかでも放射線皮膚炎は，最もボディイメージの変容につながりやすく，治療中の急性期だけでなく，治療終了後の生活のなかでもケアが必要な症状である．放射線皮膚炎においては，パートナーとの性生活への影響や，子どもと一緒に入浴することへ不安などを抱く患者も多く，早期の皮膚炎の回復を促す必要がある．

　さらに，婦人科がんに限らず，頭頸部がんや頭部の治療により生じる顔面の皮膚炎，または脱毛などもボディイメージに影響し，頭頸部の放射線療法では否定的なボディイメージが抑うつと関連しているという報告もある[4]．適切な支援をすることでQOLを維持し，苦痛の期間を短縮することができる．

5 放射線皮膚炎の予防とケア

　放射線治療技術の進歩によって皮膚に照射される線量も工夫されるようになり，過去の治療に比べると放射線皮膚炎の程度は軽度となっている．しかし，すべての外照射において，腫瘍に放射線が到達する前に皮膚を通過するため，程度の差はあれ外照射の場合には皮膚炎は必発である．

　乳がんの外照射では皮膚の炎症や発汗減少，皮脂分泌低下，乳房の硬さや乳房の痛みなどが生じることがある．また，急性有害事象には発赤や腫脹があり，照射後の経過ととも

表3-18 皮膚の有害事象

急性有害事象	晩期有害事象
紅斑	色素沈着
発赤・腫脹	色素脱失
脱毛	毛細血管拡張
水疱	萎縮
びらん	線維化
潰瘍	瘢痕
	潰瘍

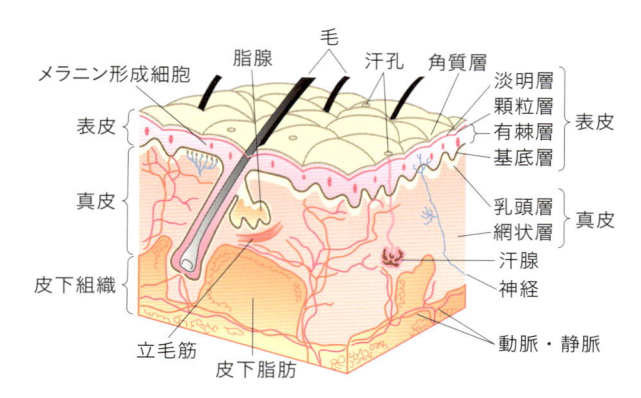

図3-17 皮膚の構造

に晩期有害事象として，乳房の色素沈着や，萎縮，線維化などが起こる（表3-18）．程度や症状は，治療の目的や病期，腫瘍の部位や放射線線量，化学療法の併用，術後照射，ブースト照射の有無などにより異なる．

乳房温存療法実施後に放射線療法が実施された患者の整容性に関する調査では，皮膚炎や痛み，外観の不快については，治療中から治療後数か月はQOLに影響するが，2年後の調査ではほぼ問題がなかった[5]という報告がある．照射中から照射後数か月間のケアを重点的に行うことで，QOLへの影響を最小限にすることができると考えられる．また，皮膚の状態の経時変化については，発赤や浮腫，硬結，毛細血管拡張の状態は，3か月以内に落ち着き，それ以降は変化がなく，浮腫については18か月で消失する[6]という報告がある．適切なケアは症状の重症化を予防し，障害を受けた細胞の回復を助けることでボディイメージの変容での苦痛を最小限にすることができる．

ここで，放射線皮膚炎のメカニズムとアセスメント，およびスキンケアの基本についてまとめてみよう．

1 皮膚炎のメカニズム

ヒトの皮膚の構造を図3-17に示す．放射線が皮膚を通過する場合，放射線のターゲットになるのは表皮（基底層，有棘層）である．20〜30グレイでその影響を受け，乾燥感や瘙痒感を感じ始める（表3-19）．

角質層は14日で自然脱落していくが，通常，新しい細胞で補われていく．しかし，基底細胞が放射線などによって強い影響を受けると，細胞分裂が停止し，新しい細胞を作り出すことができなくなる．その結果，皮膚の表面は薄くなり防御機能が低下していく．加えて，角質の脱落により乾性落屑が進行し，脱落が続けば湿性落屑へと進行する．また，基底細胞の障害によって皮下組織内の血管障害，血管内皮細胞の崩壊，血管の透過性が亢進し，炎症や浮腫の状態となる．

毛嚢，皮脂腺，エクリン汗腺は放射線の影響を受けやすく，発汗や皮脂分泌機能が低下し，皮膚乾燥が生じる．通常照射（50〜60グレイ）において，汗腺・皮脂腺の退縮と照射野内の体毛の減少による皮膚の乾燥は必発である[7]．

照射後3か月以降では，皮膚への照射線量が高い場合には，色素沈着だけでなく，瘢

表 3-19 皮膚炎症状の経過（乳房照射の場合）

照射線量 （グレイ）	皮膚炎症状
20	乾燥感　脱毛　　　　乳頭の違和感
30	発赤*
40	乾燥　　　　　　乳頭の痛み　瘙痒感　疼痛
50	
60	灼熱感　疼痛の増強　水疱　びらん
70	

照射後の症状の経過……照射 2 週間後がピークで，徐々に約 1 か月かけて軽減してくる．
＊1 か月経過すると皮膚の赤味はほぼ消失し，色素沈着が残る程度となっていく．

痕や皮膚萎縮を起こすこともある．皮膚温は，治療終了時に患側は 2～2.5℃ほど上昇し，1 年後には約 0.5℃まで下がる．年月の経過とともに健側と患側の温度差はなくなる[8]．

また，乳がん・子宮がんともに術後の放射線治療ではリンパ浮腫が増加し，蜂窩織炎を併発する場合がある．特に下肢では白癬の罹患や，創傷にも気をつけなければならない．

2　乳がん照射・子宮がん照射による放射線皮膚炎のアセスメント

1　皮膚炎の悪化をきたしやすい部位

関節や，窪み，皺の存在する部位，下着などが直接触れる部位は，摩擦により皮膚炎の悪化をきたしやすい．また，手術創など，血流が悪くなった部位への放射線照射では皮膚トラブルが起こりやすく，皮下組織の線維化が進み，ケロイド部分が硬結となることもある．全乳房照射では，患側または両側の上肢を挙上し，接線照射が行われる（図 3-18）が，乳頭部，腋窩，乳房下縁の皮膚炎の程度は強くなる．特に肥満患者や乳房が下垂している患者は，乳房下縁と胸壁が摩擦しやすいため，皮膚炎リスクが高く，びらんなどを起こしやすい．ブラジャーなどの下着による摩擦での皮膚炎の悪化も考えられる．皺があり，排尿や下痢に伴う皮膚刺激や下着による摩擦が伴いやすいため，会陰部はトラブルが多い部位でもある．

2　照射方法による影響

皮膚に照射される範囲が広ければ広いほど，皮膚炎の範囲も広範囲となる．また，照射線量や分割回数，ビームの方向も皮膚炎のリスク増強の要因となる．照射の方向（門数）による皮膚炎のリスクを見ると，1 門照射よりも多門照射のほうが皮膚にかかる放射線量が分散されるため，放射線皮膚炎も軽減される（図 3-19）．

3　全身状態

栄養状態が悪い場合，糖尿病の既往がある場合，骨髄抑制や貧血がある場合には，皮膚の再生が困難となり感染などを併発しやすく，治癒が遅れると考えられる．

図 3-18 全乳房照射

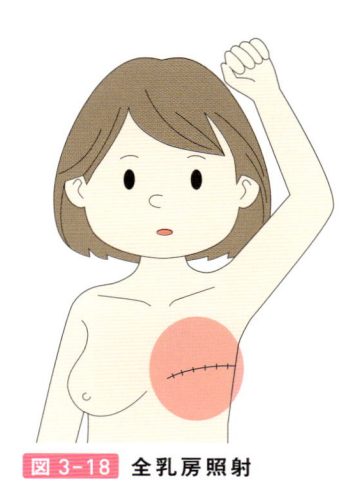

図 3-19 放射線照射の門数と皮膚炎のリスク（総線量 60 グレイの例）

皮膚炎のリスク：（高）　A ＞ B ＞ C　（低）

4 セルフケア能力

放射線皮膚炎の経過は，刺激を避け皮膚を保護するという患者のセルフケア能力に左右される．ケア方法が適切でなければ，皮膚炎トラブルを生じさせることとなる．

5 抗がん剤との併用

ドキソルビシン塩酸塩，フルオロウラシル，ブレオマイシン塩酸塩など放射線の感受性が高まる作用のある薬剤に限らず，薬物との併用により皮膚炎が強く出る場合がある．また，放射線治療後に抗がん剤を投与された場合には，一旦軽快していた皮膚炎が悪化し再燃する場合がある．

6 年齢

高齢者ほどセルフケア能力の低下も加わり，皮膚炎の増悪をきたしやすい．

3 スキンケアの基本

皮膚炎ケアの基本は予防的戦略と治療的戦略である．

1 予防的戦略

○ **機械的刺激の回避**

患者の体格や放射線の照射部位をアセスメントし，衣服の摩擦による刺激を避け，掻かないよう指導する．

○ **化学的刺激の回避**

照射野には処方されている軟膏類以外は塗布しないこと，照射野には湿布類を貼用しないことを指導する．また，刺激の強いボディソープの使用は避けるよう説明する．

○ **過度な洗浄の回避**

洗浄は機械的摩擦になりやすく，また皮膚表面の乾燥を助長しやすいので，必要以上の洗浄は避けるようアドバイスする．

2 治療的戦略

皮膚炎が起こってきた場合，適切に対処する．

○ **保湿**

保湿剤による保湿をはかる．

○ **ステロイドの使用**

重症の場合にはステロイド軟膏が処方されることがある．

6 皮膚炎ケアと整容性に対する患者支援

1 治療前のアセスメントと患者教育

照射前は，患者は放射線療法に対する不安を抱いている場合がある．疾患や治療の受け止め方，不安を把握し，治療全体が順調に経過するように支援する．乳房への放射線照射に伴う外見上の変化や有害事象の影響により，パートナーとの関係，母親役割，社会での役割などにどのような支障をきたすことが予想されるか，不安はないかなど，ともに考え問題を解決していく．

1 下着の選択

ブラジャーの締め付けやワイヤーは皮膚に対する機械的刺激となり，皮膚炎を悪化させる．また，乳頭部も圧や摩擦により早期にびらんなどを起こしやすくなる．乳房の小さい場合(下垂していない場合)には，ブラジャーは使用せず，タンクトップやTシャツなどで過ごせるか相談する．ブラジャーを着けずに生活することに対して抵抗がある患者もいるため，外見に配慮するなど心理面をケアしながら指導を行う．具体的には，乳房が目立たないような色や，乳房に合った形の下着を選択するなど，患者個々に指導をする．

逆に乳房が大きい場合，肥満や乳房が下垂している患者には，乳房を持ち上げる形のタンクトップや，ワイヤーのないブラジャー，授乳用のブラジャーなどを選択するよう指導

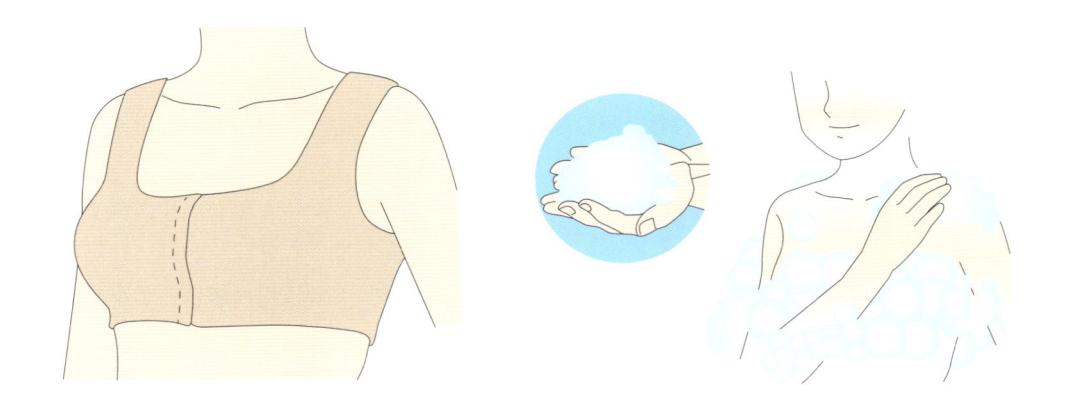

図 3-20 ワイヤーのないブラジャーの例　　**図 3-21** 泡で包むようにしてやさしく洗浄する

する(図3-20). 素材は，吸湿性のある綿が望ましい．いずれの場合も，皮膚炎が落ち着くまでには時間がかかるため，照射後1か月程度は注意が必要である．近年は外来通院が推奨されるため，夏場は汗が乳房下縁に溜まりやすく，こまめに拭き取ることが必要となるが，決して力を入れず押さえ拭きをするように指導する．また，マーキングのためのマジックの色が下着や衣服につく可能性があるため，あらかじめ着用する衣服が選択できるように情報提供をしておく．

2 清潔保持

　適度な洗浄は皮膚を清潔に保ち，皮膚炎の重症化を予防できる．洗浄剤の使用の有無については，さまざまな研究がある[9]が，乳がん患者で調査された研究では石けんを用いて洗浄するほうが，痒みや紅斑が少なかったという調査もあり[10]，石けんでの洗浄は推奨される．洗浄剤であれば弱酸性のものを選択し，泡で包むようにやさしく洗浄する(図3-21)．ただし，マーキングが消えないように気をつけながら洗浄するよう指導する．びらんがある場合には石けんは刺激を伴うため，微温湯でやさしく洗う．

　入浴する場合には，温度を低めにして長湯を避けるよう伝える．また，照射中は皮膚への刺激となるため，プールや温泉などは避けたほうがよいことを説明する．

3 腋窩のケア

　全乳房照射では，上肢を挙上して接線照射となるため(図3-18, p.128)，患側の腋窩も同様のケアが必要となる．腋窩はくぼんだ部位でもあり，摩擦も多いため，皮膚炎のリスク部位であり，早期からびらんなどを起こしやすい．タンクトップなどは腋窩に縫い目がくるものが多いため，腋窩を保護するタイプのものが望ましい．ブラジャー同様，患者の体型に合ったものを選択する．照射期間中は，脱毛処理は控えるほうが望ましい．汗をかきやすい部位でもあるため，こまめに汗を拭くようにアドバイスする．整容性にも大きく影響するため，患者の心理に配慮しながらケア指導を行う．

4 その他

　照射中は爪を短く切り，爪の先端はなめらかにしておき，医師から指示された軟膏以外は塗布しないよう説明する．また，乳房への刺激を最小限にしなければならないため，照射期間中の性生活の制限に関してパートナーにも協力を得る．

2 放射線皮膚炎の経過に合わせたケア

　照射の進行とともに皮膚炎も変化するため，症状に合わせてケアを考えていく．照射方法や個人の体型，セルフケアにより症状には個人差がある．子どもがいる患者から，入浴に関して急性期は別々に入ることは可能か，一緒に入る場合には子どもにどのように説明すればよいかなどの相談を受けることもあるが，その場合にはともに考えていく．

1 発赤

　乾燥感・瘙痒感を伴う場合には，掻いたりせずに，冷却や保湿などで対処する．掻くとびらんが起こり感染を併発する可能性があるため，決して掻かないよう指導する．冷却については，保冷剤などを衣服の上から使用するとよいことを伝える．

2 紅斑

　症状が軽度の場合には，アズレン（アズノール®軟膏）などが処方されることがある．灼熱感やひりひり感を伴う場合には，ステロイド軟膏を使用することがある．軟膏は，照射直前には塗布しない．軟膏使用時は，清潔保持に特に注意が必要で，洗浄剤で丁寧に洗浄する（こすらない）ケアが伴わなければならない．

3 びらん

　感染に注意し，より清潔を保持するケアを徹底する．滲出液で衣服が汚れないようにガーゼなどで保護する場合には，非固着性のガーゼを使用する．

　放射線治療を外来通院で行う場合，ウィークデー（平日5日間）通院となるため，皮膚炎が増強すると，疲労の蓄積とともに抑うつなどにもつながりやすくなる．照射中は身体的アセスメントを行うと同時に，関係を構築し，精神的なケアを並行する．治療が順調に進んでいることを患者とともに評価し，症状の評価も実際に見ながら行う．セルフケアが適切に行えている場合には，効果的に行えていることをフィードバックする．

3 照射後の放射線皮膚炎のケアとボディイメージへの支援

　全乳房照射終了時，乳頭，乳房下縁，腋窩にまだ紅斑やびらんがある場合には，ステロイド軟膏が処方されることもあるため，指示された回数を塗布するよう指導する．照射後は約1か月を経過すると徐々に皮膚の赤味が軽減してくる．しかし，放射線治療によって皮膚の乾燥は持続しているため，保湿のための軟膏やローションを塗布し，皮膚の保護をすることも必要に応じて行う．白色ワセリンや，ヘパリン類似物軟膏・ローション（ヒルドイド®）が使用される場合もある．

急性期を超えると徐々に患者の苦痛も軽減してくるため，通常の生活に戻るための支援に移行する．乳房照射では，痛みや浮腫が残存することは少ないが，ボディイメージの変容として，外見上，色素沈着や軽い萎縮が残ることがある．乳房だけでなく腋窩もカバーするような下着について情報提供するとよい．照射後は，発汗作用が低下し体温が高くなるため，体温測定は健側で行う．抗がん剤が追加される場合には，照射部位に一致して紅く皮膚炎が浮き上がるなど，再燃することがあるため，皮膚の保護は継続する．

早期から始める皮膚炎ケア

乳がんの放射線療法では，主に皮膚炎によるボディイメージの変容を伴う．治療により必発の症状であるが，悪化させずに治癒に向かうよう，遷延させないことが重要である．また，皮膚の再生を促すために，早期から皮膚炎ケアの指導を開始しておくことが重要である．

文献

引用文献

1) 日本放射線腫瘍学会(JASTRO)放射線腫瘍学データセンター：2010年構造調査結果．http://www.jastro.or.jp/aboutus/datacenter.php(2015年3月31日アクセス)
2) 佐々木良平，淡河恵津世，唐澤久美子：決定版―チームで取り組む乳がん放射線療法．pp.60-86，メディカル教育研究社，2013．
3) 大西洋，唐澤克之，唐澤久美子(編)：がん・放射線療法2010．pp.990-1023，篠原出版新社，2010．
4) Chen AM, Jennelle RL, Graby V, et al：Prospective study of psychosocial distress among patients undergoing radiotherapy for head and neck cancer. International Journal of Radiation Oncology Biology Physics 73(1)：187-193, 2009.
5) Whelan TJ, Levine M, Julian J, et al：The effects of radiation therapy on quality of life of women with breast carcinoma：results of a randomized trial. Ontario Clinical Oncology Group. Cancer 88(10)：2260-2266, 2000.
6) Olivotto IA, Weir LM, Kim-Sing C, et al：Late cosmetic results of short fractionation for breast conservation. Radiotherapy and Oncology 41(1)：7-13, 1996.
7) 前掲書2)．p.172．
8) 前掲書2)．p.173．
9) Feight D, Baney T, Bruce S, et al：Putting evidence into practice. Clinical Journal of Oncology Nursing 15(5)：481-492, 2011.
10) Campbell IR, Illingworth MH：Can patients wash during radiotherapy to the breast or chest wall? A randomized controlled trial. Clinical Oncology(Royal Collage of Radiologists) 4(2)：78-82, 1992.

参考文献

1) 日本乳癌学会：乳癌診療ガイドライン2013年版．
2) 日本癌治療学会：がん診療ガイドライン．
3) 松原康美(編著)：スキントラブルの予防とケア―ハイリスクケースへのアプローチ．pp.124-130，医歯薬出版，2008．
4) McQuestion M.：Evidence-based skin care management in radiation therapy. Seminars in Oncology Nursing 22(3)：163-173, 2006.

(藤本 美生)

6 アピアランスケア

1 外見の変化による苦痛の顕在化

　長い間，がん医療においては，生存率・延命率の向上が最大の懸案事項であり，患者がどのように治療生活を送るか，ましてやサバイバーとしてどのように社会生活を送るかなどについては考えられることはなかった．しかし，がん治療成績の向上やQOL概念の広がりとともに，治療中の社会参加の継続・治療後の社会復帰を希望するがん患者が増加し，それに伴い治療による外見の変化がもたらす苦痛が問題として顕在化してきた．

　外見の変化による苦痛は，従来の医療が注目してきた痛みや吐気といった身体的苦痛と大きく異なる点がある．それは，その痛みの本質が，①自分らしさや女性性といった自己イメージに関連する心理的な苦痛にあること，②他者とのかかわりのなかではじめて成り立つ，相対的な苦痛であること，の2点である．つまり，外見の変化は，①「女性らしくなくなった」「魅力的でなくなった」という一般的な美醜の問題に加え，「病気や死の象徴」として常に病気を意識させるため，「今までの自分らしくなくなった」という自己イメージの低下をもたらしやすい．また，②他者の存在に大きく依存する心理社会的苦痛であり，他者とのかかわりがなければ苦痛が軽減される．例えば，無人島に1人でいるのであれば，治療によって外見がどのように変化したとしても，外見のことでは悩まないと多くの患者が答えている．私たちの研究でも，患者が，外見の変化により，がんに罹患していることが他者に知られ，従来の関係を維持できなくなるのではないかとの懸念を抱いていることが示唆されている．

　このように，外見の変化による苦痛は，単純なボディイメージの変化の問題だけでなく，社会との関係性の問題，換言すれば，社会のなかでの自己の存在そのものを脅かす苦痛である．これからのがん患者に対する看護では，このような社会的に生きる「人間」の外見の問題をサポートし，社会につなぐケアをすることも求められるであろう．

アピアランスケアの意義

　本節では，がん患者に対する外見関連のケアを，外見を意味する「アピアランス(appearance)」を用いて「アピアランスケア」とし，そのための個別具体的な医学的・技術的・心理社会的支援を「アピアランス支援」とする．これは，患者が病気を抱えていても「社会に生きる」「人として生きる」ための支援である．

　ところで，アピアランス(外見)ケアという言葉からは，一般に化粧のような美容ケアが想像されることが多い．しかし，医療の場で行うべきアピアランスケアの目的は，上記の

ように「患者と社会をつなぐこと」であり，決して患者を美容的に美しくすることではない．なぜなら，どれほど美容的に美しくなっても，外に出られない，あるいは家庭のなかでも自分らしく過ごせなかったら意味がないからである．

そのために本節では，看護師に求められるアピアランス支援に必要な知識と援助のポイントを述べる．ただし，アピアランスケアは，新規の分野でありエビデンスの蓄積が不十分である．したがって，提供する情報は2015年3月時点のものであり，今後変更の可能性があることに留意していただきたいと思う．

2 がん医療におけるアピアランス支援の現状

1 全国のがん診療連携拠点病院における支援

アピアランス支援の現状を明らかにするため，2012年に全国のがん診療連携拠点病院を対象にアンケート調査を行った．388施設中274施設から回答があり（回収率70.6%），94%もの施設が外見支援に関する取り組みを行っていると答えていた．それによると，1回の患者指導は平均17分で，内容も頭髪から皮膚・爪・睫毛・眉毛までと広範囲であり，外見支援に関するスタッフ勉強会も，平均年間1.6回実施されていた．このように数字上は充実した患者支援が行われている反面，90%の施設が，外見支援の研修会への参加を希望しており，現状の支援に課題を感じていることが推測された．

2 アピアランス支援センターの取り組み

2013年，国立がん研究センター中央病院に，アピアランス支援センターが新設された．同センターの設立は，2005年に始まった院内自主チーム（外見関連患者支援チーム）の活動の結実であるが，2000年以降の患者のQOLやがんと外見の問題に対する社会的な機運の高まりの象徴でもある．同センターの目的は，外見の問題に関する研究と臨床，教育活動を通して，患者が「社会に生きる」「人として生きる」ことを支援することである．そのため，皮膚科医・形成外科医・腫瘍内科医・看護師・薬剤師・心理士などの多職種によるチームを形成し，日々の活動に当たっている．

日常臨床の場面では，グループプログラムによる情報提供のほか，外来ブースや病棟での個別相談，ケアを実施している．相談内容は多岐にわたり，直接的な外見変化への対処法だけでなく，職場や学校への説明などコミュニケーションや環境調整に関する内容も多い．また結婚式や成人式，七五三，卒業式などのライフイベントに向けた相談や入院中のストレス緩和目的のケアも行っている．最近では，分子標的薬などによる新しい副作用への対策や美容医療的な相談も寄せられており，今後アピアランス支援の内容も多方面に変化していくことが予測される．

3 アピアランス支援のあり方

1 医療者がかかわる意義

　私たちは，アピアランスケアを，単に美容・整容技術の提供ではなく，患者と社会をつなぎ「生きる力を支援するもの」ととらえており，その観点から医療者がかかわる意義は非常に大きいと考えている．なぜなら，医療者は患者の疾患や心理に対する深い理解をもとに，個々の患者にとって本当に必要な範囲の情報やアドバイスを公平な見地から提供することができるからである．例えば，放射線治療後の薄毛が治らない大学生から髪に関して相談があった場合に，美容的な視点のみからは，ウィッグの選択を支援すれば解決すると思われがちである．しかし，表面的な現象だけにとらわれず，時には，その悩みが象徴する社会復帰や就職，恋愛などのライフイベントへの不安を理解するとともに，それを軽減する具体的な方法（例えば，場面別のカモフラージュ方法，カミングアウトの時期や方法など）についてともに考えることが必要である．このような視点からアドバイスができるのは医療者だからこそであろう．確かに，アピアランス支援の具体的な技術については美容の専門家と連携することが必要な場合もある．しかし，表面的な支援にとどまらず，患者の生き方や環境をふまえ，社会との関係を考慮した支援を行うためには，患者のことを最も理解する立場の医療者が支援全体のコーディネートを行うことが重要である．

2 医療者によるアピアランス支援の注意点

1 情報収集の際，発信源とエビデンスに注意をはらい，患者視点で内容を吟味すること

　外見支援に関する情報は，今まで医療の領域では研究対象とされてこなかったため，エビデンスがきわめて少ない．一般に流布する情報でも，医学的な観点からエビデンスを吟味しないまま外見変化への対処方法を書いているものが少なくない．また，外見の支援に関する勉強会は，ウィッグや化粧品，下着などの製品を提供する各企業が主催していることが多いが，このような勉強会を広く開催できるのはそれなりに資金力をもった企業だけであるというバイアスにも留意すべきだろう．そこで提供される情報だけを鵜呑みにするのは医療者の支援としては不十分である．医療者が行うべきは，経済的にも社会的にも資源が限られている患者であっても，社会との交流を断念することなく治療が継続できるような支援であり，それを行うためにも，常にさまざまな視点をもつことを意識しながら情報を収集するようにしたい．

　これは難しいことではなく，たくさんのパンフレットや資料に目を通すこと，先輩患者から話を聞くこと，複数の患者からの同じ意見を尊重することなど，日常業務のなかから得られるものは多いのである．

2 コミュニケーションの際，自分の行動が患者に与える影響に自覚的になること

　すでに述べたように，外見の悩みは，ボディイメージというより社会との関係性にその重点がある．そのため，医療者によるアピアランスケアの際のコミュニケーションは，患者に大きな影響を及ぼす可能性があり，注意が必要である．多くの先行研究では，患者が病気やオシャレに対する罪悪感・固定観念をもっていると報告されている．その結果，患者は真面目な患者像を自分に当てはめ，「楽しんではいけないという自分への禁止令」を働かせる．だからこそ，医療者は外見の問題を扱う際に，重く真面目に伝えるのではなく，率先して明るく楽しそうに話すことが重要になる．患者のもつ罪悪感や理不尽な思い込みを払拭し，「乗り越えることができる体験ですよ」「人生を楽しんでいいのですよ」という，ノンバーバル(非言語的)なメッセージを送ることになるからである．

　また，がん看護に携わる看護師であれば，「がんは恥ずかしい，隠さなければならない病気である」と思っている人はいないだろう．しかし，実際に説明する段階になると，例えば「自然なウィッグのポイント」などを熱心に患者に伝える人が多い．これは，ウィッグは自然にしなければいけない＝「がんは隠したほうがいいですよ」という裏メッセージの伝達にほかならない．時々，自分の行動が患者に何を伝えているのか，その意味するところを振り返ることが必要である．

3 段階的サポートプログラムの提案

　病院という限られた環境や資源を前提に，患者の多様なニーズに合致したサポートを提供するためには，それらに対応する段階的な支援プログラムが適切である．私たちは，患者の苦痛やニーズの研究を基に外見関連の段階的患者支援プログラム(がんセンターモデル)を作成し，提案してきた(**図3-22**)．このプログラムは，各段階に応じて目的や対象者，提供者や提供内容を変えつつ，そのトータルなマネジメントを病院が行うものである．

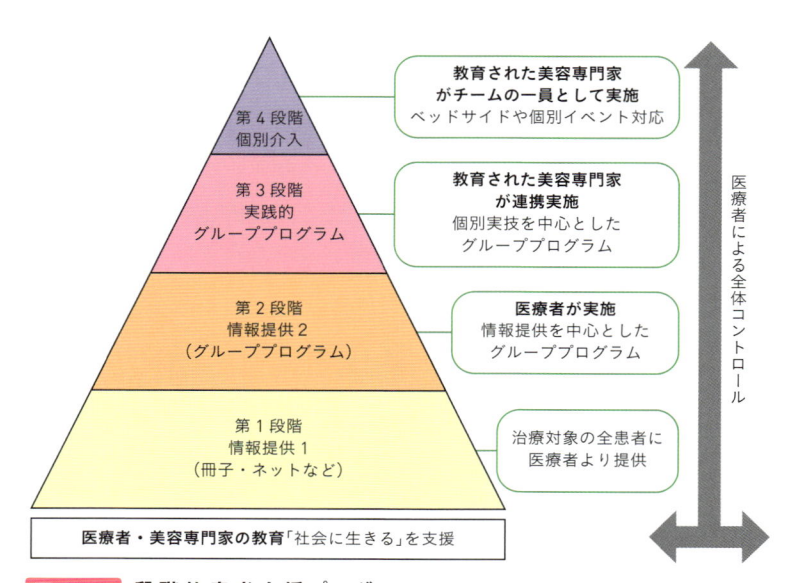

図3-22 段階的患者支援プログラム(がんセンターモデル)

患者のニーズが高く，医療者が直接実施するものとしては，第1段階および第2段階が非常に重要である．なお，第3段階および第4段階は，患者のニーズが限定されるとともに，美容の技術も専門的になることから，がん医療に関する基礎的な教育を受けた美容の専門家が行い，医療者が連携，全体をコントロールするのが望ましい．

また，病院で情報提供する際は，できる限り誰にでもできる簡単で安全な方法，「最大多数の最大幸福」を基準とした最低限必要な情報の提示を行い，情報過多になりすぎないように心がける．

4 個別支援の基本的ステップ

アピアランス支援に関する個別相談の際は，以下の基本的ステップを意識しながらかかわるとよい．

1) 信頼関係の形成：患者との間で，目標達成のための信頼関係を形成する
2) ニーズの確認：最初の訴えを受け取る
3) アセスメント：外見の変化に対する苦痛の程度，原因，目的，支援のリソース，体調などを査定する
4) ゴールの設定：患者の本質的ニーズを理解し，ゴールを設定する
5) 情報やサポートプランの提供：環境調整を含め，具体的な選択肢を提供する
6) プランの選択：複数の選択肢がある場合は，患者に選んでもらう
7) 実行

なお，結婚式などのライフイベントも，その多くが工夫次第で可能である．例えば，半身麻痺患者には車椅子と着物の利用，脱毛患者にはウィッグによるアップスタイル，休憩の入れ方を説明するなど，美容室やイベント会場に簡単なアドバイスをすることで，スムーズに行うことが可能になる．また，実際はその場に至るまでのプロセスが重要であり，患者背景や患者・家族にとってのイベントの意義をよく理解している看護師が介入することで可能になることも多い．なぜなら，看護師の介入は単に技術的な問題ではなく，その後の療養生活のあり方を左右し，残される家族にとってのグリーフケア的な意義をもつことが多いからである．

4 アセスメント：患者の苦痛を理解する

外見の問題は「社会との関係性の悩み」が中心にある苦痛という特殊性ゆえに，その苦痛の感じ方も対処方法も個人差が大きい．そのため，看護師が支援する際の前提として，個々の患者の外見変化に対する苦痛の理解，アセスメントが不可欠である．以下に患者の苦痛について，属性別の特徴と個々の患者理解のための視点を述べる．

1 性別と年齢，疾患の特徴

患者にとって，どのような身体症状が苦痛なのかを明らかにするために，通院治療中の患者638名に対して，嘔吐などの従来の医療が注目してきた代表的な身体症状と，脱毛

表 3-20 がん治療に伴う身体症状の苦痛 TOP 20（疾患・男女別）

| | 消化器がん | | | | 乳がん | |
| | 男性(n = 134) | | 女性(n = 68) | | 女性(n = 174) | |
順位	症状	苦痛度	症状	苦痛度	症状	苦痛度
1	ストーマ	2.60	ストーマ	3.00	脱毛	3.47
2	吐き気・おう吐	2.48	指のしびれ	2.88	乳房切除	3.22
3	下痢	2.34	発熱	2.87	吐き気・おう吐	3.14
4	口内炎	2.33	下痢	2.85	指のしびれ	2.84
5	指のしびれ	2.32	吐き気・おう吐	2.83	全身の痛み	2.82
6	便秘	2.30	顔全体の変色	2.82	眉毛の脱毛	2.77
7	治療部分の痛み	2.29	足のむくみ	2.82	睫毛の脱毛	2.76
8	食欲の変化	2.27	便秘	2.81	手術の傷	2.76
9	味覚の変化	2.26	口内炎	2.79	手の爪の割れ	2.75
10	皮膚の湿疹	2.22	脱毛	2.78	手の爪の二枚爪	2.75
11	顔のむくみ	2.18	不眠	2.73	便秘	2.75
12	発熱	2.17	顔のむくみ	2.67	足の爪のはがれ	2.71
13	だるさ	2.14	睫毛の脱毛	2.65	だるさ	2.71
14	脱毛	2.12	しみ・くま	2.64	口内炎	2.70
15	足のむくみ	2.12	だるさ	2.64	発熱	2.70
16	唇の皮むけ	2.09	味覚の変化	2.63	足のむくみ	2.64
17	皮膚のかゆみ	2.09	手の爪の割れ	2.62	手の爪のはがれ	2.61
18	手の皮むけ	2.08	息切れ	2.55	味覚の変化	2.61
19	傷ができやすい	2.04	手・指のむくみ	2.53	顔のむくみ	2.58
20	頭痛	2.04	嗅覚の変化	2.52	しみ・くま	2.57

　　は外見症状を指す

〔Nozawa K, Shimizu C, Kakimoto M, et al.：Quantitative assessment of appearance changes and related distress in cancer patients. Psychooncology 22(9)：2140-2147, 2013.〕

などの外からわかる身体症状（以下，外見症状とする）について，その体験の有無と苦痛度を聞き，疾患別男女別に分析した．消化器がん 202 名と乳がん 175 名，肝胆膵がん 69 名，血液がん 60 名，肺がん 55 名，その他 77 名の患者である．そのうち，消化器がん，乳がんの身体症状苦痛度 TOP 20 を例示する（**表 3-20**）[1]．

　消化器がんに代表されるように，男性の TOP 20 は全体または上位に身体症状が占める割合が多く，外見症状でも，例えば足の浮腫などのように，見た目というより歩きにくさなど身体機能に影響のある症状が多い．一方，女性は外見症状に強く苦痛を感じており，代表的な身体症状よりも苦痛度が高くランクづけされることも多かった．一般に，身体意識は，男性は「機能」，女性は「外見」にいきやすいと指摘されているが，がん治療に伴う副作用の場合も同じである．外見症状の苦痛度を合計して分析したところ，男性より女性のほうが，また若い人ほど強く苦痛を感じていた．そして，疾患による差もみられた．多重比較を行ったところ，乳がん女性群がほかのすべての群より，外見変化に対する苦痛度が有意に高かった．その理由は明らかではないが，罹患する年齢の若さや，切除部位が女性性にかかわるだけでなく，ほかの婦人科がんと異なり外からわかる乳房であることに由来するものと思われる．

2 個別理解のための7つのポイント

目前の患者の苦痛を理解する場合，以下の7点を考慮する必要がある．

■外見に関する信念

乳がん患者を対象とした調査では「できる限り外見も治療前の状況に戻すべきだ」と，外見に関連した信念が強いほど，変化した外見に苦痛を感じていた[2]．人は，自分の信念に反する状況に強いストレスを感じる．また，「柩の中の自分の顔は，社会に向けた最後のメッセージ」と話す患者のように，外見に対する信念が自分の生き方に結びついている場合も，外見の変化に対する苦痛度は強くなる．

■喪失対象の価値

失うものがその患者の人生のなかで大切な価値を有しているほど，その悲嘆は大きい．例えば，髪，肌，胸など変化した部位を自分のチャームポイントと感じていた患者は，そうでない患者より脱毛や変色，乳房切除の苦痛を大きく感じる．

■パーソナリティ

自分の考え方や気分などの内面的・個人的側面に注意を向けやすい傾向の患者（私的自己意識の高い人）に比較し，外見や行動など他者から見られる側面に注意を向けやすい傾向の患者（公的自己意識の高い人）ほど，化粧などにも気を使う半面，外見の変化を苦痛に感じやすい[3]．

■適切なサポート資源の有無

外見の変化に対する情報収集や対策について，適切なサポートが得られないと，患者の不安や苦痛は大きい．とりわけ，現在のように情報過多の時代においては，患者が多くの情報にいたずらに不安を煽られていないか，看護師は折にふれて確認することも重要である．

■職業などの生活環境

身体の美しさや一定のスタイルが求められる職業に従事している患者の場合，苦痛が大きい．患者の職業や地域性を理解することは重要である．

■パートナーの影響

周囲の環境や大切な人の存在が，外見の変化に対する苦痛の感じ方にも，その後の治療行動にも大きな影響を与える．とりわけ，パートナーの存在が与える影響は大きい．乳房切除術の術式選択段階ではパートナーの存在による有意差は認められなかったが，再建の有無を選択する段階には影響を与えていた[2]．逆に，パートナーが変化を気にしない場合，脱毛などへの抵抗も少ないことが多い．

■その他

外見に関する苦痛の訴えの強さには，その背景にさまざまな要因が隠れていることが多い．精神的な健康度の低さが外見へのこだわりに隠れていることもあれば，病気を家族に隠していることの葛藤が，皮膚の変色に対する苦痛を強化しているケースもある．それらの場合は，背後の問題を解決しないと苦痛は低減されない．

5 アピアランス支援の個別スキルのポイント

1 エビデンスの少ない領域だからこそ

　　米国がん看護シリーズにも「がん治療に伴う皮疹，乾燥症，瘙痒症，手足症候群，光過敏症に対する予防とマネジメントについてもエビデンスは不十分である．介入には局所的治療法，外用薬，全身治療などがある．＜略＞エビデンスの多くは，ケースシリーズや症例研究である．加えて，報告された介入の多くは複数の治療を併用したものであり，個々の治療効果を明らかにしていく過程が必要である」と明記されている[4]ように，アピアランスケアに関する情報には，エビデンスが少ないか，あってもエビデンスレベルの低いものである．この分野の研究が深まっていくことを期待して，以下では，女性患者のアピアランス支援のスキルとして関心が高い，脱毛のカバー・ヘアケア・スキンケア・メイクアップ・ネイルケアなどに関して，アピアランス支援センターで実施している一般的なアドバイスを中心に述べる．
　　基本は，患者が治療や社会生活に前向きになれるよう，簡単で安心できる情報である．

2 頭髪の脱毛カバー

　　女性がん患者のアピアランス支援としてニーズが最も高いのは，化学療法による頭髪の脱毛に対するケアだろう．治療の決定から実際に脱毛するまで，数週間の時間的余裕があるため，脱毛前に一定の準備をしておくことを勧めている．これは病気に対するコントロール感の醸成につながり，自己効力感を高めるからである．

1 脱毛前の準備

■自毛の処理

　　脱毛が予見できる場合，事前に自毛を短く切っておくことを推奨している．可能であれば，事前に使用するウィッグを決めておき，その形に自毛をカットし整えておくと，周囲も，また，本人も実際の脱毛時までに髪型に慣れ，違和感や抵抗感が減少しスムーズにウィッグに移行しやすくなる．また，抜けた毛の処理も長いままよりも短いほうが扱いやすい．さらに，ほとんどのウィッグは生え際をカバーするために前髪が下りた髪型となっているが，今まで前髪を下ろした髪型ではなかった人の場合，額に掛かる髪に鬱陶しさを感じることが多い．早めに自毛をカットし，ウィッグと同じ前髪が下りた髪型に慣れておくとよい．白髪の場合にはウィッグ選択の幅が狭まりがちなので，比較的製品数の多い栗色に染めておくことを勧めている．

■ウィッグの準備

　　ウィッグについては別途詳しく述べる（p.142）．

■ウィッグ以外の準備

　　脱毛カバーの方法はウィッグだけではないと伝えることも大切である．手作り帽子の作り方やスカーフの利用方法などがインターネット上にも数多く公開されており，これらの情報を伝えるのもよい．

2 脱毛進行中・脱毛後のケア

　脱毛進行中や完全に脱毛したあとのヘアケアについての質問は多いが，明白なエビデンスのある脱毛予防あるいは再発毛促進のためのケア方法は現在のところ確立されていない．むしろ根拠の明らかでない特別な洗髪やケア方法を推奨することで患者の身体や生活に負担になることを避けるべきだろう．体調の悪い場合にはぬるま湯で2分洗い流すだけでもよいなどの患者向けの洗髪メソッドも散見するが，実際に試してみると現実的ではないものが多い．脱毛進行中については，基本的にそれまで使用していたシャンプー・リンスなどを用いればよく，刺激を感じるようなことがあれば別の製品に変更すればよい．また治療の影響で湿疹などが出た場合は，すみやかに医師に相談するように勧める．脱毛後の頭皮ケア方法については，シャンプーではなくボディシャンプーや洗顔フォームで洗う患者が多く，それで特に問題はなかったとの体験談も複数聞かれる．医療者として必要なアドバイスは，何を使って洗うかよりも，治療により指先が麻痺した患者が，頭皮を洗おうとして気づかないうちに強く掻きむしり，傷を作らないように注意を促すことであろう．

3 再発毛後のケア

　再発毛後の頭髪は以前と髪質が異なるので，完全に回復するまでパーマやカラーは勧めないことが基本とされている．しかし，治療により毛髪がどのように変化し回復するのかは検証されておらず，いつ，どのような段階でパーマなどが行えるかの基準は明らかではない．白髪染めが行えないことでウィッグをいつまでも外せないと悩む患者がいることから，当センターの場合，頭皮に異常がなく，施術を行うのに十分な長さが回復したのであれば，リスクを承知したうえで染毛することを止めてはいないが，今までトラブルは起きていない．この際，頭皮に染毛剤やパーマ剤が付着することをできるだけ避けるため，自分で行うのではなく，美容室で施術を受けることを推奨している．

Column

脱毛予防についてのトピックス

■ミノキシジルによる脱毛予防と再発毛促進効果

　化学治療前と治療中にミノキシジルを育毛剤として使用することについては，脱毛の予防効果はないものの，脱毛の量とスピードを減らす効果，そして生え変わりを速める効果は認められている．ただし，副作用の可能性があり，肌あれ・かゆみ・顔の毛の生えすぎなどの報告がある．

■クーリングキャップによる脱毛予防

　化学治療中，頭皮の温度と血流の低下を目的にクーリングキャップなどを使用することで，毛母細胞に薬剤が届きにくくなり脱毛の量が減るとされている．クーリングキャップ使用により50％の患者に完全な脱毛の予防ができたという研究があるが，すべての人に効果的というわけではない．ドキソルビシンなど，体内に維持される時間が短い化学療法のときのみ効果的だという説もあり，化学療法を毎日長期間受ける患者にとって，頭皮冷却は実践的ではないだろう．副作用として，冷却中に寒気(100％)，頭痛(71.4％)のほか，圧迫締めつけ感・吐気・ふらつき・顎関節痛などの訴えがあり，脱毛とは別の苦痛を患者に与えている[5]．また，頭皮にがん細胞があった場合に治療されない危険性が以前から指摘されている．

4 ウィッグについて

　治療開始から実際の脱毛まではタイムラグがあるので，慌ててウィッグを購入する必要はないことをまずは伝えるとよい．できるだけさまざまなメーカーのウィッグに触れ，そのなかから選択するとよいだろう．購入なしに販売店で説明を聞くことに抵抗のある患者には，「今日は下見なので購入しない予定です」と一言断るとよいことを医療者がアドバイスすると安心できるようである．

■ウィッグ選びの基本3要素

　患者が適切なウィッグを選択するために，当センターでは「自分に合った価格・かぶり心地・スタイル」の3つの要素から製品を検討することを推奨している．ここでのポイントは「自分に合った」の部分にあり，人それぞれに異なるので正解はない．

○自分に合った価格

　高価なほど，他者から見てウィッグだとわからない製品だと思っている患者・医療者は多い．しかし，数千円から数十万円まである価格差は素材・製法・デザイン・ブランディング・付帯サービスなどによるものであり，価格と見た目の違和感は必ずしも相関していないので，経済的に大きな負担となるような高価な製品を無理に選ぶことはない．

Column

ウィッグについてのトピックス

■医療用ウィッグとは何か

　医療用ウィッグは，長い間明確な定義はなく，疾患や治療による脱毛の患者が使用する製品について，単なるファッションウィッグではないという意味でメーカーや販売店が用いることの多い用語であった．近年，一定の品質を維持したものを医療用ウィッグとするため，業界団体である日本毛髪工業協同組合が医療用ウィッグのJIS規格化を進めており，適合する製品のみが「医療用ウィッグ」と称される可能性がある．しかし，審査を希望したメーカーの製品のみが対象となり，流通するすべての製品が審査の対象になるわけではない．実際の使用に関しては，医療用でもファッション用でも，スタイルや使用感が気に入った製品であれば大きな問題はない．

■ウィッグについての患者の不安

　患者はウィッグの使用に際して，脱毛やウィッグであることが他者に知られることを最も恐れている．最近は製造技術が発達しており，他者から奇異にみえるような製品はほとんどないが，自毛で髪型を変えたときに違和感を覚えるように，ウィッグ着用時においてもその感覚をもつことがある．しかし，「ウィッグだから変」なのだと思い込む患者は多い．このような思い込みの解消にはグループプログラムが有効である．ほかの患者が似合ったウィッグをかぶっているにもかかわらず「変だ」と大騒ぎしているのを見て，自然に自分の姿を俯瞰的に認知できるよい機会となる．また，他者からの「似合う」「自然」などのポジティブなフィードバックはウィッグに対する不安を払拭する．医療者からのこのような声かけは患者の不安軽減につながることから，現場では積極的に行うとよい．

■ウィッグ以外の薄毛カバー方法

　薬剤により脱毛のレベルもさまざまある．薄毛のカバーに役に立つのは，繊維状の粉末をふりかけることで地肌を隠し，毛量を多くみせる製品である．患者には「髪，ふりかけ」でインターネット検索するとさまざまな製品が出てくることを教えるとよい．再発毛後，ウィッグを外すにはまだ毛量が不足しており，外すかどうか迷っている場合などにも補助的に使うことが勧められる．

○ 自分に合ったかぶり心地

　ウィッグは製品・メーカーによってそれぞれにかぶり心地が異なる．差別化につながる部分であり各社工夫を凝らしているが，かぶり心地は人によって感じ方が異なるので，何がよいかは一概にいえない．そのため，いくつかの製品をかぶり比べ，好みに合う製品を選ぶように勧めている．

○ 自分に合ったスタイル

　ウィッグ選びで最も重要なポイントは，自分がよいと思えるスタイル（髪型）か否かである．多くの患者は脱毛前の髪型と同様の製品を探そうとするが，脱毛前の色・質感・スタイルを再現しようとすればするほど，自毛とウィッグとの相違に囚われ，患者の不安は高まりやすい．さまざまなものを試着し，自分が気に入るスタイルを選ぶとよい．

3 眉毛・睫毛の脱毛カバー

1 眉毛の脱毛

　眉の脱毛に対しては，アイブローメイクアップでカバーする方法が一般的である．15〜64歳までの女性1,500名を対象とした調査によれば，アイブローの使用率は約7割であり[6]，多くの人は医療者から特別な助言がなくてもそれなりに対処できると考えられる．ウィッグ着用時に頭髪の毛量がアップすることをふまえ，バランスをとるために普段より濃い目に眉を描くことをアドバイスする程度で安心する患者も多い．医療者からの助言が必要となるのは，今までアイブローを使用した経験のない残りの人たちである．このような患者に対しては，美しく描くことよりも，まずはあるべき部位にあるべきものがないことの違和感をなくすのが大切であることを説明する必要がある．加えて，眉は左右対称ではないことが多いこと，他者が眉の形に違和感をもつことはほとんどないことを説明し，「左右対称に描けなくても，何となく眉が描けていれば大丈夫」と声をかけ，安心させることも必要である．

　最も簡単な眉の描き方は，パウダータイプのアイブローを眉の合った位置に軽くぼかす方法である．色は瞳の色や髪の色に合わせて選ぶが，赤味のないダークブラウン，濃い目のグレー，オリーブグレーなどが使いやすい．また，眉のアートメイク（タトゥー）については，医師以外が行う場合には医師法違反であるとされているにもかかわらず医療機関以外での施術がほとんどであること，アレルギーや感染症の可能性，施術不良，施術後の除去が困難であることなどから推奨していない．またアートメイクを入れた部位についてMRI検査時にやけどなどの健康被害が起こる可能性については，さまざまな報告があり，その可否に関しては結論が出ていないのが現状である．

2 睫毛の脱毛

　睫毛の脱毛は，汗やゴミが目に入りやすくなるほか，目元全体がぼやけた印象となるなどの影響がある．目元の印象を引き締めるためにデザイン性の高い眼鏡を使用するのは，ゴミも避けられよい方法である．アイシャドーやアイライナー，つけ睫毛を用いて化粧をするのもよい．最も簡単な方法は目の際に沿ってアイシャドーでラインを描く方法であ

る．必要に応じその上からアイライナーを用いてもよい．つけ睫毛は使わないことがほとんどであるが，患者が使用を希望する場合には，接着剤によるトラブルを防止するためにパッチテストを勧めるとよい．また，つけ睫毛を外すときに皮膚を強く引っ張ることが刺激になることもある．無理にはがさないようアドバイスするとよいだろう．睫毛エクステンションは，自分の睫毛に人工毛を接着する美容技術であるため，睫毛のない場合には行うことができない．

また，最近認可された睫毛貧毛症治療薬ビマトプロスト（bimatoprost）は，再発毛後に使用することで睫毛の育毛促進に一定の効果があるとされているが，使用を中止すればもとに戻ること，副作用の可能性があることに加え，自費診療となること，睫毛の脱毛は一般に頭髪に比較し回復が早いことも考慮すると，がん患者がどの程度必要とするかは未知数である．

4 スキンケア

1 一般的なスキンケア指導について

治療に伴い皮膚症状が出る場合は，まず，患者が処方された薬剤や保湿剤を必要な量と回数，しっかり塗布できるよう指導する．それ以外の場合，一般的に必要なスキンケア指導は，「清潔・保湿・刺激を避けること」である．指導を行っても皮膚症状が改善されない場合は，皮膚に影響を与える因子に加え，患者の価値観・おかれている環境・それまでの整容・化粧の習慣などを含めてアセスメントし，現実的な方法を提案する必要がある．例えば，洗顔については，一般に「十分に泡立て，やさしく洗う」ことが指導されるが，「十分」「やさしい」が表す程度はあいまいであり，必要以上に患者の生活に制約を加えるような整容指導がされないよう留意すべきである．分子標的薬による手足症候群でひび割れの生じた手で時間をかけて洗顔料を泡立てる必要があるのかなども，検討する必要があるだろう．

2 日焼け止めの使用について

皮膚の保護・刺激の回避の観点から，日焼け止めの使用が推奨されることが多い．日焼け止めの効果を表す数値としてはSPF・PAが用いられており，SPFはUVB（紫外線B波）を防ぐ効果を示し，PAはUVA（紫外線A波）を防止する効果を示す．SPF10とSPF50の紫外線防御率の差は，単純に5倍ではなく，90％程度紫外線をカットするか99％程度カットするかの違いであり，数値の高い製品を使用する必要はない．朝夕の紫外線量の少ない時間帯に短時間散歩などをするだけであれば，日焼け止めすら不要な場合がある．WHOでは紫外線の健康被害防止に向けSPF15以上の製品を使用し，適時塗り直しをすることを推奨している．

5 メイクアップ

治療中，健康的な外見を保持することは気持ちの落ち込みを防ぐことにつながるため，特に肌にトラブルがない限りメイクアップすることを控える必要はないと説明している．

化粧品は従来使用していた製品を継続すればよく，違和感があったときには使用を休止するか，別のものに切り替えることを推奨している．

1 健康的に見せる化粧

健康的に見せるための化粧のポイントは，眉毛とほほ紅である．とりわけほほ紅には顔色をよく見せる効果があり，口紅だけをつけるよりも，自然に顔色がよくみえるので勧められる．治療中の患者は，肌がくすみやすいので，青味の強いピンクよりもオレンジやピーチ系など，肌なじみのよい色が使いやすい．

2 肌のくすみ・黒ずみのカバー

治療によるしみやくすみ，一般的な顔色の悪さに対しては，まずは患者が日ごろ使用しているファンデーションやコンシーラーを使ってカバーすることを勧めるとよい．同じ化粧品を用いた場合でも，つける量や範囲を変えることで十分満足のいく仕上がりになることもある．いつもの色では白浮きし十分にカバーできない場合には，その商品ラインのなかで明度が1〜2段低い色(暗い色)を選んで試すとよい．しかし，それでも十分にカバーができない場合や，皮膚が極端に黒ずむ場合は，よりカバー力の高いファンデーション(血管腫や太田母斑などを隠すことを謳った製品)を使用する．ただし，これらの製品については，色の選択や塗布方法の説明が必要となるため，製品を取り扱っているメーカーの窓口※に相談するよう勧めるとよい．

6 ネイルケア

1 変色

爪の変色については，マニキュアを使用しカバーすることで対応できる．一般にレンガ色のような暗めの赤茶色を使用すると黒ずみをカバーしやすい．爪が変色しているときは同時に指先も黒ずんで変色していることが多いので，健康な爪色に近い白っぽいピンクやベージュを使用すると，むしろ指先の黒さを強調してしまうことが多いので注意する．

マニキュアは一般的に市販されている製品を使用して問題はない．除光液に関しても，一般のネイルエナメル除去であれば，アセトン入り・ノンアセトンのいずれでも構わず，事後にクリームやオイルでケアをしておけばよい．患者向けに「爪へのやさしさ」を謳った製品もみられるが，爪への影響について一般的に販売されている製品と比較したデータはない．またアセトンなしで落とせる水性ネイルという製品も販売されているが，除去時にエタノールを使用する製品が多いので注意が必要である．

2 欠け・割れ

爪がもろくなり，欠けや割れが起きるときには爪切りを使用せず，爪用のやすりを使い，手入れをする．また，乾燥するとさらに割れやすくなるため，ハンドクリームやネイ

※主要取扱メーカー：(株)資生堂，グラファ ラボラトリーズ(株)，マーシュ・フィールド(株)

ルオイルを塗布し油分を補給するとよい．割れが起きた場合はネイル用のグルー（接着剤）を使用し補修することもできる．補強の目的でジェルネイルを使用することは勧めない．塗布時・除去時の爪への負担が懸念されること，カビや感染の可能性があることがその大きな理由である．

7 使用する化粧品について

治療中には「肌にやさしい」「無添加」「自然派」「オーガニック」などと謳った製品を使用したほうがよいのかとの質問が患者からは多く寄せられる．しかしこのような文言はメーカー独自の基準によることが多く，医療者の立場から推奨できるほどの効果・効能があるかは定かではない．

当センターでは，特に新しい製品を使用する必要はなく，まずは，従来使用している化粧品をそのまま継続使用すればよいと推奨している．その際，製品が推奨する使用量・使用方法を確認し，改めてそれを守るように伝えている．誤った使用方法により肌を刺激することを防ぐためである．使用中に刺激を感じるようになった場合は「敏感肌用」と明記されているものに変更すればよいが，「敏感肌用」と謳われている商品も内容はさまざまであり，適切な製品を選択する明確な基準はない．そのため当センターでは，女性が化粧品を購入する最も一般的な場であるドラッグストアで長く売られている化粧品から選ぶのが，リスクは少ないと説明している．多くの人が購入する場で長期間販売が継続できる製品であることは，見方を変えれば長い間大勢の人たちに問題なく使用されていたことを意味するからである．

また，近年よくみかけるようになった「オーガニック」化粧品も肌に刺激がないと思われることが多い．しかし，もともとはエコロジーの観点から発展した，有機農法で栽培された植物などから抽出された成分を使用し，またパッケージなども環境や資源に配慮した製品を指しているのであり，地球や環境に優しい製品であるが，患者の肌に優しいかどうかは別の問題である点に注意したい．

「自分らしく生きる」ことを実感できるような支援を

人が生きる意義を感じ，「自分らしく生きている」ことを実感できるとき，それは，主に「人とのかかわりのなかで存在」しているときである．そうだとすれば，患者ががんという疾患を抱えていても，家族を含む「社会」とのかかわりのなかで生きることが大切であり，また，その前向きな行動が，周囲に与える影響も大きい．医療者は，患者が外見の問題を契機に人との交流を絶ってしまうことがないように支援しなければならない．

文献

引用文献
1) Nozawa K, Shimizu C, Kakimoto M, et al.：Quantitative assessment of appearance changes and related distress in cancer patients. Psycho-Oncology 22(9)：2140-2147, 2013.
2) Nozawa K, Ichimura M, Oshima A, et al：The present state and perception of young women with breast cancer towards breast reconstructive surgery. International Journal of Clinical Oncology 20(2)：324-331, 2015.

3) Lacouture ME：Dr. Lacouture's Skin Care Guide for People Living With Cancer. Harborside Press, New York, 2012.
4) Eaton LH, Tipton JM, Irwin M（編）/鈴木志津枝，小松浩子（監訳），日本がん看護学会翻訳ワーキンググループ（訳）：がん看護PEPリソース―患者アウトカムを高めるケアのエビデンス．医学書院，2013.
5) 矢野美穂，怒和陽子，上原智子，ほか：乳がん患者の頭皮冷却下における化学療法中の症状の実態と看護介入について．日本がん看護学会誌 28（Suppl）：219，2014.
6) ポーラ文化研究所ウェブサイト．女性の化粧行動・意識に関する実態調査2014―メーク篇．http://www.po-holdings.co.jp/csr/culture/bunken/report/pdf/141119make2014.pdf（2015年3月31日アクセス）

参考文献

1) 藤間勝子，野澤桂子： アピアランスケアのスキル①脱毛における頭髪への対応―ウィッグについての基礎知識．がん看護 20(1): 79-82, 2015.
2) Lacouture ME（ed）：Dermatologic Principles and Practice in Oncology：Conditions of the Skin, Hair, and Nails in Cancer Patients. Wiley-Blackwell, New Jersey, 2013.
3) 森田純子，薬師神芳洋，山下広恵，ほか：抗がん剤治療に伴う「脱毛」と頭皮脱毛対策である「カツラ」に関する問題点．癌と化学療法 39(13)：2537-2540，2012.
4) 野澤桂子，藤間勝子，武藤祐子：（第Ⅳ章）患者の生活をよりよく保つための看護．化学療法中の患者の心身を美しく保つ―美容に関するケア．がん看護 19(2)：187-189，2014.
5) 鈴木一成，朝田康夫：化粧品のすべてがわかる―コスメティックQ&A事典．中央書院，2011.

（野澤 桂子）

第 4 章

がん患者の役割の遂行を支える

1 役割遂行における困難を体験している患者への支援

時代の変化や価値観の多様化に伴い，健康な女性でも，社会や家庭においてさまざまな役割※をはたすうえで悩んだり苦労したりすることは多い．育児や主婦を経験したことがある人にとっては，子どもの世話や家事に加えて自らのがん治療という大きな問題を抱えた場合，生活がさらに多忙になることは想像に難くないだろう．社会人としてどう仕事に折り合いをつけるか，夫/パートナーや子どもとどう向き合うか，家事や親の介護をどうこなしていくかなど，多くの患者が困難を感じることが想定される．本節では，がん治療を継続しながら，女性としての役割を遂行していくうえで体験している困難を看護師が理解し，必要な支援が提供できるようなアセスメントの視点と活用できる社会資源について解説する．

1 家庭内および社会的役割遂行における困難

まず，近年における女性を取り巻く現状について述べたのちに，女性ががんを罹患することで生じる日常生活の変化，心理社会面，家族への影響について述べる．

1 女性を取り巻く現状

女性が担う役割は妻，娘，母親，社会人など多様である（図4-1）．現代において"女性の人生"としての平均的なパターンのライフコースは存在せず，担っている役割は患者によって，複数にわたる場合があるなど，個別性がある．そして個々によって複数の役割を掛け持ちし，生活におけるその役割の比重もまた人それぞれである．

2012(平成24)年12月に実施された家族の法制に関する世論調査結果によると，女性が家庭内において大切だと思うものは，こころのやすらぎを得る情緒面(37.7%)，出産・養育(29.3%)，家事(22.8%)，介護(7.9%)[1]である．また，2014(平成26)年6月実施の国民生活に関する世論調査結果によると，日常生活において悩みや不安を感じている女性は多く(68.2%)，その内容は自分の健康(51.0%)，家族の健康(45.8%)，今後の収入や資産の見通し(41.5%)，現在の収入や資産(35.7%)[2]であった．一方，女性の就業者はここ数年増加している．2010(平成22)年国勢調査によると，15歳以上人口の女性の労働力率は49.6%[3]であり，約半数の女性が働いている現状である．

※：役割とは組織や社会，人との関係性のなかで期待される機能や位置・境遇である．ある特定の状況下で想定されたり，部分的に演じられたりする機能である．役割は単独には存在せず，例えば妻という役割は夫，母親という役割は子どもという役割があって成立する．

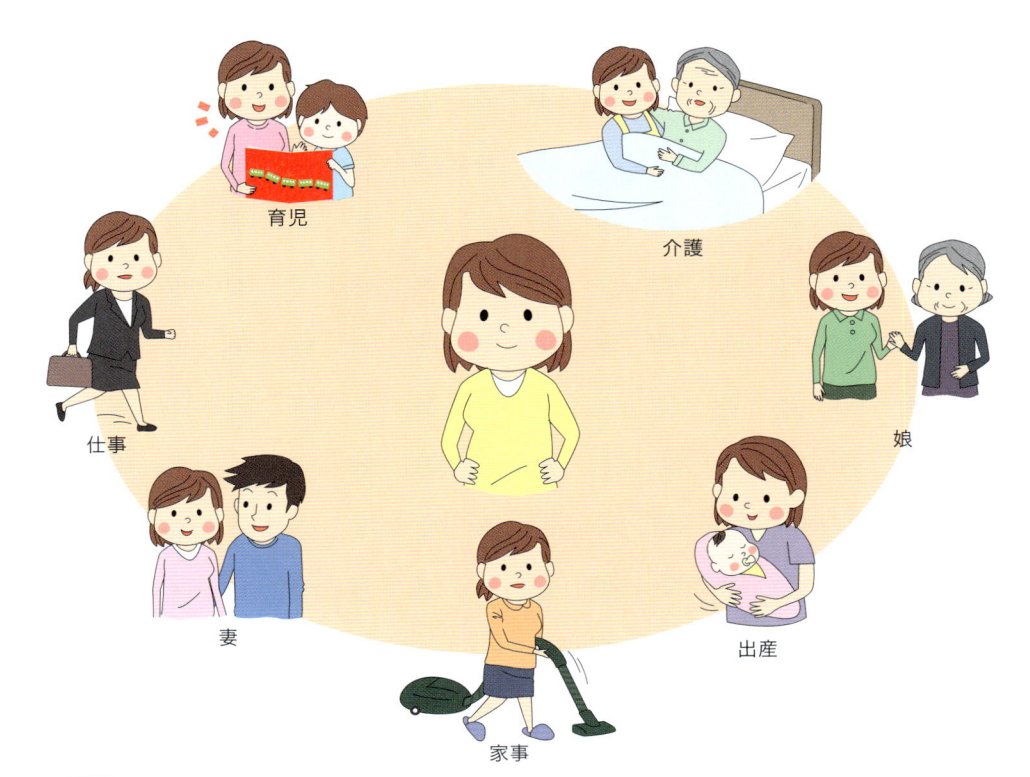

図 4-1 多様な女性の役割

　このように，女性の社会進出が進み共働き家庭が増加しているなか，家事・育児時間は女性は 3 時間 35 分，男性は 42 分[4]と，女性のほうが負担が大きく，大きな差があるといわれている．この要因としては，長時間にわたる男性の労働時間も 1 つであるが，「男は仕事で，女は家事・育児」という固定観念も挙げられるだろう．共働きであっても女性のほうが，家事・育児面でより多くの負担を負っているのが現状である．

2 がんの罹患により生じる日常生活の変化，心理社会面への影響

　女性ががんを罹患することで，日常生活や心理社会面にどのような影響があるのだろうか．その影響は女性が担う役割内容によりさまざまである（**図 4-2**）．女性ががんに罹患すると，妻や母親，社会人，介護者など多様な役割を遂行するなかで，治療に要する時間の確保に苦慮したり，今までできていた家事や仕事，育児が治療の副作用により困難になったりする．それらの困難感に病気や治療への不安も加わるため，精神的苦痛や葛藤がさらに大きくなるなど，心理社会面にも大きな影響が及ぶ．病気や治療が心身に及ぼす影響について役割別に解説する．

1 家事への影響

　わが国において，家事は女性の仕事とみなされがちであり，男性よりも女性にかかる負担が大きい．

　加えて，がん患者においては，身体的な負担として，例えば乳がんの手術で患部を切除

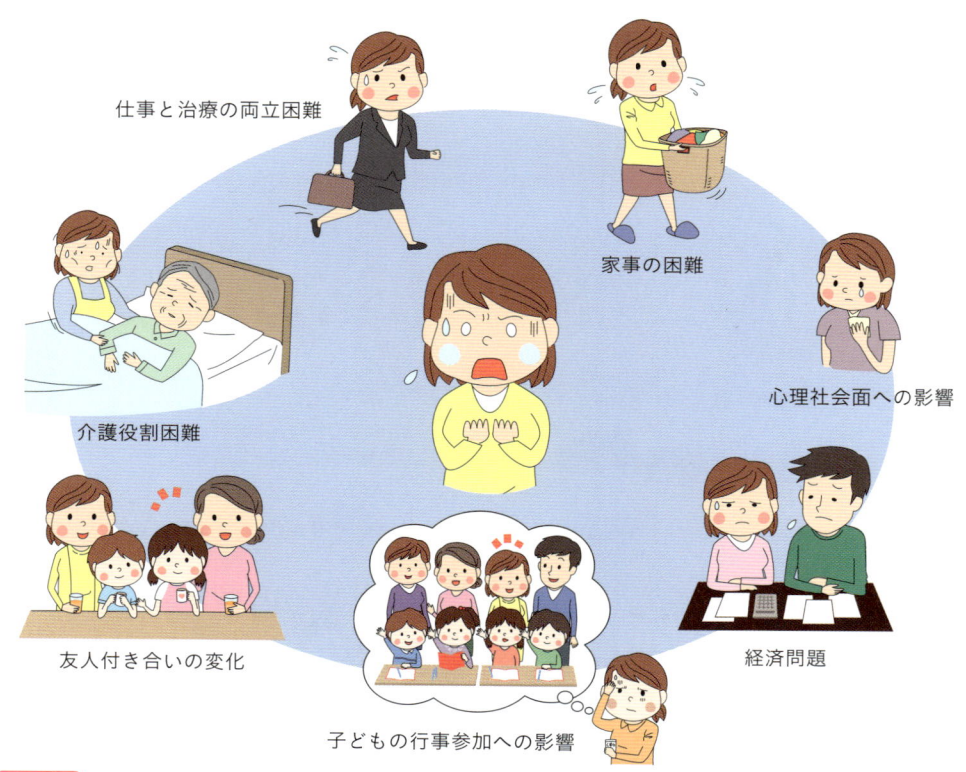

図 4-2　がんが及ぼす影響

することによって日常生活動作に制限が出現したり，リンパ節切除が原因で上下肢に浮腫が生じたりする場合がある．そのような場合，健康時は問題なくこなせた家事が困難になる状況も出現する．

　また，放射線治療や化学療法の副作用による吐き気や倦怠感のために，食事の支度の負担が増す可能性もある．独身であれば，食べられるときに食べたり，自炊せず購入するという対処をとることができるが，主婦の場合は家族のためにつらくても準備・調理しなくてはならないという気持ちになるかもしれない．加えて，抗がん剤の副作用により，例えば手足症候群が生じた場合は，ピリピリとした感覚やしびれのために，水仕事がきつくなったり，手先を使う細やかな作業が困難になったりするなど，掃除や洗濯の負担も増える．このように治療の副作用は家事全般に大きな影響を与え，病前のようにこなすことが難しくなる．

　さらに，夫が仕事に専念できるよう，妻としての役割や家庭の維持に専念している女性の場合，これまでのように細やかな配慮ができなくなることに申し訳なさを感じ，精神的な苦痛を被る人もいる．特に高齢の夫婦においては，家庭内のことをすべて妻に任せているケースもあり，治療のために入院したり，家を留守にしたりすることを躊躇する女性も存在する．家事役割を家族内における大切な役割としてとらえている女性が多いことから，家事をこなせない状況が生じると女性・母親としてのアイデンティティが揺らぎ，家族への負い目として感じる人もいることが推察される．

2 育児への影響

　患者は放射線治療や化学療法，診察のための時間を確保しなければならず，そのために子どもとともに過ごしていた時間やPTA活動に費やす時間を減らさざるを得ない状況が生じる．入院期間が長期になれば，母子分離による関係性の変化も生じる可能性がある．子どもが幼く，1人で身の回りのことができなかったり，まだ留守番ができない状況であると，支援がなければ通院さえ困難な状況も生じる．

　また，治療による倦怠感などの副作用は，体力を必要とする子どもの世話にも大きな影響を与えるだろう．例えば，今まで苦労なくできていた，子どもをお風呂に入れることや排泄の世話をすることが，疲れやすくなったり時間がかかるようになったりする．さらに，倦怠感は子どもの遊び相手や話し相手をすることもおっくうになるなど，気力がわかない原因となりうる．そのために，子どもに迷惑をかけて申し訳ない，と悩む母親もいるだろう．時には心身のつらさから心の余裕がなくなり，子どもに優しくできない，イライラしてしまうなどの状況も出てくる可能性もある．加えて，「育児上の心配ごと」においては健康な親とがんに罹った親では内容の質的な相違が生じる可能性もある．例えば，がんの母親の子どもの年齢が低い場合，子どもをサポートし，コミュニケーションをとることが親にとってのストレッサーになる[5]ことがいわれている．また，子どもをもつ33～51歳のがん女性患者を対象とした調査では，家族に対して心配や懸念を感じたり，家族の人生をコントロールする感覚を失ったり，自分の人生が保留されている感覚をもったりする，というような感情的な変化を体験していたことが報告されている[6]．

　さらに，治療による副作用が子どもの友人の母親付き合いなどのコミュニケーションにも影響を及ぼすこともあるだろう．例えば，脱毛などによる外見の変化は，病気を知られたくないという思いから他者とのコミュニケーションに影響を与え，授業参観やPTA活動への参加をためらう理由となりうる．

　このように子どもをもつ女性ががんに罹患した場合，役割の変化を感じたり，これまでできていたことができなくなったことの負い目や緊張を感じたりする状況が生じ，親役割遂行の安定性に多大な影響を及ぼし，子どもたちの世話・家族間の調和を維持する能力を蝕む[7]といわれている．

3 仕事への影響

　放射線治療や化学療法を受けるための定期的な通院は，仕事の継続を阻害し，社会人として役割をはたすことを阻む原因となりうる．非常勤で働く人にとっては治療や体調不良のために仕事を休むことが収入減に直結するだろう．患者がシングルマザーの場合，家族の生活費は患者が担っている可能性が高いため，治療の継続自体が生活維持困難に結びつく可能性がある．

　また，患者は治療や体調不良のために仕事を休むことによって「あと何日年休がとれるか？」「会社から休職を促されないだろうか」「できるだけ周りに迷惑をかけたくない」「仕事は辞めたいが，医療費が払えなくなる」など心配ごとが増えたりし，心理社会面に及ぼす影響も大きい．治療のために仕事を休むことによって，子どもの急な発熱で仕事を休みた

いときなど，育児のための休暇申請をためらうケースも出てくるだろう．仕事に生きがいをもち，そのライフサイクルのなかで仕事が重要な位置を占めている女性にとっては，治療継続のために仕事を休んだり仕事量を減らしたりするなど仕事に専念できない状況が社会人としてのアイデンティティにも影響する可能性もある．

4 介護への影響

　2人に1人ががんに罹患するといわれる近年，超高齢社会を迎えたこともあり，がん患者であっても親の介護を担わなければならない状況は今後ますます増えてくると考えられる．日本においては，慣習的に介護は女性の役割とみなされがちであり，また，自宅で介護することが美徳であるととらえられている地域性が存在するところもある．さらに，これまで娘（患者）が担っていた，親の受診の付き添い，親の自宅の家事手伝い，介護，見舞い，送り迎えなどが，体力的にきつくなったり，時間の制限のために今までのようにこなせなくなったりする状況も生じる．そのことを負い目に感じる女性や，介護を家族で担うことが限界となるケースもあるだろう．

3 女性ががんを罹患することで生じる家族への影響

　がんに罹患した女性を支えるためには，患者の家族にとって"がん"がどのように影響するかを理解する必要がある．なぜなら，女性は先述のように多様な役割を担っているため，その役割が担えなくなった場合に周りの他者に及ぼす影響が大きいからである（図4-3）．女性ががんに罹患することは，夫や子どもたちの心身面や日常生活の営みなど，家族全体に大きな影響を及ぼし，その影響がさらに波及して，患者である女性の負担が増すことが想定される．さらに，その負担が夫-妻，親-子どもの関係性に変化をもたらすこともある．そのことを看護師が理解し，影響が最小限となるよう，可能であれば病前の生活の状態にできるだけ近づけられるような支援が求められる．そのような支援の提供に必要なアセスメントを行うために，女性ががんに罹患することで家族にどのような影響が及ぶかを，知識としてもつことは重要である．

1 母親ががんに罹患した家族の状況

　がんに罹患することは，母親にとって，その役割をはたすうえで大きな脅威となる．例えば，12歳以下の子どもがいる家族は青年期の子どもがいる家族よりも，家庭内の役割をそれぞれに再分配することや役割を遂行することが困難になる確率が高く[8]，子どもの心理面の機能レベルが低下する[9]といわれている．また，家族員が重病にかかるとほかの家族員に著明に影響し，その影響が個々の家族員や家族全体の発達課題に及び[10]，子どもとの関係性に変化が生じる[11]ことから，がんがその家族の心理社会面にも及ぼす影響も考慮したうえで支援内容を考えなければならないだろう．

　一方で，家族システムは活動的で適応性のあるシステムであるため，母親が病気になったとしても，今までどおりに家庭内が機能するように家族員は努力するし，今までどおりのことができなくなれば，それに適応できるように変化していく[12]ともいわれている．ゆえに，看護師には家族のダイナミックスを理解・把握し，状況に適応できるよう支援する

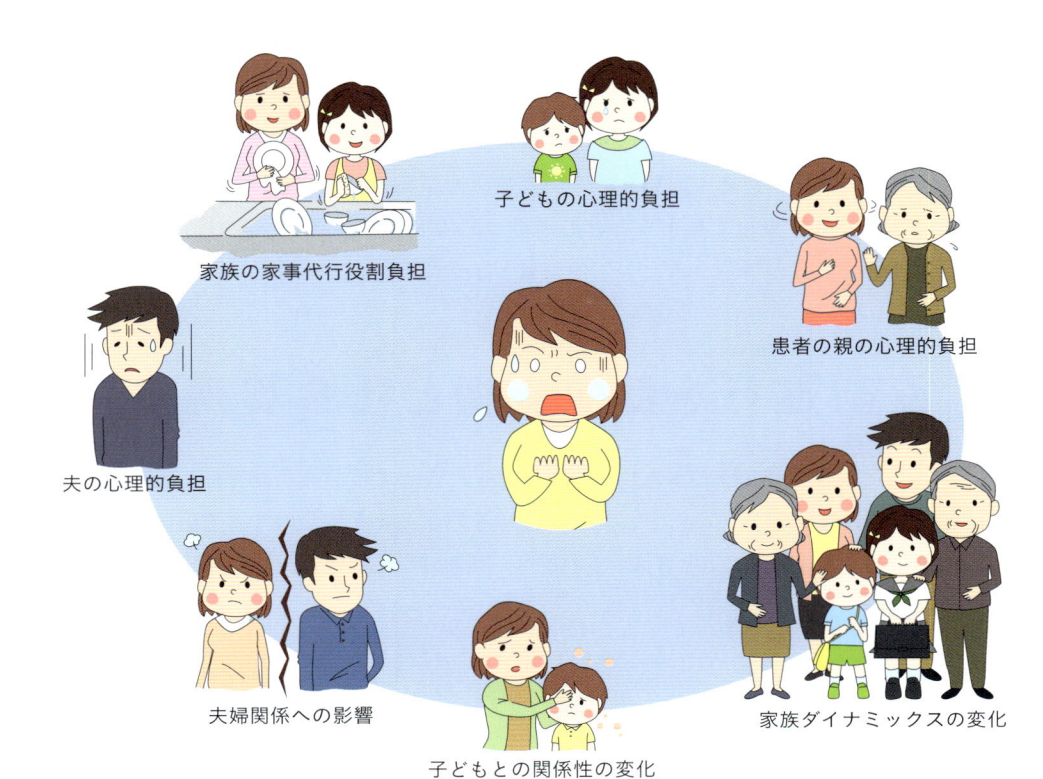

図 4-3　家族への影響

姿勢が求められる.

2 夫への影響

　妻が進行がんの場合，夫は生活行動の変化を余儀なくされたり，家庭内での役割を今まで以上に多く負担しなければならなくなったりする[13]といわれている．具体的には，妻は診察・治療に要する時間を確保しなくてはならず，以前のように家事・育児に時間がとれなくなる．それを補うために，夫が家事を代行し，子どもの世話をしなければならない時間が増加するだろう．場合によっては，妻の受診の付き添いのために仕事のスケジュール調整が必要になることも想定される．また，妻が乳がんで子育て中の家族のケースでは，夫の抑うつスコアが上昇したり，結婚生活の調整機能が低下したりし，離婚のリスクが増すという調査結果が報告されている[9]．このように，妻ががんになることによって夫への心身の負担が増加し，心理社会面へも影響するため，情報収集とアセスメントを行ううえで夫の状況の確認も必要である．

3 がん患者の親への影響

　がん患者である娘を親が自分のことのように心配し，悲嘆が大きい場合もある．心配する親の心理面に配慮し，患者である娘が再発したことを告げられずにいたり，心身面の援助がほしいことを言い出せずにいたりするケースを筆者は体験したことがある．このよう

に，がんであることを親は知ってはいるが詳しいことは伝えていない，という状況はたびたび経験することである．また，娘ががんで入院している際に母親が泊まり込みで子どもの世話をするなど，身体面の負担も生じる．

さらに，患者が家族性あるいは遺伝性の乳がんでその母親も乳がんであった場合，母親が自分を責めてしまうなど心理社会的な負担が大きい[14]といわれている．このような場合，患者の母親もまたケアの対象となるだろう．

2 役割遂行を促す支援と社会資源の活用

これまで女性ががんに罹患することによって役割遂行が困難になる内容と状況，家族に及ぼす影響を述べてきた．以下ではそのような女性に対する看護師の役割，支援のポイント，情報収集とアセスメントの視点，具体的な支援内容，社会資源の活用法について述べる．

1 看護師の役割

看護師は，患者ががんと診断されたのち，長い経過にわたり患者とその家族にかかわり，ケアを提供する機会が多い．患者とその家族の状況を最も把握しやすい立場にあるがゆえに，その役割はとても重要である．そして，状況に応じて変化していく患者や家族のニーズに対し，看護師が提供する支援内容は多岐にわたる．

1 支援の流れ

まず，がんや治療がどのような影響を及ぼしているかを把握し，患者や家族に必要な支援を抽出する．そのためには，患者・夫・子ども・親個々の視点のみではなく，家族全体をとらえるために系統的に情報を収集する必要がある．また，それらの情報を統合して家族ダイナミックスの観点から全体をとらえアセスメントすることが，十分な支援の提供に必要となる（図4-4）．

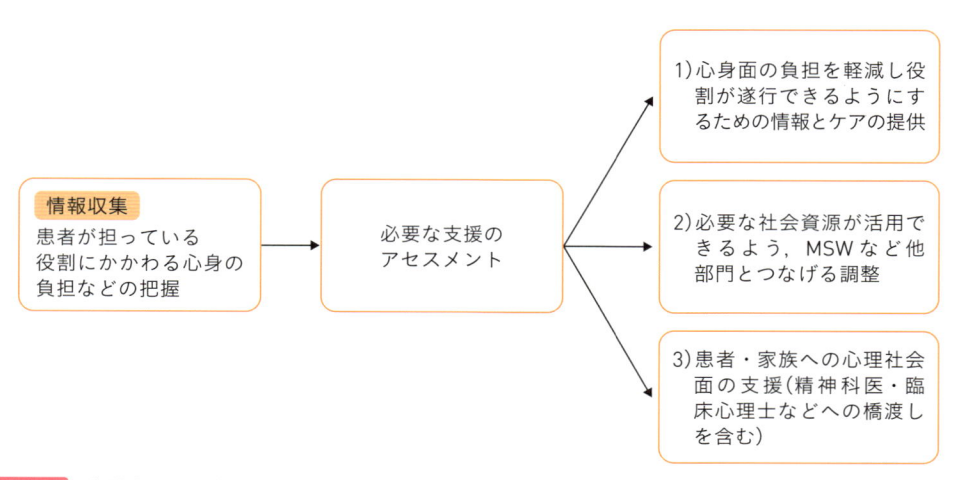

図4-4 看護師の支援の流れとポイント

情報収集：患者が担っている役割にかかわる心身の負担などの把握 → 必要な支援のアセスメント →
1) 心身面の負担を軽減し役割が遂行できるようにするための情報とケアの提供
2) 必要な社会資源が活用できるよう，MSWなど他部門とつなげる調整
3) 患者・家族への心理社会面の支援（精神科医・臨床心理士などへの橋渡しを含む）

2 支援のポイント

支援のポイントは大きく分けて以下の3つである(図4-4).
1) 心身面の負担を軽減し役割が遂行できるようにするための情報とケアの提供(表4-1)
2) 必要な社会資源(表4-2)[16]が活用できるよう,医療ソーシャルワーカー(MSW)など他部門とつなげる調整
3) 患者・家族への心理社会面の支援(精神科医・臨床心理士などへの橋渡しを含む)

3 情報収集とアセスメントの視点

患者が家庭内や社会においてどのような役割を担っているか,患者と家族にかかわる心身の負担について情報収集する際のアセスメントの視点と内容を表4-3に示す.

2 患者が担っている役割別の支援内容

1 家事役割遂行の負担を軽減する支援

■患者が状況を家族に説明し理解を得るよう促す

まず大切なのは,治療の副作用のつらさや治療が仕事に及ぼしている影響を患者から家族に伝え,病前と同様に家事をこなすのが困難であることの理解を得ることである.また,治療によりどのような副作用が出現し,どのくらい続くかの見込みを看護師が伝えることも必要である.先々どのような状況になるか想定することで,患者自身が,誰にどん

表4-1 役割遂行を促す支援と提供情報

役割	支援内容	提供情報
家事	・家事遂行の困難を家族に説明し,理解を得ることを促す ・「家事困難内容」をリスト化し,ともに解決策を考え,家事の再分配と調整を支援 ・家事遂行を阻害する治療の副作用の対策などの情報提供 ・家事をこなせない苦痛の理解と傾聴 ・経済問題など,状況に応じてMSWに橋渡しする	・家事代行サービス ・食事宅配サービス ・高額療養費 ・治療の副作用の対処方法
育児	・子育て遂行の困難を家族に説明し,理解を得ることを促す ・「育児困難内容」をリスト化し,ともに解決策を考える ・育児工夫などニーズに合わせた情報提供 ・利用できる制度の紹介 ・育児をこなせない苦痛の理解と傾聴 ・窓口の案内など,状況に応じてMSWに橋渡しする	・乳幼児の保育・一時預け先学童保育 ・子育て支援事業 ・患者会・サポートグループ ・治療の副作用の対処方法 ・子ども・子育て支援新制度なるほどBOOK(平成26年9月改訂版)[15]
仕事	・仕事遂行の困難を職場に説明し,理解を得ることを促す ・「仕事困難内容」をリスト化し,ともに解決策を考える ・仕事遂行を阻害する治療の副作用の対策などの情報提供 ・仕事をこなせない苦痛の理解と傾聴 ・就労相談窓口の紹介など,状況に応じてMSWに橋渡しする	・治療の副作用の対処方法 ・就労相談窓口(第4章 2 「がん患者の就労支援の実際と支援体制」)
介護	・患者の親の生活状況について把握し,状況に応じてMSWに橋渡しする	・介護保険申請 ・デイケア・介護施設など

表 4-2 社会資源の内容と具体例

資源	内容	解説	具体例・備考
がん相談支援センター	・さまざまな悩みや不安に対する対応と必要情報の提供 ・仕事や子育て，介護をするうえで利用できる制度の紹介や利用方法，申請手続きなど	・「がんの相談窓口」．患者，家族などを対象に，がんの治療や療養生活全般の質問や相談について MSW をはじめ研修を受けたスタッフが対応する ・病院によっては，相談の内容に応じて，専門医やがんに詳しい看護師（認定看護師，専門看護師），薬剤師，栄養士などの専門家が対応できる連携体制を整えているところもある	・乳幼児の保育に関する情報 ・学童保育に関する情報 ・子育て支援に関する情報 ・介護保険 ・高額療養費　など ＊がんなどで長期治療を受けている人の就職支援を行う厚生労働省のモデル事業を実施しているがん診療連携拠点病院もある（平成 26 年 9 月現在）
インターネット	・患者・家族，医療従事者などに対して，がんについての情報を紹介 ・同じ状況にある人たちの体験内容や生活上工夫していることなど	・インターネットで得られる情報には，科学的な研究結果に基づく情報や個人の体験談の「ナラティブ情報」などがある ・質問や相談をして答えを得たり，気持ちを表現して励ましてもらったりするなど，オンラインコミュニティも存在する ・24 時間，幅広い人々から多様な情報が匿名でも得られる一方，エビデンスに乏しい可能性がある	【参考サイト】 ・国立がん研究センターがん情報サービス（家事や子育て） ・ぎふがんねっと（お母さんががんになったとき） ・体験者の語りを動画で視聴可能な NPO 法人「健康と病いの語りディペックス・ジャパン」 ・オンラインコミュニティ 　例：AskDoctors など
公立図書館	・病気や治療に関する情報 ・同じ病気を経験している人の体験談など	・電子データベースで図書が管理され，読みたい本が決まっている場合は検索しやすい ・基本的に無料もしくは安価で書籍を閲覧することができる ・古い書籍も多いため，最新の情報が得られるとは限らない	・医学図書館などは事前に閲覧の申し込みなどの手続きが必要な場合がある
患者図書室		・がん診療連携拠点病院をはじめとする一部の病院において設置されている ・疾患に関する書籍が集められているが，量に限りがあるので情報の量と質に偏りがある ・外来時間のみオープンしているなど，利用時間に制限がある	【患者図書室の例】 ・千葉県がんセンター「にとな文庫」 ・河北総合病院（東京）：健康生活支援室
患者会・サポートグループ	・同じ体験や悩み，気持ちをもつ患者・家族同士が集まり，子育て，治療，療養生活についての情報や気持ちを共有したり参考にしたり励まし合ったりする場	・その病気を体験した人の経験に基づいた，すぐに役立つ情報が得られる ・つらい気持ちを分かち合えるなど心理面のケアが期待できる ・個人の体験談には偏りやエビデンスに欠ける情報もある	【患者会/サポートグループの例】 ・NPO 法人がんサポートコミュニティー ・神奈川県立がんセンター：患者会「コスモス」 ・がんサポート（子育て世代のがん患者サロン／北海道） ＊上記以外の例 （「がん患者団体支援機構」，「かんしん広場」など多数あり）
電話相談	・さまざまな悩みや不安に対する対応と必要情報の提供	・がん診療連携拠点病院をはじめとする一部の病院において，疑問や不安，悩みなどに対し主に看護師が電話で相談に応じる ・無料（電話代は負担）のところが多く，基本的に匿名で気軽に相談できる ・利用時間に制限がある	【電話相談の一例】 ・日本対がん協会「がん相談ホットライン」 ・がん研有明病院「がん電話相談」 ・静岡県立静岡がんセンター「よろず相談」

〔日塔裕子：より良い意思決定のための手法・リソース　患者・家族が利用できる社会資源，一歩踏み込んだがん患者の社会的苦痛への　緩和的アプローチ．看護技術 60(8)：56-67, 2014. 表 2. 社会資源の内容とメリット・デメリットの内容を一部改変〕

表 4-3 必要な情報収集内容

対象	アセスメントの視点	内容
患者	病期と治療内容	治療に伴う副作用の内容と程度 病気や副作用が日常生活に及ぼす影響 病気をどうとらえているか，家族にどう伝えているか　など
	婚姻状況	シングルマザー，事実婚，離婚　など
	家庭，地域で担っている役割	家庭内における役割内容と負担の程度 家族以外の caregiver※の有無（友人など） 地域における役割の有無（自治体の係など）
	仕事の内容	正社員か非常勤か（労働時間，負担の程度） 職場における役割（どのくらい仕事を休めるか） 治療や通院が仕事に及ぼす影響の内容と度合い 収入が生活維持の必要金額に占める割合
	心理社会面の状態	SOS を周りに発信できているか 必要以上に負い目を感じていないか 子どもや夫/パートナー，親に相談できず悩み，伝えていない状況がないか
	夫/パートナーとの関係性	患者が役割遂行上，夫/パートナーからどの程度支援が得られているか　など 患者と夫の関係性
夫（パートナー）	仕事の内容	患者の病気が仕事にどう影響しているか 正社員か非常勤か（労働時間，負担の程度） 職場における役割（どのくらい仕事を休めるか）
	心理社会面の状態	患者の病気が日常生活にどう影響しているか 夫/パートナー自身が慢性疾患，障害などにより支援を必要としている状況でないか 精神面の負担が日常生活に影響を及ぼしていないか
子ども	年齢（発達課題）	子どもが乳幼児か学童期か青年期か 疾患，障害の有無 患者と子どもの関係性，病気の認識，心理面への影響
	caregiver の有無	患者が通院・入院時の育児体制の状況（親に代わる，ほかの caregiver の有無）
患者の親	ADL 介護度	患者を援助する caregiver としての能力がどうか 病歴・親が介護を必要としている状況ではないか 子(患者)の病気や治療についてどのくらい理解・把握しているか 子(患者)の病気が心理社会面に及ぼす影響と程度

※ caregiver：日常生活を営むことを支援する者

な支援をどのくらいの期間求めればよいかの計画を立てやすい．これは家事役割の遂行のみならず，育児，社会人，仕事上においても共通する支援である．

■**家事の再分配と調整のための「困難内容」をリスト化し，ともに解決策を考える**

理解を得たあと，必要となるのは家事役割の割り振り（再分配）である．家族の構成メンバーにもよるが，子どもにも洗濯物をたたみ，しまう作業，食材の買い物など簡単な役割を担ってもらうことも可能な場合がある．各家庭により食事の支度や買い物，掃除，洗濯など負担の比重が違うため，必要な家事内容と比重などはリストを作成して家族で話し合うよう勧める．例えば，食事の支度は日々の生活のなかで，最も負担となりやすい家事の

1つである．特に，母親が入院中の食事をどうするかは大きな問題になりやすい．子どもが青年期以上であれば，外食など自分で対処できるが，乳幼児・学童期であると工夫が必要である．例えば，父親の仕事が忙しかったり，父親自身に調理経験がなかったりする場合は，親戚や友人などに頼むのも1つの対策案である．子どもの友人の親であれば，自分の子のついでで食事を頼みやすいかもしれない．頼める相手がいない場合は，スーパーやコンビニエンスストアで弁当や惣菜の購入，あるいは食事宅配サービスの利用もよいだろう．仕事と家事の負担のバランスをみながら，夫はどこまで担えるかを妻とともに考え調整するが，負担が大きいときには，友人や親戚，家事代行サービス会社の利用検討も一案であることを伝える．

■家事遂行を阻害する症状の緩和方法を伝える

治療に伴う痛み，しびれ，吐き気，倦怠感などは家事遂行を妨げる大きな要因となり，日常生活に支障をきたすこともある．例えば，冷刺激は化学療法による神経障害性の疼痛に影響を与えるため，しびれがある患者はぬるま湯で水仕事を行う，皮膚障害対策として手袋を着用するなどの工夫をするなど，看護師から情報提供するとよいだろう．症状コントロールのための薬剤調整が必要であれば，緩和ケア外来を受診し治療を受けることを伝えるのも有用である．しかし，緩和ケア外来＝終末期の痛みの治療，と思われやすいため，医療者側から正しい知識の提供を行ったうえで受診を勧めることが必要である．

■心理社会面の苦痛を傾聴し，負担が軽減するようかかわる

先述のように，「家事役割の遂行」が女性として・妻として・母親としてのアイデンティティに大きく影響する患者もいる．そのような患者に対しては負い目を必要以上に感じる必要はないことを意図的に伝える必要がある．また，どこまで役割が遂行できれば負い目が少なくなるかを見積もりながら，工夫できる情報を提供することも重要である．さらに，患者会やサポートグループに参加し，同じような状況の人たちと気持ちを分かち合ったり，さまざまな情報を入手したり共有したりすることも心理社会面の苦痛の軽減に役立つだろう．

2 育児役割遂行の負担を軽減する支援

■患者が状況を家族に説明し理解を得るよう促す

倦怠感や吐き気などの副作用が心身ともにつらい場合，子どもへの負い目を感じつつも，授業参観への参加などPTA活動をためらうことがある．そのような場合，子どもにも適切に理由を説明することで，子どもなりに理解し協力しようと前向きにとらえることも多い．子ども自身が母親の大変な状況を理解し，家事などを手伝ったり，精神面の支えになったりする可能性もある．

■育児にかかる「困難内容」をリスト化し，ともに解決策を考える

子どもの年齢によって，世話に手のかかる内容が異なる．そこで，看護師は患者から情報収集した内容に加え，患者に実際に通院や入院によってどのようなことが困るかをリストアップしてもらい，その内容をみながら活用できる社会資源などの情報を提供するとよい．そのリストを見ながら看護師が，夫や親，友人へ依頼する提案や依頼内容をともに考える作業を行うことも有用だろう．

■治療のための時間確保や育児上の工夫など，ニーズに合わせて情報提供を行う

　住んでいる自治体により異なるが，支援制度は近年充実してきている．たとえば，**表4-4**のような制度は，保護者が通院などの予定があるときや自分の時間を持ちたいときなどのサポートにも有用と思われる．また，通院時はもちろん，精神的に落ち込みつらかったりイライラしたりするときや，1人で静かな時間をもちたいとき，倦怠感が強く身体を休めたいときなどに利用できる制度もある．これらの情報を提供するためには，専門家であるMSWとの連携が必要である．看護師はMSWと患者・家族間の橋渡しを行う役割を担う必要がある．

■育児遂行を阻害する症状の緩和方法を伝える

　治療に伴う痛み，しびれ，吐気，倦怠感などは家事と同様に育児遂行を妨げる大きな要因となりうるため，対処法をはじめとする情報提供が必要である（「家事遂行を阻害する症状の緩和方法を伝える」参照，p.160）．

■心理社会面の苦痛を傾聴し負担が軽減するようかかわる

　脱毛や体重減少など見た目の変化が気になる，自分が病気であることを他者に知られたくないなどは，学校行事への参加をためらう一因となりうるだろう．患者に対し，脱毛のケアに対する情報の提供（第3章 6「アピアランスケア」参照，p.133）を行いつつ，そのよう

表4-4 自治体の育児支援制度（横浜市の例）

預け先，保育制度	● 保育所（保護者が働いている，病気であるなどの理由により日中家庭で保育できない就学前の子が対象） →各区，こども青少年局保育運営課 ● 横浜保育室（保育所以外で横浜市が独自に設けた基準を満たしている施設） →各区，こども青少年局保育運営課 ● 家庭的保育事業（家庭保育福祉員，NPO法人などを活用） →各区，こども青少年局保育運営課 ● 病児保育・病後児保育（保護者が傷病などやむを得ない状況のときに，生後6か月～小学3年生の病時・病後の子どもを一時的に保育する制度） →こども青少年局保育運営課 ● 24時間型緊急一時保育，休日保育，私立幼稚園預かり保育，乳幼児一時預かり（親が病気により家庭で保育できないときに利用できる） →こども青少年局保育運営課，子育て支援課 ● 放課後児童クラブ・放課後キッズクラブ（放課後児童健全育成事業，保護者が健康上などの理由により，昼間家庭にいても当該児童の健全育成ができる環境にない状態が6か月以上継続すると見込まれる場合など） →こども青少年局放課後児童育成課 ● はまっこふれあいスクール（児童の自主的な遊びを中心とした活動および地域のボランティアらと連携した各種体験活動など） →こども青少年局放課後児童育成課
子育て支援	● 横浜子育てサポートシステム（地域全体で子育てを支援していくために市民が会員として登録し，会員同士が子どもを預けたり，預かったりするシステム） →社会福祉協議会内"横浜子育てサポートシステム本部事務局" ● 親と子のつどいの広場（子育て親子の交流，つどいの場の提供，子育てに関する相談の実施，地域の子育て関連情報の収集・提供） →こども青少年局子育て支援課

→：情報提供元および管轄

なときは無理して参加する必要はないことを伝えることも重要である．また，母親としての役割が今までのようにはたせないことに，必要以上に負い目を感じる必要性はないことを看護師が意図的に伝える必要もある．母親は病前のようにできないことに負い目を感じたりイライラしたり落ち込んだりしがちであるが，看護師はそのような患者の心理社会面の負担を理解し，傾聴し，解決できる面は情報提供を行う．さらに，そのようなつらさがあることを家族に看護師が代弁することも，患者の状況の理解を得るために必要な場合もある．育児上の悩みなどにおいても，患者会やサポートグループに参加して同じような状況の人たちと気持ちを分かち合ったり，さまざまな情報を入手したり共有したりすることが心理社会面の苦痛の軽減に役立つだろう．

3 仕事の負担を軽減する支援

■患者が状況を職場に説明し理解を得るよう促す

入院や定期的な通院，自宅療養に伴い仕事を休む機会が増えるため，上司や，可能であれば同僚にも状況を伝え，理解と協力を得ておく必要がある．理解を得るために会社に伝えておくべき情報は何かについて，患者自身もわからないことがあるため，看護師が状況に応じて相談を受ける．産業医や産業保健師がいる会社ではそのような専門家の意見を聞くよう推奨する．

状況によっては会社の人事部門と医療者側が連携して業務内容や配属先について調整することも必要である．また，休職による経済的な問題やほかの家族員の生活困難も考えられるため，患者の状況をMSWに伝え，調整を依頼することも看護師の重要な役割である．

■通院・入院によって生じる仕事上の「困難内容」をリスト化し，ともに解決策を考える

患者が会社の雇用者か自営業なのか，正社員か非常勤なのかによって，休暇の申請など生じる困難内容が違ってくる．また，内容が事務作業か体力を使う仕事なのかで，身体へかかる負担も違う．身体へかかる負担のうち，リンパ浮腫や倦怠感など看護上のケアで工夫できる内容については，指導や情報提供を行う．患者に想定される困難内容をリストアップしてもらい，可能な限り病前と同じように仕事が継続できるようにするための情報提供や支援の提供が求められる．

■仕事をもつ人のための制度や情報の提供

各職場により状況は異なるが，就業している患者や家族のために多くの支援制度が存在する．職場によっては休業・復職について独自の就業規則があったり，運用上の工夫で柔軟に対応してくれたりする場合がある．時短勤務，傷病休暇制度など，仕事をもつ人のための制度や情報を患者が把握し利用できるようMSWとの連携が必要である．看護師は患者の状況を把握したのち，MSWが必要としている情報を提供できるよう橋渡しする役割が求められる．

■仕事遂行を阻害する症状の緩和方法を伝える

先述の家事や育児同様，仕事を継続していくための治療には，副作用対策についての情報提供も必要である．

より詳しい内容については，第4章 2「がん患者の就労支援の実際と支援体制」(p.165)を参照されたい．

4 親の介護負担の軽減の支援

超高齢社会を迎えた今，親の世話や介護役割を担う女性は多い．自らの治療のための時間のやりくりだけでも大変な状況のなか，介護で悩む患者は今後増えてくると思われる．患者が役割を担えなくなった分を社会資源でまかなえるよう，状況に応じて介護保険の申請を勧めたり，介護施設への入所を検討したりしてもらう必要性が出てくるかもしれない．患者は介護負担について誰に相談すればよいかわからず，1人で抱えて悩んでいることも多い．看護師は患者の介護負担の量や内容などの状況を把握したうえで，親の世話が治療継続に影響を及ぼすようであれば，患者へ介護負担を軽減することを提案し，そのための方策を検討・実施できるようMSWへ橋渡しする役割が求められるだろう．

3 社会資源の活用について

1 情報の内容と質の確認

治療と並行して育児や仕事などを継続するためには，社会資源を有効に活用することが重要であり，看護師は患者や家族が必要な支援を受けられるよう社会資源についての知識をもつ必要がある．情報化社会といわれるようになって久しいが，インターネット1つ挙げてもその内容は玉石混淆である．そのため，看護師が患者・家族へ，その情報が出典やエビデンスがしっかりしている質の高いものであるかどうかを確認することの重要性を伝えることも重要である．表4-2(p.158)に社会資源の内容と具体例について示す[16]．

2 患者・家族が社会資源を最大限に活用できるようにするための看護師の役割

看護師は，①患者・家族が必要としている社会資源の内容と量，②患者・家族で補える部分，③医療従事者しか問題解決できない部分，④患者・家族，医療従事者で補えない問題，⑤前述の③，④を補える社会資源についてアセスメントし，1人で対応不可能な場合は院内のリソース(相談支援センターのスタッフなど)を活用し，橋渡しすることも重要である[16]．

家族全体をとらえた幅広い看護の提供を

女性のがんが増加傾向にあるなか，家庭や社会のなかでさまざまな役割を担う女性のがん患者をいかに支えるかは，がん医療を考えるうえでとても重要である．その女性を取り巻く家族も第2の患者といわれ，がんの問題状況に対処しながらお互いが必要な役割を担い，協力しながら生活している．家族自体もケアの対象であり，家族へのケアがひいてはがん患者女性へのケアになることを看護師は忘れてはならない．

「思いがけずがんになり，いろいろと困ったことになった」と筆者のもとへ相談に来た女性は，面談のなかで，他県から引き取り自宅介護を予定していた母親を近所の施設に入れることを決め，MSWから情報提供を受け笑顔を取り戻し帰宅した．「介護できない自

分を責めなくてもいいんですね．近所の施設だからすぐに様子を見に行けて安心です」と
ほっとしたような表情が印象的であった．超高齢社会を迎え，がん患者の人口が増加して
いるなかで，今後はさらに，患者の"女性性"や"個人状況"に焦点を当てつつ，家族全体
のダイナミックスをとらえたうえでの幅広い看護の提供が求められるだろう．

文献

引用文献

1) 内閣府ウェブサイト．家族の法制に関する世論調査（平成24年12月調査）．http://survey.gov-online.go.jp/h24/h24-kazoku/index.html（2014年12月26日アクセス）
2) 内閣府ウェブサイト．国民生活に関する世論調査（平成26年6月調査）．http://survey.gov-online.go.jp/h26/h26-life/index.html（2015年4月13日アクセス）
3) 総務省統計局ウェブサイト．国勢調査（平成22年）．http://www.stat.go.jp/data/kokusei/2010/final/pdf/01-06.pdf（2014年12月26日アクセス）
4) 総務省統計局ウェブサイト．平成23年社会生活基本調査 生活時間に関する結果（平成23年10月調査）．http://www.stat.go.jp/data/shakai/2011/pdf/houdou2.pdf（2015年4月13日アクセス）
5) Fitch MI, Bunston T, Elliot M：When mom's sick：changes in a mother's role and in the family after her diagnosis of cancer．Cancer Nursing 22(1)：63, 1999.
6) Hymovich DP：Child-rearing concerns of parents with cancer. Oncology Nursing Forum 20(9)：1357, 1993.
7) Mazzotti E, Serranó F, Sebastiani C, et al：Mother-child relationship as perceived by breast cancer women. Psychology 3(12)：1028, 2012.
8) Maria A, Anna V, Laizner H：Family functioning and family goals when mother has breast cancer. A DISSERTATATION in Nursing. Presented to the Faculties of the University of Pennsylvania in Partial Fulfillment of the Requirements for the Degree of Doctor of Philosophy, pp.45-46, 1999.
9) 前掲論文8），p.12.
10) 前掲論文8），p.20.
11) 前掲論文8），p.12.
12) 前掲論文8），p.6.
13) 前掲論文8），p.49.
14) Baider L, Goldzweig G, Ever-Hadani P, et al：Breast cancer and psychological distress：mothers' and daughters' traumatic experiences. Supportive Care in Cancer 16(4)：407-414, 2008.
15) 内閣府ウェブサイト．子ども・子育て支援新制度 なるほどBOOK（平成26年9月改訂版）．http://www8.cao.go.jp/shoushi/shinseido/event/publicity/pdf/naruhodo_book_2609/print-a4.pdf
16) 日塔裕子：より良い意思決定のための手法・リソース―患者・家族が利用できる社会資源．看護技術 60(8)：56-57, 2014.

参考文献

1) 総務省統計局ウェブサイト．労働力調査（平成25年）．http://www.stat.go.jp/data/roudou/sokuhou/nen/ft/pdf/index.pdf（2014年12月26日アクセス）
2) Stiffler D, Haase J, Hosei B, et al：Parenting experiences with adolescent daughters when mothers have breast cancer. Oncology Nursing Forum 35(1)：113-120, 2008.

（日塔 裕子）

2 がん患者の就労支援の実際と支援体制

がんの罹患と就労

　国民の2人に1人が"がん"になる時代となり，働き盛りの年代でみると，毎年15～64歳までの約24万人ががんに罹患し，約7万人ががんで死亡している．その一方で，早期発見やがん治療法の進歩により，全がん患者の5年相対生存率は58.6％（診断年：2003～2005年）となっている[1]．

　がんになるリスクは30～50代においては男性より女性のほうが高い．その理由は，女性の2大がんである乳がんと子宮頸がんの罹患が30～50代に多いためである．

　福田ら[2]は，がんに罹患した働く世代（20～69歳）が全く就業できない場合の年間労働損失は1.4兆円に上ると推計している．30～50代は，仕事・家事・育児などで担う役割が大きく，職場では労働力の中心となる年代であり，管理職などの役割も期待される年代である．がん患者の就業促進は社会的にも意義の大きいものであるといえよう．

　また，治療に伴う体力の低下や治療の後遺症，副作用などの症状は，がん患者や経験者の労働能力やQOLに大きく影響する．かつては，「命さえ助かれば」と疾患の治療に重点がおかれていたが，生存期間の延長や生存率の向上に伴って，がん患者・経験者および家族のQOLに目を向けた支援が必要になってきている．仕事の意義は，人によってさまざまであるが，経済的な意味だけではなく，その人自身の存在を心理的に支える意味においても重要である．

1 就労においてどんな困難があるのか

　がん患者数は増加しており，がん患者の3人に1人は15～64歳の就労可能な年齢で罹患している（図4-5）[3]．また，厚生労働省の「平成22年国民生活基礎調査」では，仕事をもちながらがん（悪性新生物）の治療で通院している人は32.5万人に上ること（図4-6）[4]，がん経験者はあらゆる規模の企業で働いていること（図4-7）[4]が報告されている．

　がん治療は，手術で終わりではなく，例えば乳がんの場合，手術後の化学療法や放射線治療，ホルモン療法は5年間の治療が標準であり，10年にわたりフォローアップを行う．また，治療技術の進歩により，入院期間は短縮し，外来治療へと移行している．

　厚生労働省の「平成23年患者調査」[5]では，がん罹患者の平均在院日数は19.5日，また，厚生労働省研究班（山内班，平成24～25年）の乳がん患者調査[6]では，治療に関する費用と日数について，「診断後1年間で病気のために仕事や家事を休んだ日数は平均79.7

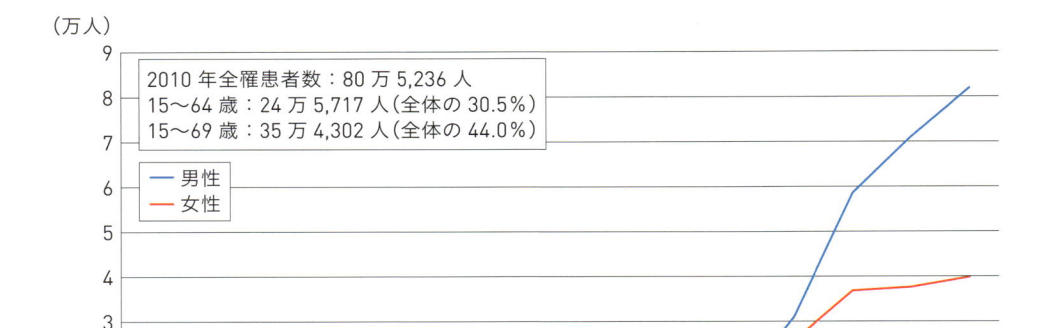

図 4-5 性別・年齢別がん罹患者数

2010 年全罹患者数：80 万 5,236 人
15〜64 歳：24 万 5,717 人（全体の 30.5％）
15〜69 歳：35 万 4,302 人（全体の 44.0％）

〔独立行政法人国立がん研究センターがん対策情報センター：地域がん登録全国推計によるがん罹患データ．2010．に基づき作成〕

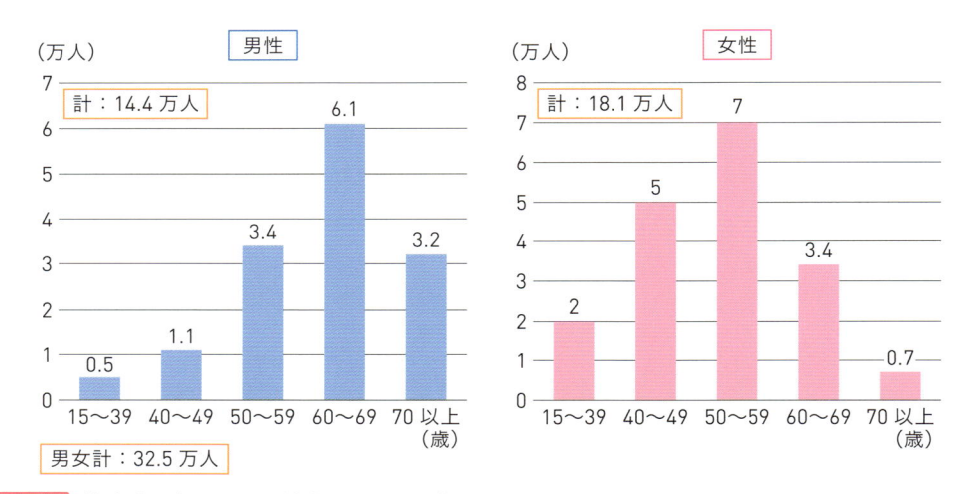

男性　計：14.4 万人
- 15〜39：0.5
- 40〜49：1.1
- 50〜59：3.4
- 60〜69：6.1
- 70 以上：3.2

女性　計：18.1 万人
- 15〜39：2
- 40〜49：5
- 50〜59：7
- 60〜69：3.4
- 70 以上：0.7

男女計：32.5 万人

図 4-6 仕事をもちながら悪性新生物で通院している人の数

「仕事をもっている」とは，調査月に収入を伴う仕事を少しでもしたことをいい，被雇用者のほか，自営業主，家族従事者などを含む．
〔厚生労働省「平成 22 年国民生活基礎調査」を基に同省健康局にて特別集計したものを引用〕

日」「最近 1 年間で病気のために仕事や家事を休んだ日は平均通算 1 か月以上」「乳がん治療にかかった総額医療費は平均 100 万 375 円」との報告がある．さらに，乳がん罹患後に就労形態や勤務先を変更，または離職した時期は「診断後 1 か月未満」「2 年以上経過してから」が並んで最も多く，19.2％ という報告もある．

一方で，民間団体の調査によれば，がん罹患後に約 4 割の人の平均年収は減少しており，がん患者の経済状況の厳しさを示している．また，山口らの行った調査によると，勤務者の 34％ が依願退職・解雇となり，自営業者などの 13％ が廃業している[7]．転職をしたがん患者の仕事を変えた理由としては，会社の意向や体力の低下，治療の副作用や後遺症，および価値観の変化などが多い．加えて，女性は非正規雇用形態での就労が多い傾向

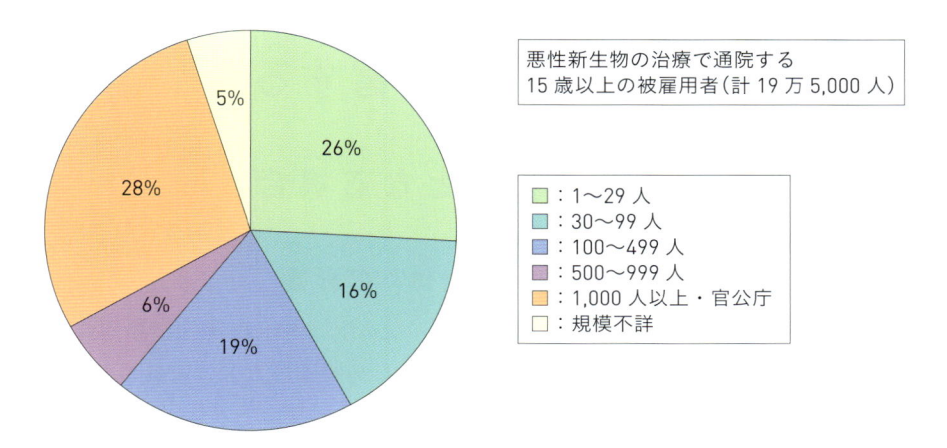

図 4-7 がん患者が働く職場の企業規模

被雇用者には正規の従業員，パート・アルバイト，派遣社員，契約社員などを含み，自営業主，家族従業者，会社・団体等の役員などは含まない．
〔厚生労働省「平成 22 年国民生活基礎調査」を基に同省健康局にて特別集計したものを引用〕

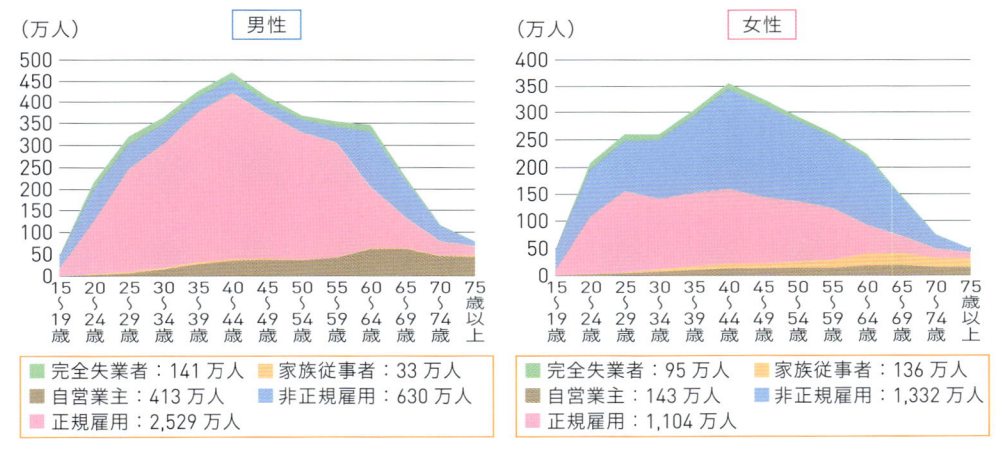

図 4-8 年齢階級別に見た就業形態の内訳（男女別，平成 24 年）

正規雇用は，「正規の職員・従業員」と「役員」の合計．非正規雇用は「非正規の職員・従業員」．
〔総務省「労働力調査（詳細集計）」（平成 26 年）より作成〕

にある（図 4-8）[8]．

　このように，治療期間の長期化と治療費用の高額化がみられるがん治療においては，体調や治療状況に応じた柔軟な勤務ができず，治療のために就労を犠牲にせざるを得ない状況がある．

がん患者の就労支援の実際と支援体制　167

2 仕事と治療の両立を阻害する要因とその対策

1 患者の心身への影響が要因となる場合

1 がんの症状や，治療による身体への影響

　手術や病状に伴う身体機能の変化や，がん治療後の化学療法誘発性認知機能障害（ケモブレイン），精神的な症状，倦怠感，抗がん剤の副作用などによるしびれ，爪関連の有害事象などによる末梢神経障害，関節痛や筋肉痛，浮腫などの身体障害があり，働くことが困難となる．

　特に，ホルモン療法中の患者の多くが倦怠感を感じており，そうした倦怠感と労働能力・QOL の低下は大きく関連している[2]．また，がん化学療法に伴って生じる手足末端の痛みやしびれ，感覚障害をきたす末梢神経障害は，パソコンなどのキータイピングや筆記，家事など，手指動作の阻害因子となり，がん患者の QOL を大きく損なう．

○対策
- 治療により生じる症状の特性や出現時期などのデータに基づき，治療中の仕事復帰への配慮事項について整理を行うこと，医療者側が患者に対して治療中の就労に関する細かい注意点を治療前に説明し，理解を促すことが必要である．それにより，患者は今後の治療スケジュール，治療に伴う症状に関する予測を踏まえて，就労の調整を雇用者側と話し合うことができるようになる．
- 患者・医療者・雇用者間の連絡ノートなどを患者自身が携帯し，治療や症状，仕事，暮らしの様子などを共有し，連携をとるための工夫を図る．
- ホルモン療法中の就労支援においては，労働能力の維持・向上を目的として，倦怠感や抑うつ，不安のケアを行う．

2 がんとなったことに対する心理面への影響

■がん治療に関する情報や，今後の見通しの未整理

　患者は，がんになってはじめてその病状や治療について知ることが多い．そのため，今後の治療スケジュール，治療に伴う合併症状などが自分の仕事にどのような影響を与えるかなどについて予想ができない．また，限られた診療時間のなかでは，治療以外に関する就労や暮らしへの影響を含めた説明を求めにくい状況などもある．

○対策
- 患者にがんを告知するときに，主治医が病状を考慮したうえで「すぐに仕事を辞める必要はない」と伝えるようにする．
- 問診票などを活用し，事前に患者の就労におけるニーズや家族背景などを知り，治療スケジュールや，治療に伴う仕事や家事，暮らしへの影響をイメージできるように説明する．

■利用できるサポートや制度，会社や周りの人への適切な情報開示のあり方を知らないためのコミュニケーション不足

職種，雇用形態，企業の規模などにもよるが，患者のなかには職場の同僚へ迷惑をかけるのではないかといった申し訳なさや，自身のキャリアの継続や休職に対する不安および自信の低下が生じ，病名の伝え方がわからなかったり，支援を求めることができずに悩むことも多い．

外見は従来と変わらないようにみえるため，職場に理解や配慮などの支援をうまく求めることが難しく悩む患者も多い．さらには，復職時や再就職の際に，採用や配置転換での採用，キャリアなどへの影響，差別・偏見，噂といったことを心配し，病名や病状を伝えずにいる場合もある．

○対策

- 主治医や看護師は，前述のようにがん患者の治療や今後の見通しについての情報を整理するとともに，本人の希望や価値観などを聴きながら，仕事と治療を今後どのように両立させるのか，患者自身が把握し，企業などに対して適切に説明できるように支援する．また，院内の相談支援センターやソーシャルワーカーらに相談可能であることを伝え，院内連携の体制づくりに努める．
- 日本の企業数は99.7%が中小企業であり，雇用形態もさまざまである．多くの女性は非正規雇用形態で働いており，「派遣先にがんのことを伝え，勤務時間の調整などを相談したら，辞めさせられるのではないか」「正社員のような柔軟なサポートは無理」など

Column
がん患者・経験者が知っておくとよい雇用にかかわる社会保障制度

■健康保険：自分がどの健康保険に加入しているかの確認
- 法人：全国健康保険協会（協会けんぽ）・健康保険組合（企業別・業種別）
- 個人事業主：国民健康保険（市町村）・国民健康保険組合（業種別）
- 公務員：各種共済組合

■医療費で困った場合
1) 高額療養費の限度額適用認定証を申請：高額な診療費の窓口負担の軽減方法．各健康保険窓口で事前に申請をすれば医療機関での窓口支払いが一定額ですむ．家族の手続き代行可能．

■給与が減額または無給になった場合
1) 傷病手当金の請求：国民健康保険以外の各種健康保険に傷病手当金制度がある．治療のために仕事を休んだことによる給与のカットをカバーする仕組み．カバーできる期間は支給が開始されてから最長1年6か月．手続きについては，自分が加入している健康保険や会社の事務担当者などに問い合わせる．

2) 雇用保険（失業手当）：退職後，再就職までの生活を支えてくれるのが失業手当．
治療中ですぐに働けない場合などは，延長できることもあるので，ハローワーク（公共職業安定所）に相談するとよい．

3) 障害年金：受給までの手続きが複雑であり，ソーシャルワーカーが窓口になる．乳がん術後で腕が上がりにくい，下肢の浮腫などで活動制限がある場合などには，申請が認められる可能性がある．

■がんの治療で当座の生活費が足りない場合
1) 生活福祉資金貸付制度：各都道府県の社会福祉協議会が主体となって実施している貸付制度．

と考えがちである．そうした不安を和らげるためにも，労働法に守られている人は正社員だけではなく，パート，アルバイト，派遣社員といった雇用契約を結んでいる人すべてが含まれる（ただし，個人事業主は労働法に適用されない）ことを伝える．

- どのような条件で働いているか（労働条件）を知るために，それについて記載されている書面（労働条件通知書や雇用契約書，就業規則など）を確認するよう促すとともに，会社はがんであることを理由に一方的に解雇はできないが，欠勤が多いなど労務の提供ができない場合には，それが解雇事由になることがあるということもあわせて説明する．解雇が不当なものと思われる場合は，社会保険労務士，労働基準監督署などに相談できるといった就業に関する知識の情報提供も重要である．

- 事業主には，労働安全衛生法において労働者の安全と健康を確保する目的で，労働者の法廷健康診断結果を記録し保存することと，それに基づく就業上の措置を実施し労働者の安全を確保する「安全配慮義務」がある．一般の定期健康診断や就職時の法廷健康診断項目（労働安全衛生規則第44条）が，**表4-5**に示す項目である[9]．がんに罹患したとき，患者は，がんの部位や予後にかかわる情報を会社の人事労務担当者や上司，同僚に知られたくないと不安を抱えることも少なくない．企業が必要とする情報は詳細な病名ではなく，法定健康診断項目の結果や，治療や病状により体調にどのような変化があるか，何が業務の支障になるかということである．これらのことを患者が正しく知っておくことは重要である．また，通院中の医療機関からの診断書での対応が可能な場合もある．会社および主治医と相談し，適切な方法を検討できることを医療者側は患者に伝えておくことが必要である．

2 患者を取り巻く社会，環境が要因となる場合

1 医療従事者に関する要因

■就労に関する情報や知識の不足

　医療従事者は，就労に関する知識が不足しており，就労に関する情報（職場環境や就労条件など）を把握できていない場合も多い．そのため，外来〜入院，治療後の通院といったさまざまな場面で，就業を意識した治療方針の説明や治療に関する費用（医療費やその他の経費）など，患者の経済的負担の見通しに関しての情報提供を行えていない状況がある．

　山内らが医療従事者を対象に就労に関する意識調査を行った結果，下記が明らかとなった[6]．

表4-5 労働安全衛生法に基づく健康診断の項目

1	既往歴，業務歴	7	肝機能：GOT，GPT，γ GTP
2	自覚症状，他覚症状	8	血中脂質：TC，TG，HDL
3	身長・体重・視力・聴力	9	血糖値
4	胸部X線	10	尿検査：糖，タンパク
5	血圧測定	11	心電図
6	貧血検査：ヘモグロビン(Hb)，赤血球(RBC)数		

注：35歳未満および36〜39歳の人は，項目6〜9，11は省略も可．
〔厚生労働省：労働安全衛生法に基づく健康診断の概要．http://www.mhlw.go.jp/shingi/2009/01/dl/s0119-4h.pdf〕

- 調査対象者の88％が患者の仕事に関心をもち，仕事の内容を聞くなどかかわっている．
- 97％の医療従事者が，患者が仕事を辞めずに治療をできることが望ましいと考え，外来や検査の日時を調整している．
- 産業医とのやりとりの経験がある医療従事者は10％にとどまる．
- 全体の46％の医療従事者が，患者への仕事に関するアドバイスは難しいと思っている．

■支援経験の少なさと支援体制・環境の不足

医療従事者の多くは，就労支援への関心は高いが，産業医や企業との実際の調整へかかわる機会がなく，仕事に関するアドバイスは難しいと思っている．また，医療機関内において，がん患者の就労上の課題に対する解決を支援する体制が十分ではなく，相談の場が設けられていない，または体制があっても周知されていないことがある．相談支援センターやソーシャルワーカーも就労に関する専門的な知識を十分にもっていないことが，具体的な支援を行えない要因となっている．

○対策

- 医療機関内で，就労に関する専門知識を有する社会保険労務士や産業カウンセラー，キャリアコンサルタントなどと協働した相談体制を構築する．
- 主治医や看護師と，産業医など産業保健スタッフとの関係において，継続的に病状や就労に関する対応について情報共有を行い，信頼関係のある連携をはかる．

2 企業に関する要因

■企業側のがんやその治療に関する情報および理解の不足

上司，同僚，人事労務担当者のがんやその治療に関する知識および理解が不足しているために，がん患者の就労の可能性が低く評価されることもある．また，がん治療は外来主体に移行しつつあるが，「完治するまで」休むように提案されることも多い．

○対策

- 「がんについての普及啓発」として，がんについての正しい知識を広めるために社内広報を活用したり，研修会を開催したりする．また，人事労務担当者や上司，同僚などががん患者の就労上の課題を情報共有し，社内での取り組みを明確にする．

[医療機関・看護職の役割]
- 診断後，検査，手術，放射線治療，抗がん剤治療など，治療や検査が長期にわたる場合

Column

ハローワーク

ハローワークは，全国544か所に設置されている．「長期にわたる治療などが必要な疾病をもつ求職者に対する就職支援モデル事業」「トライアル雇用奨励金」などのほか，がん診療連携拠点病院の最寄りのハローワークに就職支援ナビゲーターを配置し，個々のがん患者に対して職業紹介や，がん患者の希望する労働条件に応じた職業相談や紹介などを行っている．今後は，求人条件の開拓やがん患者などの就職後の職場定着支援に向けてモデル事業の拡充などの取り組みが検討されている[10]．

も多い．看護師は半年〜1年くらいの先を予測し，治療や検査のスケジュールのほか，起こりうる症状や副作用，および生活や就業上への影響の見通しと留意点について，わかりやすく資料にまとめ患者に情報提供することが重要である．その情報や知識をもとに，患者自身が事業主や上司に，治療スケジュールと企業の支援体制について相談できる．情報提供の資料の配布などは大きな支えとなる．

- 通院日数や，時間の調整がどの程度必要かがイメージしやすいと，企業側の休暇制度や職場復帰，復職後の支援体制について，職場でも相談しやすい．
- 今後の就業に関する患者の継続希望の考えや，家族，上司や仲間など勤務先との関係など，患者の気持ちにも寄り添い，患者の人生の希望を支えるような，これまでの患者の背景や興味，葛藤や不安への傾聴の姿勢は，患者の自分らしい生き方の選択への支援としても重要である．

■企業側の支援体制・経験の不足と患者のプライバシーの問題

就業規則に「がん患者への支援」について盛り込むなど，企業内で支援体制の整備がなされていても，雇用元の人事労務担当者らのがん治療についての理解や経験が不十分なことから，その活用範囲が明確とならず，活用がされないこともある．どのような対応を行えばよいのか，どこに相談すべきか，他社の企業がどのような取り組みを行っているのかなど，実際の対応についての情報共有が十分にされていないといった状況もある．

自社内に産業保健スタッフが配置されている企業では，主治医，産業医，上司らとの連携がスムーズに行われ，適切な就労支援が行われていることが多い．その一方で，産業保健スタッフが配置されていても，企業内で周知されていないこともある．また，これらのスタッフが配置されていない場合もあり，上司や同僚がどのように対応してよいかがわからないといったケースもある．さらに，小規模の企業では，企業側がどこに相談すればよいのかわかっていないこともある．

加えて，がん患者が休職する場合，企業側が社会保険料の負担を継続することとなるため，雇用の継続に対して経営的な負担があることも，支援を妨げる要因となっている．

また，人事労務担当者や上司，同僚が，職場での具体的な対応策を知ろうとしても，医療機関とのやりとりにおいて，患者の個人情報の問題もあり，企業側が病状などを把握することが難しいこともある．

○対策

- 休職中や復職の際などは，主治医，看護師と産業医，産業保健スタッフとが連携し，病状や就労に関するニーズ，支援について情報共有できるようにする．産業医などの産業保健スタッフが配置されていない企業や自営業の場合は，業務における健康面での相談の場である「地域産業保健センター」への相談の活用をすすめるのもよい．

[患者のプライバシーの問題]

- 採用面接時に，がんの病歴についての伝え方に悩む患者も多い．就職活動で人事担当者が知りたいことは，応募者が職務をこなす能力があるかどうかである．自分から病歴を伝える必要はなく，企業側も，仕事の遂行能力と無関係なら応募者に過去の病歴を質問することは不適切とされていることを伝えるとよい．一方で，通院のために休暇取得を必要とする場合や，副作用などで職務の一部が行えない可能性がある場合は，事前に採

用者へ告げることが望ましい．また，面接時に，闘病時の経験を通しての過去の自分の話も大切ではあるが，今何ができ，会社にどう貢献できるかを企業側は重要視するということを，患者に伝えるのも1つの方法である．

3 医療機関・企業双方にかかわる要因

多くの医療機関では，診療時間が平日昼間に限られている．がん患者は治療を優先するが，それにかかる時間の多くを年次有給休暇から捻出している．時間単位や半日単位の休暇制度や短時間勤務制度など，体調や治療状況に応じた柔軟な勤務ができず，また，使用できる資源も活用されないままに，治療のために就労を犠牲にせざるを得ない状況にある．

さらに，医療機関と企業側で情報共有の体制が整っておらず，患者の就労先においても就労可否などの判断ができる人材体制が整っていない状況が多くある．医療機関・企業間では診断書などでのやりとりもしているが，産業医が担当医と直接かかわる機会は少ないことが課題の1つとして挙げられる．

○対策
- 医療機関・雇用側の企業双方において，状況の変化に応じた就労についての相談ができる体制を整える．

4 社会経済的な要因

経済的な面でも，がんは患者に大きな影響を与える．がんの治療に伴い，職場を異動する，離職する，雇用形態が変わるなどの変化が生じる可能性がある．これにより，収入の低下および社会保険料の負担など，二重の負担を抱える場合もある．また，非正規雇用の労働者は，時間の調整などを行えば柔軟な働き方はできるが，一方で，雇い止めの不安などから休暇制度を利用できずにいることもある．正社員に比べ制度が十分でないことが課題として挙げられる．

自営業者においては，柔軟な働き方が可能であるが，その反面休業などが事業の継続そのものに影響を及ぼす．対する公的資源での支援体制は不十分である．

○対策
- 公的扶助と民間の保険サービスなど社会的資源の活用について，がん相談支援センターで相談できること，最近ではファイナンシャルプランナーなど専門スタッフからのアドバイスを受けられることなどを伝える．

5 その他の要因

■国民のがんに対する認識

現代において，生涯で2人に1人ががんになるといわれているが，がんに対するイメージは，依然として「死への恐怖」「治りにくい病気」との認識が強い（**図4-9**）[11]．「死」や治療に伴う痛み，苦痛に不安を感じ，また，噂をされるのではないか，偏見や差別を受けるのではないかといったイメージをもちやすく，知識不足からコミュニケーションを十分にはかることができなかったり，がん患者の就労の可能性が低く評価されたり，仕事の

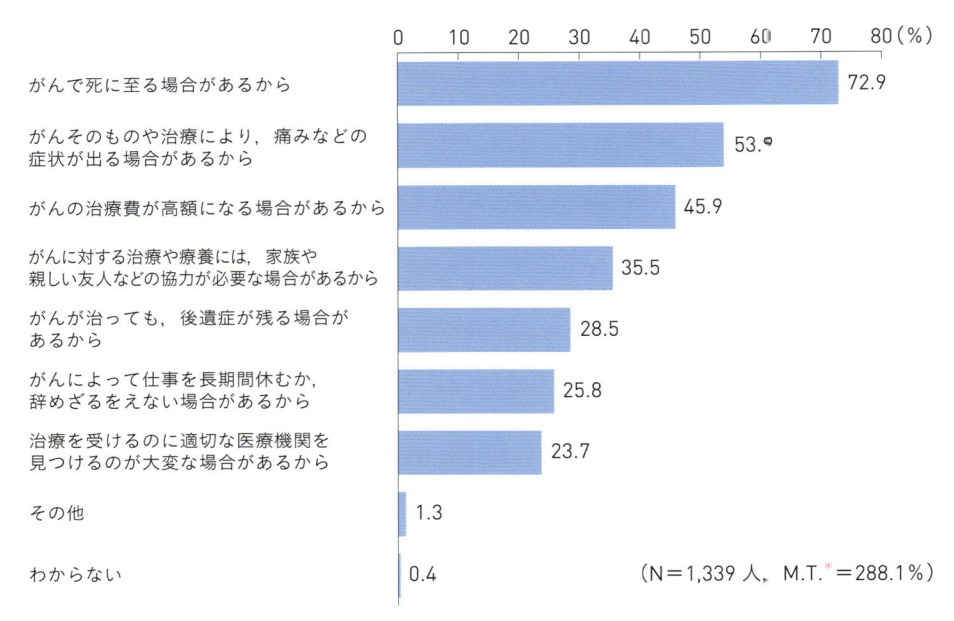

理由	%
がんで死に至る場合があるから	72.9
がんそのものや治療により，痛みなどの症状が出る場合があるから	53.9
がんの治療費が高額になる場合があるから	45.9
がんに対する治療や療養には，家族や親しい友人などの協力が必要な場合があるから	35.5
がんが治っても，後遺症が残る場合があるから	28.5
がんによって仕事を長期間休むか，辞めざるをえない場合があるから	25.8
治療を受けるのに適切な医療機関を見つけるのが大変な場合があるから	23.7
その他	1.3
わからない	0.4

（N＝1,339人，M.T.＊＝288.1％）

がんに対する印象について，「どちらかといえばこわいと思う」，「こわいと思う」と答えた者に，複数回答

図 4-9　がんをこわいと思う理由の認識

〔内閣府：がん対策に関する世論調査平成 26 年度(http://survey.gov-online.go.jp/h26/h26-gantaisaku/zh/z02.html)を基に作成〕
＊ M.T. = multiple total. 複数回答の質問に対して，回答数の合計を回答数（N）で割った比率．

継続は難しいと考えられたりすることも多い．

■患者家族への影響

　がんと診断されたときから，治療中，そして再発後と，がん患者の就労を考えるうえでは，家族の理解も重要になる．患者が仕事を継続して行うことができれば，それは家族にとっては経済的な支えとなり，また，社会や家庭での役割をはたすことができるという心理面でのメリットもあるが，身体的な負担は増加する．仕事の継続により，家族の間で衝突が生じる場合もある．一方で，家族ががん患者の看病や介護のために，仕事を休むか辞めるかどうか悩む場合もある．介護制度など，がん患者の家族が就労を続けられるようにするための体制も十分に整っていない．

○対策

- 患者の情報や今後の見通し，受けられるサポートの内容などを整理し，患者自身が人生をどのように生きていきたいと思っているのかについて家族で話し合い，必要に応じて，主治医や精神腫瘍科医，心理士など第三者の支援を求めることもできることを伝えておく．
- 再発後は，仕事に対する価値観や心が大きく揺れる時期でもある．患者自身が1人で悩み，大切なことを即断・即決することは避けて，働き方や今後の生き方を今一度立ち止まって考えることを勧めることも重要である．
- 患者同士の出会いの場を通してのピアサポートも効果がある．必要に応じて，そのような場の情報提供や紹介などを検討するのもよい．
- がん患者と同様に，その家族もまたサポートを受ける機会が少ない．看病や介護のため

にどのような制度や資源があるかを確認し，主治医から患者の病状と今後の見通しについて情報を得るとともに，患者を亡くしたあとの家族自身の人生をも見据えながら，家族自身の就労にも関心を寄せた声かけをする．

3 仕事と治療を両立させるための支援

　全国各都道府県にがん診療連携拠点病院が整備されており(平成26年8月6日現在407施設，原則二次医療圏ごとに整備)，全国のがん患者の約7割が診療を受けている．がんと診断されたときからがん治療後まで，これらの拠点病院において，がん患者・経験者への就労支援の取り組みが積極的に行われることが重要である．
　2013(平成25)年より，がん診療連携拠点病院の相談支援センターに就労の専門家が配置され，就労に関する相談対応が役割として位置づけられた．2014(平成26)年1月に，「就労に関する相談」はがん相談支援センターの必須項目となり，全国的に体制の整備が進められている[10]．

聖路加国際病院の取り組み―「就労リング」

　厚生労働科学研究費補助金(がん臨床研究事業，代表：山内英子)による『キャンサーサバイバーシップ　治療と職業生活の両立に向けたがん拠点病院における介入モデルの検討と医療経済などを用いたアウトカム評価―働き盛りのがん対策の一助として』のなかの「就労相談に関する介入モデルの検討と実施」(2012〜2013)[12]という研究事業において，乳がん患者の治療と就労の両立に向けての取り組みとして，「就労リング」がモデル構築された(表4-6)．これは，がん罹患後の就労に関する悩みの解決の場として，特にグループ介入により，就労に関する知識の提供，問題点の共有，患者の問題解決能力やコミュニケーション能力の向上を目的として開発されたものである．現在も，聖路加国際病院では定期的に開催している．
　導入にあたり，就労の知識が不足している医療者に対して，社会保険労務士ががん治療と就労の両立のために必要な労働法の知識や会社との連携において必要な知識を得るための勉強会を開催した．この勉強会では，がん治療と就労支援のためのプログラム(表4-6)とテキスト(Working Survivor's Note)を使用している．テキストは，がん患者やがん経験者，および家族への情報提供を目的として作成されている．なお，Working Survivor's Note は，ウェブページ"キャンサーサバイバーシップ(http://survivorship.info/index.html)"よりダウンロードが可能である．
　ファシリテーターは，当院では看護師とソーシャルワーカーのほかに，就労関係専門職である社会保険労務士，産業カウンセラー，ハローワークの人々との協働が必要と考え，就労関係専門職向けに，「就労リングファシリテーター養成講座」を開催し，腫瘍学およびがん治療，グループ療法の講義と「就労リング」の演習を受講後，「就労リング」にアドバイザーとして参加してもらっている．
　「就労リング」に参加するがん患者は，病院内でがん特有の病態が就労に与える影響や悩

表 4-6 就労リングプログラム

時間と回数	1時間×3回
内容	問題解決技法型 (problem-solving type) [第1回]・治療に関する情報や見通しの整理 　　　・就業規則，社内制度，産業医について 　　　・働くことへの希望や想いについて [第2回]・休職中の過ごし方と利用できる制度 　　　・働き方，働き場所の変更と情報開示 　　　・仕事の価値観など [第3回]・雇用にかかわる労働条件，労働法の考え方
ファシリテーター アドバイザー	看護師＋MSW 社会保険労務士，産業カウンセラー，ハローワーク
目的	労働に関する法律，制度の知識の習得 直接的な問題解決 問題解決技法の習得 情緒的効果（ピアサポート）

〔保坂隆，中村清吾，福田敬，ほか：就労相談に関する介入モデルの検討と実施．厚生労働科学研究費補助金（がん臨床研究事業）分担研究報告／山内英子（研究代表者）：キャンサーサバイバーシップ 治療と職業生活の両立に向けたがん拠点病院における介入モデルの検討と医療経済などを用いたアウトカム評価―働き盛りのがん対策の一助として．ht:p://survivorship.info/pdf/report2012/research_activities_19_02.pdf より引用〕

みを医療者とともに一緒に整理でき，同時に治療と就労を両立させるための解決方法を就労関係専門従事者に相談できるという安心感を得ることができる．さらに，「就労リング」は，自分の話を語ったり，ほかのがん患者の経験を聴いたりするなかで知識を身につけ，自分の権利や義務，仕事，人生，価値観などについても考える場となっている．「不安を感じる」「自信を喪失してしまった」「自分だけが悲劇に見舞われている」などと思っていた患者が，「就労リング」への参加を通じて，自分らしい生き方や仕事に対する価値観を見出し，企業，同僚への対応力などの力を身につけ，たくましく変化していく．開催後も「就労リング」の仲間との交流は続き，貴重な出会いの場となっている．仕事の意義は人によってさまざまであるが，その人自身の存在を心理的に支える意味においても，就労支援は重要である．

多方面からのアプローチを

　誰もががんに罹りうる時代になった今，医療の進歩に伴って，医療機関で治療する時間よりも社会で過ごす時間のほうが長くなっている．医療者には見えにくい，生活者としての暮らしのなかで，その人らしい人生をがんとともに生きていけるように支援することが重要となっている．

　がん患者の就労問題はそのような生活者としての暮らしと密接につながるものであり，医療機関，職場，地域，家庭など，さまざまな方面からのアプローチが必要となる（**図 4-10**）．がんになっても安心して暮らせる社会にするために，その人のもつ力を引き出し，自分自身の人生を構築することができるような支援を，医療現場がその始まりとして実践していく意義は大きい．

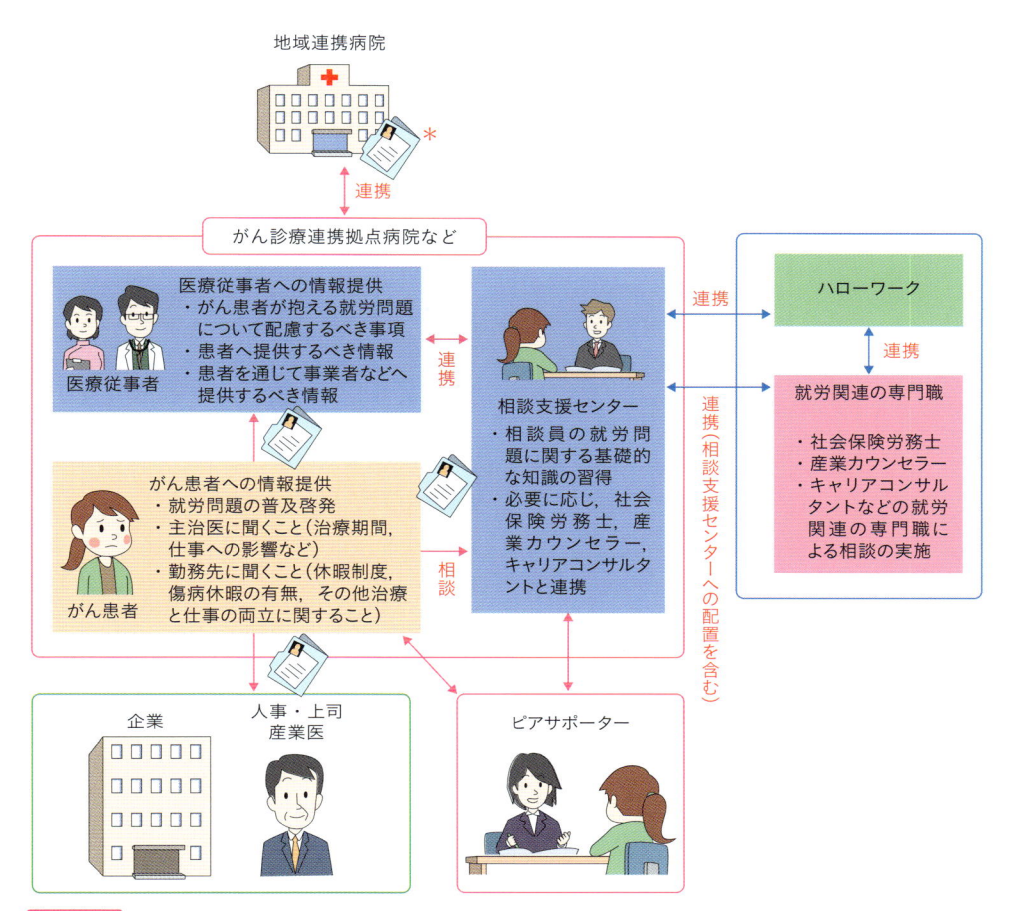

図 4-10 就労問題を支援する多方面からのアプローチ

〔厚生労働科学研究費補助金（がん臨床研究事業，代表：山内英子）：キャンサーサバイバーシップ　治療と職業生活の両立に向けたがん拠点病院における介入モデルの検討と医療経済などを用いたアウトカム評価―働き盛りのがん対策の一助として，「就労相談に関する介入モデルの検討と実施」（2012〜2013）をもとに作成〕

＊：Working Survivor's Note

文献

引用文献

1) 独立行政法人国立がん研究センターがん対策情報センター：全国がん罹患モニタリング集計 2003-2005 年生存率報告．独立行政法人国立がん研究センターがん研究開発費「地域がん登録頻度向上と活用に関する研究」平成 22 年度報告書．2013．
2) 福田敬：がんの罹患による労働損失の推計．厚生労働科学研究費補助金（がん臨床研究事業）分担研究報告/山内英子（研究代表者）：キャンサーサバイバーシップ　治療と職業生活の両立に向けたがん拠点病院における介入モデルの検討と医療経済などを用いたアウトカム評価―働き盛りのがん対策の一助として（平成 24-25 年度総合研究報告書）．2014．http://survivorship.info/pdf/report2012/research_activities_19_03.pdf（2015 年 2 月 20 日アクセス）
3) 独立行政法人国立がん研究センターがん対策情報センター：地域がん登録全国推計によるがん罹患データ．2010．
4) 厚生労働省：平成 22 年国民生活基礎調査．
5) 厚生労働省：平成 23 年患者調査．
6) 福田敬，北野敦子：がんと就労に関するアンケート調査．厚生労働科学研究費補助金（がん臨床研究事業）分担研究報告/山内英子（研究代表者）：キャンサーサバイバーシップ　治療と職業生活の両立に向けたがん拠点病院における介入モデルの検討と医療経済などを用いたアウトカム評価―働き盛りのがん対策の一助として（平成 24-25 年度総合研究報告書）．2014．http://

  survivorship.info/report.html(2015年2月20日アクセス)
7) 厚生労働化学研究費補助金，厚生労働省がん研究助成金「がんの社会学」に関する合同研究班(主任研究者：山口健)．2004．
8) 総務省：労働力調査(詳細集計)平成26年．
9) 厚生労働省：労働安全衛生法に基づく健康診断の概要．http://www.mhlw.go.jp/shingi/2009/01/dl/s0119-4h.pdf （2015年4月10日アクセス）
10) 厚生労働省：がん患者・経験者の就労支援のあり方に関する検討会報告書 平成26年．http://www.mhlw.go.jp/file/05-Shingikai-10901000-Kenkoukyoku-Soumuka/0000054911.pdf（2015年2月20日アクセス）
11) 内閣府：がん対策に関する世論調査 平成26年度．http://survey.gov-online.go.jp/h26/h26-gantaisaku/zh/z02.html(2015年2月20日アクセス)
12) 保坂隆，中村清吾，福田敬，ほか：就労相談に関する介入モデルの検討と実施．厚生労働科学研究費補助金(がん臨床研究事業)分担研究報告/山内英子(研究代表者)：キャンサーサバイバーシップ 治療と職業生活の両立に向けたがん拠点病院における介入モデルの検討と医療経済などを用いたアウトカム評価—働き盛りのがん対策の一助として http://survivorship.info/pdf/report2012/research_activities_19_02.pdf(2015年2月22日アクセス)

参考文献
1) 内閣府男女共同参画局ウェブサイト．http://www.gender.go.jp/
2) 山内英子，松岡順治(編)，日野原重明(監修)：実践 がんサバイバーシップ—患者の人生を共に考えるがん医療をめざして．医学書院，2014．
3) 東京都福祉保健局：「がん患者の就労等に関する実態調査」報告書 平成26年．http://www.fukushihoken.metro.tokyo.jp/iryo/iryo_hoken/gan_portal/soudan_ryouritsu/houkoku.html(2015年2月20日アクセス)
4) 黒田尚子(著)，岩瀬拓士(監修)：がんとお金の本—がんになった私が伝えたい58のアドバイス．ビーケイシー，2011．

                      （橋本 久美子）

3 母親ががんになった子どもへのケアと支援体制
——「チャイルド・サポート」活動について

■ がん患者とその子どもへの支援の重要性

　がんと診断されたとき，子どもをもつ女性にとって最も心配なことの1つが，「子どものこと」である[1]．子どもの存在は闘病生活の大きな励み・力となる一方で，「母」としての役割をどう遂行し続ければよいか，自分や家族の不安・生活の変化が子どもにどのような影響を与えるだろうかといった心配が重なり，患者にとって大きなストレスとなっていることも多い[2]．一方で，子どもは親の不安や治療・入院による生活の変化などを受けて子どもなりの不安を感じ，困惑することも多く，親ががんの子どもに対しては，より手厚い情緒的支援が必要であると報告されている[3]．

　米国の医療現場では，このようなニーズを受け，成人のがん患者とその子どもを支援する取り組みが緩和ケア科を中心に1980年代より広がってきた[4]．近年では，子どもケアへの専門能力の必要性が課題として挙がるなか，子どもと日常的に対峙し，子どもと家族が病気に立ち向かうための支援方法を熟知している小児科スタッフをサポートチームに取り入れる現場も増えてきており，子どものためのサポートグループや絵本などのツールも充実してきている[3]．

　わが国では，成人のがん患者とその子どもへの支援の必要性を感じながらも，サポートに関する知識がない，体制が整っていないなどの理由で子どもへの心理的支援を実行できない病院が多い現状があるが[5]，近年では病院の枠を超えた専門家による支援団体[6]が生まれるなど，年々支援の輪は広がってきている．

　聖路加国際病院（以下，当院）では2008年に子どもをもつがん患者とその子ども，そして家族全体を支援する取り組み＝「チャイルド・サポート」活動を乳腺外科の患者を対象に開始し，現在は診療科にかかわらず，子どものいる患者すべてを対象にした支援を継続している．本節では，当院における「チャイルド・サポート」活動の概要と，そのなかで実際に聞いた患者の声，そして子どもたちの声を振り返ることで，「母」であるがん患者とその子どもたちをどう支援していけばよいかについて述べる．

1 「チャイルド・サポート」活動とは

　当院の「チャイルド・サポート」のチームは，小児科医，臨床心理士，チャイルド・ライフ・スペシャリスト（CLS）による支援体制を築いており，その目的は子どもと家族の医療経験をよりストレスが少なく，主体的なものとすることである．これまで家族支援の対

象から外れることの多かった患者の子どもをケアの輪のなかに入れ，子どもの目線に立ち，時に子どもの代弁をすることで家族や医療者の子どもへの理解を深め，結果として家族全体の闘病生活への対処能力を高めることを目指している．

サポート対象者は，当院に通院・入院中で未成年の子どもをもつ患者とその子ども，必要に応じ配偶者などの親族である．具体的な支援は，①チャイルド・サポートチームへの介入依頼〔主に患者自身・配偶者または各科スタッフ（主に医師・看護師）からの依頼〕から始まり（**図 4-11**），②患者または配偶者との面談（主に個室での面談形式またはベッドサイドでのフリートーク），③個々の状況に応じた支援（面談を重ねアドバイスを行う，子どもに直接会って遊びや会話，状況説明を通した支援を行うなど）の流れで行われ，各科スタッフと情報共有をしながら連携して活動をしている．活動範囲は院内全科を対象としているが，子育て世代の患者の多い乳腺外科からの依頼が最も多く，そのほか，腫瘍内科や緩和ケア科，ICUや救急外来からの依頼も年々増加している．

2 相談内容の概要

2013年4月〜2014年3月までに当院のチャイルド・サポートを利用した未成年の子をもつ患者の面談記録より抽出した主な相談内容を**図 4-12**に示す．これによると，「子ど

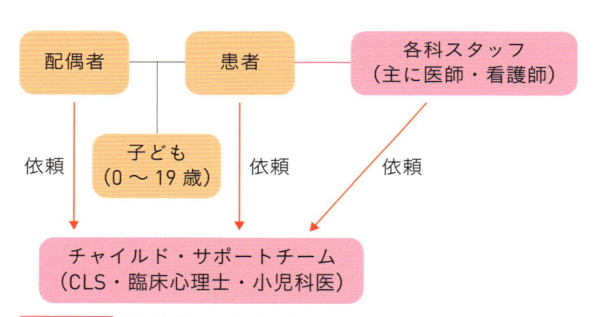

図 4-11 聖路加国際病院におけるチャイルド・サポート介入開始の経路

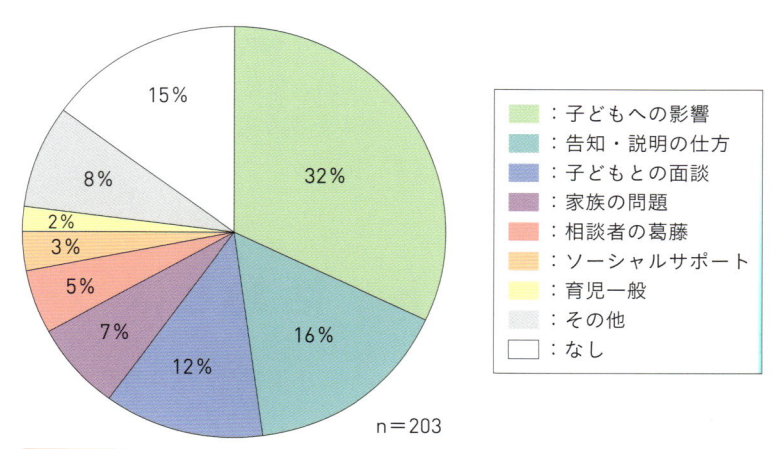

図 4-12 チャイルド・サポートへの相談内容の概要（2013年4月〜2014年3月）

- 子どもへの影響：32%
- 告知・説明の仕方：16%
- 子どもとの面談：12%
- 家族の問題：7%
- 相談者の葛藤：5%
- ソーシャルサポート：3%
- 育児一般：2%
- その他：8%
- なし：15%

n＝203

もへの影響」「告知・説明の仕方」で約半数を占めていることがわかり，自分の発病や子どもへの告知により子どもの心身にどのような影響があるかを心配する患者からの相談が最も多くなっている．また，「特に心配なし」という回答のなかには，「すべて話しているので」や「子どもがもう大きいので」と答えた人がいる一方，「子どもに伝える必要性を感じない」「家族内のことなので」と介入を拒む例もあり，時期が経過してから再度声をかけると，問題が生じていて子どもへの介入を依頼されるといったケースもみられた．

3 相談内容の詳細と支援のポイント

図 4-12 に示した，患者からの相談内容について，4 つのカテゴリーに分けて詳細を示したものが表 4-7〜10 である．

1 病気・治療の子どもへの影響

4 項目のうち，最も多く受けた相談が「病気・治療の子どもへの影響」(表 4-7)に関するものである．自分が病気になったことが子どもの成長・発達の弊害となるのではないかといった心配や，実際に園や学校で子どもの素行に問題が生じている，自身の変調のせいで子どもに当たってしまうといった相談で，患者自身が「私が病気にならなければ…」と自責の念を抱えている場合も多い．

このような場合，親子間のコミュニケーションをできる限りオープンにし，うそのない関係をつくることで，子どもが疎外されていると感じにくい環境をつくること，家族や園・学校にも可能な範囲で状況を説明し，大人全体で子どもをサポートする体制をつくっておくことにより，子どもへの影響が最小限に抑えられることを伝える．そして何よりも，がんになったのは誰のせいでもないことを確認し，患者の日ごろの子育ての苦労や思いを傾聴し，患者自身ができる限りゆったり過ごすことも，子どもにとってよい環境となることを伝えている．

2 子どもへの告知・説明の仕方

第二に，「子どもへの告知・説明の仕方」(表 4-8)に関する相談としては，子どもにがんであることを伝えるか伝えないか，伝える場合はどのように話せばよいか，伝えたけれど理解しているかわからない，などの内容が多い．例えば幼児期後半の子どもをもつ親は，「伝えてもまだきちんと理解できないのではないか」「子どもが言い広めてしまうのではないか」といった心配があるのに対し，思春期の子どもをもつ親からは，「『がんということは，死ぬ可能性が高いってことだよね』と聞かれたら何と答えればよいだろうか」「話したけれど何の反応もないようにみえる」など，子どもの発達段階ごとに具体的な相談が挙がることが多い．

これに対し，チャイルド・サポートでは，「病気・治療の子どもへの影響」で前述したポイントに加えて，伝える際は「3 つの C」(図 4-13)を念頭に子どもへのかかわり方を考えるべき[7]だと伝えている．すなわち，「誰のせいでもない(not Caused)」「がんという病名

表 4-7 相談内容の詳細① 「病気・治療の子どもへの影響」

患者の声	相談内容
・一緒に入浴したがるが，傷を見せても大丈夫か ・抱っこができなくなるのが心配 ・その話題を避けて別々に入浴するほうがよいのか	普段の生活での影響
・子どもが胸を押さえて「痛い！」，自分の髪の毛を引っ張ったりする ・遺伝や感染を心配する ・入院中に子どもが学校へ行き渋っている ・子どもが反抗的な態度で批判をする ・幼稚園でほかの子に手をあげることが多いと言われた ・子どもが夜寝付かなくなった	子どもの反応
・気にせず騒ぐので自分の感情コントロールを失う ・どのように接したらよいかわからなくなる ・子どもに心にもないことを言ってしまい後悔する	自身と子どもとの関係性
・子どもが女の子なので将来同じ病気になってしまうのでは？悩ませてしまうのでは？ ・子どもに会える週末と会えない週末があり，子どもが混乱しないか	将来的な影響

表 4-8 相談内容の詳細② 「子どもへの告知・説明の仕方」

患者の声	相談内容
・「お母さんの病気いつ治るの？」 ・「お母さんのおっぱいいつ生えてくるの？」 ・「いつになったら（お風呂）一緒に入れるの？」 ・「がんなの？」「ママ，死ぬの？」	子どもからの質問へのとまどい
・話さなければいけないのか？ ・がんと伝えるべきか？ ・「がん」＝死と考えてしまうのではないか心配 ・病気の話を子どもは理解してくれるのか	子どもへの病気の告知と説明についての悩みや迷い
・どのように病気の話をすればよいかわからない ・間違った情報が伝わり混乱させてしまうのを避けたい	子どもへの病気の告知や説明の仕方　方法での悩み
・（他人に）知れ渡ったり，ねじれて伝わったりしてほしくない ・他者から自分の子どもに病名が伝わってしまうのが怖い ・園や学校の保護者に伝わってほしくない	告知・説明をすることで起こりうる，他者へ，または他者からの影響についての不安
・話してきたけど，本当にそれでよいのか心配	告知・説明後の迷い
・入院についていつ話せばよいか ・術後の胸を見せるべきか	その他具体的な告知・説明に関する相談

not Caused	…… 誰のせいでもない
Cancer	…… がんという病名
not Catchy	…… 伝染しない

図 4-13 がんを伝える際の「3つのC」

(Cancer)」「伝染しない(not Catchy)」の3つで，後述するように子どもは大人の考えを超えた想像力でものごとをみることがあり，それが大きな誤解を生むこともあるので，発達段階に沿って事実をわかりやすく伝えることが大切である．病名に関しては，親が子どもに伝える心の準備ができていることが前提で，状況によってはチャイルド・サポートの面談内でスタッフがサポートしながら，一緒に子どもに話をする場合もある．また，病名を伝えたくない・伝える準備ができていない場合には，それに固執せずに，生活のなかでできること・できないことを伝えたり，近い将来の見通しを嘘なく伝えたりすることで，子どもが疎外感を感じないようすることを目指してアドバイスを行っている．

さらに，伝えたあとの予想される反応を発達段階に応じて伝えるとともに，告知や説明のあとに気になる点・不安なことがあった場合にはいつでもサポートできる旨を伝え，子どもに話したあとのことが不安で話しにくいといった状況が減るように継続した支援を行っている．

3 自身の病状の受け入れ

第三に，「自身の病状の受け入れ」(表4-9)については，患者自身が病名告知を受けてから日が浅く，子どものことを考える余裕がない，予後に悲観的で将来のことを考えられない，といった悩みが挙げられている．これらについては，患者の所属する各科スタッフと密に連絡を取り合いながら，場合によっては精神科スタッフとも連携し，患者自身が病状を受け入れ，子どものことを考える余裕をもてるようになるのを待つ姿勢で傾聴を続けるとともに，患者の配偶者や親族とも子どもの情報を共有しながら迅速に支援できる体制づくりをしておくことが必要となる．

4 家族の問題

最後に「家族の問題」(表4-10)に関する相談については，主に患者は配偶者，親との関係で悩んでいる場合が多く，家族が病気のことを理解してくれない，子どもへのかかわり

表4-9 相談内容の詳細③ 「自身の病状の受け入れ」

患者の声	相談内容
・自分の病気を受け入れられない ・予後に悲観的 ・どうしてこんなことになったのか，真実を主治医の先生から直接説明してほしい	自身の病状・予後の受け入れ
・自分が対応していけるか心配 ・再発や新たながんになるかもしれないという心配 ・自分の情緒が不安定 ・退院してから自分ががんばりすぎてしまわないか不安	自身の体調についての心配
・手術が怖い，全身麻酔が怖い， 　化学療法も耐えられるか，夜も眠れない，悪い夢をみる ・放射線の治療をしないといけないのか心配	処置や手術に対しての不安
・自身が幼いころに実父ががんで他界しており，そのトラウマが残っている ・自身のうつ症状を子どものせいにしたくない	その他

表 4-10 相談内容の詳細④「家族の問題」

患者の声	相談内容
・家族から病気・薬の副作用への理解がほしい ・病気を心配している様子がなくて悲しい ・子どもたちが手伝いをしてくれない ・ほかの親ならちゃんとやってくれると責められる ・家族から家事の協力が得られない	家族からの労いや理解のなさ
・病気のことを祖父母と夫は子どもに絶対に話してはいけないと言うが、自分は話したい ・夫が、がんでなくなった祖父と重ねないように子どもには本当のことを話してほしくないと言う	家族との考え方の違い
・下の子どもの精神面、肉体面が心配 ・残された子どもが情緒不安定 ・夫の長男に対する叱責が多く、自分がいなくなったあとが心配	今後の家族に対する不安
・シングルマザーであるため、病気だからとなだめてくれる大人がそばにいない ・シングルマザーであるため、子どもを誰に頼めばよいかわからない	シングルマザーであることの不安
・別居している夫に病気のことを話したら離婚を切り出され、大きなストレスになっている	その他

方で意見が合わない、自分がいなくなった将来の家族が心配といったことが挙げられている。これについては、各科スタッフと連携するとともに、配偶者や患者の親も一緒に面談を行う、家族で読み返せる資料を渡すなどして、家族が共通認識をもち一貫した態度で子どもをサポートできるような環境づくりが重要となる。

4 共通して伝えていること

　これらの相談に対し、チャイルド・サポートは、患者の思いを傾聴し、家族ごとの個性に合わせた具体的な情報やアドバイスを提供している。相談ごとにアドバイスの内容は異なるが、共通して伝えていることは下記の3点である。
1）子どもは親の異変を何らかの形で感じ取っていることが多いこと
2）子どものさまざまな反応は発達段階を考えると自然なものである場合が多いこと
3）子どもは環境を受け入れ乗り越える力を持つ存在であること
　この際、気をつけることは、その子どもや家族がそれまでしてきた困難への対処方法をできる限り活かし、その家族なりのやり方を尊重することと、具体的な生活上の工夫点を提示しながら、できることから実行できるよう患者へのエンパワメントをはかることである[3]。

5 子どもの思い

　チャイルド・サポートでは子どもの思いを一番に尊重し、親がその子どもの反応を受け入れ見守ることができるように支援しているが、それが結果として親子間の信頼関係の強化につながり、親である患者自身も子育てに自信を取り戻したり、家族の凝集性の高まり

を感じたりして，闘病生活を前向きに過ごせるようになることも多いと感じている．子どもの反応を親が受け入れるにあたっては，その子どもの発達段階の理解も重要な要素となり，「この年代のお子さんにとっては，こういう言動は特別ではなく自然な反応です」という言葉で納得し，落ち着いて子どもを見守ることができるようになる親も多い．

ここでは，チャイルド・サポートで実際にかかわった子どもたちのなかから，印象的だった言葉を発達段階別にいくつか紹介し，解説する．

■ 幼児期

○「ママとお風呂に一緒に入ると，傷のところから『できもののもと』がでてくるかも」

乳がん手術後の40代患者より．4歳長女（Aちゃん）から「ママとお風呂は気持ち悪いからいや」と言われ，とてもショックで相談したい，とチャイルド・サポートチームに連絡が入り，CLSがAちゃんと面談を行った．くまのぬいぐるみでごっこ遊びをしながら，お風呂について尋ねたところ，上記発言があった．患者である母親は，「胸にできものができて，取ってもらうよ」という説明をしていたが，「移らないこと」や手術後の傷痕については伝えておらず，Aちゃんは幼児期特有の想像力で「できもののもと」が出てきて自分にも入ってきたらどうしよう，と心配していることがわかった．傷はふさがっていて，お風呂に入っても破れたりしないこと，お母さんの病気は風邪のように移る病気ではないこと，見たくなかったらそこを隠してもらったり，しばらくはおばあちゃんと入ったりもできることを，母親同席のもとぬいぐるみを使い伝えた．すると，「一緒に入りたいけど，隠してもらいたい」とのことだったので，ガーゼとタオルで隠して入ることを約束した．後日，母親から，隠して数日で「移らないからタオルはなくて大丈夫」と言われました，との報告があった．

○「いい子にしていないとママの病気ひどくなっちゃうよ，っておばあちゃんに言われた．ぼくがいい子にしていたら，ママは早く治るんでしょ」

5歳男児（Bくん）は，乳がんで入院中の30代母親との面会のため来院した．途中，ロビーでCLSとカード遊びをしていた際，自分が幼稚園や家でがんばっていることを次々と教えてくれるので，「すごくいろいろがんばっているのね」と伝えたところ，上記発言があった．本人のがんばりやいい子にしていることを心から認めつつ，ママが病気になったのは誰かが何かをしたせいでもないし，何かをしなかったせいでもないこと，病気はお医者さんが一番よい方法で治してくれていること，どんなときもみんなBくんが大好きなことを伝えた．遊び終えたあと，患者に様子を伝えるとともに，家族で読み返せるよう参考資料[8]をお渡しした．

■ 学童期

○「お母さんががんになりました．お母さんは死にますか」

40代の患者より．長男（小4，Cくん）のことで相談があるとチャイルド・サポートチームに連絡が入り，面談を行った．患者の家に学校の保健の先生から電話があり，「Cくんが私のところに来て，上記質問をしてきたが，どうしましょうか」と言われた．死ぬことを心配しているとは思わなかった，どう答えればよいか，という内容だった．それに対し，Cくんの年代の子どもは，親が死ぬ可能性を理解していて，より具体的に病気や死について知りたいと思うこと，病気や今後の治療計画について，理解度に合わせてきちんと

説明をすると不安が軽減することが多いことを伝えた．そして，学校の先生にも協力を仰ぎ，今後も質問しやすい環境をつくり，その都度答えていけるよう皆で見守っていくこととした．後日，Cくんは希望で病院を見学し，主治医からの説明も患者とともに聞いていったと報告があった．

■思春期

○「前回に比べたら全くといっていいほど，怖くない．今回は全部説明を聞いているから」

「（前回は自分からは）聞かなかった．怖いのもあるし，隠したいと思っているのに聞いたらかわいそうでしょ」

3年前に子宮頸がんの治療を行い，その後乳がんを発症した50代女性より，長男（中1，Dくん）の不安が強いのでは，との相談を受け，Dくんと面談を行った．Dくんによると，子宮頸がんのときは誰も何も教えてくれなかったが，紙に書いてあって知っていた．しかし，誰かに聞くことはしないで自分でインターネットで調べていた．今回は乳がんとわかってすぐにお母さんが説明してくれたし，経過もよさそうなので心配していない，とのことだった．このケースでは母親である患者自身の不安が強く，子どもも同様に不安を感じているのではと考えての相談だったが，面談後に上記のDくんの様子を伝えると，「やっぱりきちんと説明したほうがいいんですね．3年前は悪いことしちゃいましたね」との発言があった．

○「友だちには（お母さんが病気のことを）誰にも話していません．特別扱いされたくないし，話したあと，どういうふうに振る舞えばいいかわからないから」

乳がんで緩和ケア科に入院中の50代患者の長女（中3，Eさん）と面談をした際，母の病気について誰かに話しているか尋ねたところ，上記発言があった．CLSはEさんの思いを傾聴し，同じように感じている子も多いこと，自分が話したくなかったら話さなくていいこと，これまでどおり部活や友人との交流を楽しんでいいことを伝えた．また，話さないでいることがつらくなったら，特別扱いされたくないことも含めて，話せる人に伝えてみるのも助けになる，チャイルド・サポートチームにもいつでも相談できる旨を伝え，連絡先を渡した．

6 子どもへの直接的支援

チャイルド・サポートでは，子どもとの遊びや会話を通し，親の病状や入院などの状況をどのように感じているか，理解しているかを見きわめ，子どもと家族がどう過ごせばよいかを一緒に考える．そして，子どもが内に抱えるさまざまな感情やストレスを，遊びを通して自然に表現し，子どもなりに困難を乗り越える力を発揮できるよう後押ししている．また，面会前に病室やICU内の様子を発達段階に合わせて説明したり，親が通院・入院中の子どもを対象に院内ツアーを行ったりするなどして，子どもにとって医療現場が恐怖の場とならないよう配慮している．そして，親の命が終わろうとしているときにも，命の終わりを描いた絵本で話をしたり，親にしてあげたいことを一緒に考え，写真立て作

りや手紙を書くのを見守ったりするなどして，最期のときまで子どもがケアの輪のなかにいられるよう環境づくりを各家族の状況に合わせて提供している．

7 医療者にできること

1 患者に子どもがいる場合は，早期から子どもについて話し合う

まず医療者は，患者自身や配偶者が子どもにどのような説明をし，どんな反応があったかを尋ね，今後どのように話していく（または話さない）つもりか，把握する．そして多職種で情報を共有し合い，家族と子どもを含めたトータルケアを提供できるよう，患者の思いを理解しておく．

2 子どもが面会に来たときは積極的に声かけをする

「よく来たね」「お母さんから聞いていたよ」など，病院という非日常の場所で緊張している子どもに声かけし，寄り添うことで，子どもは「ここにいてもいいんだ」という安心感をもつ．ぬり絵や折り紙，紙とクレヨンなど，子どもがその場で遊べるものを用意しておくことも安心感の向上につながり，子どもにとって自己表出しやすい環境となりやすい．

3 子どもに話をするときは，誠実に（うそのないように）状況を伝える

面会前に「息がしやすいように，マスクがついているよ」「機械がたくさんついているけれど，お薬で痛くないよう，苦しくないようにしているよ」など，その場の状況を伝えたうえで，できることとできないこと（抱っこはできないが，手は握れるなど）を具体的に教えてあげると，子どもが面会時にどう振る舞えばよいかわからずに困るのを防ぐことができる．また，面会するかどうかや，面会時に親に触れるかどうかなどは，子どもの意思を尊重し，無理強いしないようにして，子どもがその場になじむのを待つことも大切である．

親子間の信頼関係構築を支える

チャイルド・サポートを通じてたくさんの母子と出会ってきたが，どの母も子どものことを思い必死で子育てをしており，そしてまた，子どもも親が笑顔でいられるよう懸命な思いで親の闘病生活を支えている．このような親子の歯車がうまく回るよう支援したいと願い，子どもと家族のレジリエンシーを信じて日々活動を行っている．親が子どもと誠実に向き合い，ありのままの反応を受け入れ見守ることができれば，子どもも安心して自己表出することができ，親子間で信頼関係が生まれる．そのような信頼関係は子どもにとっての大切な成長基盤となり，また，母である患者自身や家族全体にとっても闘病生活の大きな支えとなるのではないか．そのことを信じ，今後活動が全国に広がることを願っている．

引用文献

1) Sutter C, Reid T：How do we talk to the children? Child life consultation to support the children of seriously ill adult inpatients. Journal of Palliative Medicine 15(12)：1362-1368, 2012.
2) Semple CJ, McCane T：Parents' experience of cancer who have young children：a literature review. Cancer Nursing 33(2)：110-118, 2010.
3) Osborn T：The psychosocial impact of parental cancer on children and adolescents：a systematic review. Psycho-Oncology 16(2)：101-126, 2007.
4) Beth RG, Catherine MB, Kathryn RP: The impact of parental cancer on the adolescent: an analysis of the literature. Psychooncology 16(2): 127-137, 2007.
5) 真部淳（研究代表者）：働き盛りや子育て世代のがん患者やがん経験者，小児がんの患者を持つ家族の支援の在り方についての研究．平成20〜22年度厚生労働科学研究費補助金（がん臨床研究事業）総合研究報告書．p.19, 2011.
6) Hope Treeウェブサイト．http://www.hope-tree.jp (2014年12月26日閲覧)
7) 緩和ケア編集委員会（編）：とても大切な人ががんになったときに開く本—知っていますか？子どものこと，親のこと．緩和ケア2014年6月増刊号．p.21, 青海社, 2014.
8) Hope Treeプロジェクトチーム：私だって知りたい！ —親ががんになったとき子どもに何を伝え，どう支えるか．ノバルティスファーマ，2010.

（三浦 絵莉子・石田 智美・久野 美智子）

第 5 章

がん患者の
性を支える

1 がんの進行および治療と性の問題

1 がん治療による性機能障害

　人間の性反応について Kaplan は，性欲相，興奮相，オルガズム相の 3 相にまとめている[1]．がんの症状や治療が引き起こす性機能障害は性反応の複数の相にまたがることが多い．米国精神医学会は，2013 年に DSM-5 において女性の性機能障害を男性の性機能障害と区別し，女性の性的関心・興奮障害（Female Sexual Interest/Arousal Disorder），女性オルガズム障害（Female Orgasmic Disorder），性器-骨盤痛・挿入障害（Genito-Pelvic Pain/Penetration Disorder）の 3 項目に編成している[2,3]．

　がん治療による性機能障害は，各種がん治療に伴う器質的変化によるものだけではなく，治療に伴う心理社会的要因，さらには治療の組み合わせや発症年齢にも影響される．

1 外科的手術による影響と患者への支援のあり方

1 子宮・卵巣がんなどの外科的手術

　広汎子宮全摘術による腟短縮，根治的外陰切除術による外陰部の変形は，性行為そのものに影響を与える可能性がある．たとえば，婦人科がん術後は，性交時に縫合部の違和感や腟を切除したことにより腟が短くなった感覚をもつことがある．また，腟照射や術後長期間性行為がなかった場合には，腟粘膜の癒着や狭窄感を感じることもある．さらに，広汎子宮全摘術による腟短縮によって，腟への血流障害が生じる可能性があり，性行為はできても性的快感やオルガズムが得られなくなる場合もある．

　両側卵巣摘出術によって卵巣機能不全が起こると，卵巣機能の欠落により血液中エストロゲン濃度が低下する．その結果，腟や外陰は萎縮し，腟壁から分泌される腟潤滑液が不

Column

治療による身体的な変化が性行為に及ぼす影響

　Lindau らの研究[4]では，婦人科がん患者の約半数が治療後に性行為の回数が治療前に比べて減少したと回答している．また，同年齢の一般女性と比較して，性行為への興味の消失，性行為をすることへの身体的不安，腟潤滑の減少，性交疼痛，オルガズム障害が有意に多いことを報告している．また，宇津木らが行ったわが国の婦人科がん患者における性行為に関する調査[5]では，術前に比べて性交頻度が減少した理由としては，精神的理由よりも身体的抵抗感が多いという結果が示されている．

足する．それに伴い，性交疼痛が高頻度で生じる．自然閉経に比べて，がん治療によって早発閉経を迎えた女性のほうが，急激な卵巣機能欠落症状を呈することが報告されている．さらに，卵巣機能不全に伴うホットフラッシュや気分の落ち込みなどの更年期症状や，術後のリンパ浮腫に伴う身体的苦痛も，女性の性的満足度に影響を及ぼすと考えられる．さらに，広汎全摘術などで骨盤腔内のリンパ節を郭清したことによってリンパ浮腫が生じた場合は，開脚のしづらさや外陰部の浮腫などが性生活に影響を及ぼすことも考えられる．

■ 予測される性機能障害についての情報提供

患者への具体的な支援として，手術療法であれば，まずは外来における術式選択の段階で予測される性機能障害について説明をすることが望ましい．しかし，患者は手術前に退院後の性の問題にまで想像が及ばないことや，手術の影響はリンパ節郭清や神経損傷など手術後の経過をみなければ適切に判断することができない場合も多い．そのため，術前には，術式選択への意思決定に関与するような影響かどうかを判断して情報提供を行っていくことを考慮する．

手術後は退院指導のなかで，予測される性生活への影響と注意点について説明を行い，心身の回復とともに性生活に関する疑問がわいた場合には，外来において継続して相談にのることができることを伝える．具体的に誰が窓口となり，どのような時間であればプライバシーに配慮した相談の場を設けられるのか事前に伝えることで，患者の抵抗感を軽減することができるだろう．

■ 術後のフォロー

手術後の性生活の再開時期については，縫合部への影響を考え，手術後1〜2か月は性行為を控えることが望ましい．手術後の出血や感染が認められず，術後の経過が順調であれば，性生活を再開して構わないことを術後外来では確実に伝えていくべきである．

エストロゲン欠落症状による性交疼痛には，水溶性の腟潤滑ゼリー（**図5-1**）の活用が有効である．腟が短縮している場合や創部に当たる違和感がある場合には，広く開脚しないほうが腟の短縮を感じにくい．さらに，骨盤底筋の訓練をすることで，痛みを和らげる工夫を指導する．

婦人科がんの手術以外でも，直腸がんの手術により一時的もしくは永久的な人工肛門造

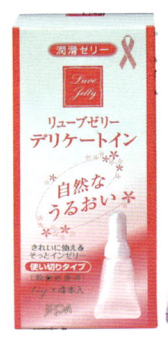

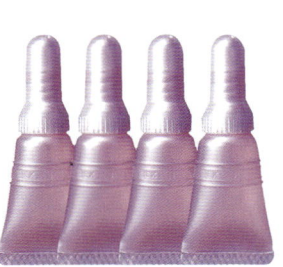

図5-1 腟潤滑ゼリー
（株式会社ジェクスより画像提供）

設が必要な場合や，骨盤内臓全摘術によって尿路変更を余儀なくされた場合などは，会陰創への影響を気にするだけではなく，パウチの臭いを気にしたり，装具を装着している姿に性的な魅力を患者自身が感じにくくなったりすることで，性生活に対して抵抗感を感じる場合が多い．オストメイトが性生活を楽しむことができるように，脱臭効果の高い装具や排泄物が外から見えない下着のような装飾が工夫されている装具を紹介することも有効である（第3章 3 「ストーマ造設を体験した患者への支援」参照，p.103）．

2 乳がんの外科的手術

　乳がんによる乳房切除術では，乳房という女性にとってシンボリックな部分に対する喪失感を経験する．乳房温存術は一般的に2cm以下の腫瘍に対して適応されるが，一概に乳房温存術を受けたからといって手術後の乳房に対する満足度が高いとは限らないため，安易に問題がないと判断するべきではない．両側の乳頭の位置にずれが生じたり，手術による変形が生じた場合には，ボディイメージの変容を受け入れることが困難な場合が多い．手術後のボディイメージの受容は，その女性が自分の乳房に対してどれくらい愛着があったかや手術に対する受け入れの程度にも影響される（第3章 1 「乳房喪失を体験した患者への支援」参照，p.86）．

　乳房切除術を受ける女性に対して提供される乳房再建術には，腹部の脂肪や腹直筋，後背筋といった自家組織を用いた乳房再建術と人工物を用いた乳房再建術がある．2013年，人工乳房による乳房再建術が保険適用となった．これによって今後，乳がんによる乳房切除術に伴って乳房再建術を受ける女性患者の増加が見込まれる．乳房再建術には，乳がんの手術と同時に乳房再建術を実施する一次再建術と，乳房切除術から期間をあけて改めて行う二次再建術がある．一次再建術においては，乳房を切除するのと同時にティッシュエキスパンダー（皮膚拡張器）が挿入され，手術後から胸のふくらみを感じることができるために，術後の乳房喪失感は軽減されるという利点がある．しかし，再建術後の乳房に期待した整容性を得ることができなかったり，乳房を触られる感覚に変化が生じたりするなど長期的にみて女性性にどのような影響があるのかについてはまだ明らかになっていない．人工物を用いたことを知られることに対する違和感や抵抗感を長期的に感じる女性が多いことも事実である．

■術後の生活やボディイメージの変化をふまえた術式選択

　一次再建による乳房再建術は，一般的な乳房切除術のみに比べて術後の疼痛が増強することや，感染症などの術後合併症の可能性が高くなること，診断から短期間で受けるかどうかの意思決定が必要になることなどを納得したうえで行われなければならない．それをしてはじめて，女性性を支える選択肢となりうるといえる．

　いずれの外科的手術においても，手術後にどのような性機能障害が生じる可能性があるのかを退院時のオリエンテーションのなかで伝えていく必要がある．ボディイメージの変容や手術による性生活への影響が患者のQOLに大きく影響すると考えられる場合は，外来での術式選択の段階において，十分な話し合いの場をもつことが望ましい．

　手術を受けた女性患者の多くは，退院時には性生活への影響についてまで想像が及ばないことも多い．手術後の回復とともに疑問がわいた場合には，いつでも相談にのることが

できる体制が整っているということを伝えておくことが重要である．また，パートナーに創部を見せることに抵抗があり，性生活に対して消極的になっている場合は，まずは，患者自身が創部を受け入れることができるように促しながら，パートナーとのコミュニケーションの方法を支援していくことが重要である．

2 薬物療法による影響

ここでは，主に化学療法とホルモン療法の影響について概説する．

1 卵巣機能低下への対策

化学療法が性生活に与える影響には，卵巣毒性によるエストロゲン欠落症状とその他の抗がん剤による副作用による影響がある．抗がん剤の卵巣機能毒性については，シクロホスファミドなどのアルキル化薬が最も強いことが明らかになっている（表2-1，p.60）[6]．化学療法による卵巣への影響の程度は，抗がん剤の種類だけではなく，治療期間や治療を受ける年齢によっても異なる．しかし，化学療法による卵巣への影響は一時的なことも多く，若年の場合は，治療内容にもよるが，治療終了後に高頻度で卵巣機能の回復を認める．その一方で，乳がんの術後ホルモン療法で使用される抗エストロゲン薬LHRHアナログ製剤によってもエストロゲンが抑制され，同様の症状が生じる．化学療法と異なるのは，治療期間が数年〜5年と長期間にわたるため，女性の性に関するQOLに長期的な影響を及ぼす点である．

薬物療法による卵巣機能の低下により，女性患者自身がまず自覚する症状は月経の消失である．そして，性生活において最も高頻度で起こる症状は性交疼痛である．化学療法やホルモン療法により卵巣機能低下が生じている女性患者からは，「挿入のときに痛みを強く感じる」「痛くてセックスするのが怖い」といった言葉が表出される．直接，性行為時の痛みとして訴えがなくても，「腟の中が乾いている感じがする」「下着におりものがつかず，すれる感じがする」といった腟内環境の変化を患者自身が自覚している場合は多い．卵巣機能の低下に伴い腟内の自浄作用が低下し，また化学療法中の血球減少を伴う時期には感染のリスクがあるため，外陰部にかゆみや痛み，尿路感染症状が出現した場合は早めに介入することが必要である．また，女性の性欲は卵巣から産生される男性ホルモンであるテストステロンに影響されることがわかっている．卵巣機能不全によってテストステロンの分泌も低下した結果，性欲が低下し，オルガズムが得にくくなるといった特徴もある．

化学療法による卵巣機能不全が起きている場合は，ホルモン補充療法（hormone replacement therapy：HRT）による更年期症状や性交痛といった症状の緩和が望まれる．しかし，乳がんや子宮体がんにおいては，HRTは禁忌，もしくは慎重に投与を行わなければならない．

2 皮膚・粘膜障害や血球減少への対策

化学療法による脱毛や皮膚障害は女性患者自身の性的魅力を低下させる．悪心や倦怠感といった全身症状がつらいと，性生活を楽しむ気持ちにはなれない，ということもあるだろう．乳がん術後のホルモン療法では，ホットフラッシュや気分の落ち込みといった症状に

よって性生活への集中が妨げられたり，性生活に消極的になったりすることも考えられる．

また，特殊な症状としては，造血幹細胞移植に伴う移植片対宿主病（graft-versus-host disease：GVHD）や，分子標的薬による皮膚・粘膜障害などがある．腟内の粘膜の障害や癒着を伴っている可能性もあるため，必ず婦人科と連携し，器質的な問題が腟や外陰部に起こっていないかどうか確認することが重要である．

化学療法による血球減少によって感染や出血に気をつけなければならない時期には，一般的に性生活を控えたほうがよいことを伝える．しかしながら性行為が安全と考えられる好中球の数値基準を一概に設けることは難しいため，性生活における具体的な注意点を示すことが重要である．具体的には，爪などで皮膚や粘膜を傷つけないようにすること，性行為前後での清潔に気をつけること，腟内を石けんなどで無理やり洗浄しないこと，外陰部や尿道口からの感染を起こさないため，性行為の際にはコンドームを使用することなどを伝えていく．腟潤滑ゼリーを使用する場合は，水溶性で，できるだけ個別包装になっていて使い切りできる様式のものが望ましい．

3 抗がん剤曝露への注意

抗がん剤治療終了後48時間以内の体液には抗がん剤が含まれている可能性があるため，性行為の際にはコンドームを用いることを指導し，パートナーへの抗がん剤の影響について注意を促すことが重要である．

3 放射線治療による影響

放射線治療による影響には，照射部位への影響と全身への影響がある．乳房温存術後の乳房照射や腋窩リンパ節への照射によって皮膚炎や乾燥，浮腫などが起こると，触られることに抵抗感をもつようになったり，性生活への意欲を損なったりする．できるだけ保湿を心がけるとともに，浮腫予防のためのスキンケアやマッサージについて指導することが重要である．また，照射部位に行われるマーキングを目にすることも女性にとっては精神的苦痛であり，ボディイメージに対する自信の喪失につながる可能性があることを理解したうえで援助する．

骨盤領域への放射線照射は，閉経前の女性の場合，卵巣機能不全を引き起こし，薬物療法と同様に，ホットフラッシュや腟の乾燥感などの更年期症状を呈する．また，閉経の有無にかかわらず，腟内への影響として，腟粘膜の炎症と瘢痕収縮によって腟の内腔が狭小化し，癒着を起こす場合がある．このような状態になると，激しい性交痛を訴えるだけでなく，ペニスの挿入がうまくいかないと訴える女性もいる．造血幹細胞移植後の若年女性患者からも同様の訴えが聞かれることがあり，これは造血幹細胞移植の前処置として行われる全身放射線照射やGVHDによる粘膜障害などが要因であると考えられる．

照射後の腟粘膜萎縮や癒着を予防するために，海外では腟ダイレーターが頻用されている（図5-2）．これは，プラスチックの腟拡張器になっており，患者が自ら定期的に腟内に挿入することで，腟粘膜の癒着を予防することができる．腟ダイレーターは日本性科学会のホームページから医療者が購入をすることができる．

放射線治療は，照射部位によっても異なるが，倦怠感や悪心といった全身症状を伴う．

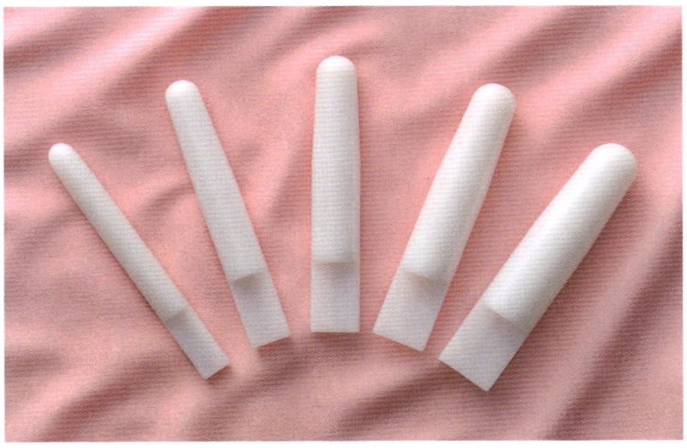

図 5-2 腟ダイレーター
（日本性科学会の許諾を得て掲載．株式会社ジェクスより画像提供）

放射線治療に伴う全身症状についても事前に説明を行い，十分に休息をとることが必要であることや，性生活についても放射線治療中は無理をしないようにすることを伝えていく．

■ 胎児への影響や妊孕性の問題

薬物療法や放射線療法の導入時には，治療中の性生活に関するアドバイスが必要であるため，治療開始前のオリエンテーションにおいて説明を行うことが重要である．特に，薬物療法や放射線療法が開始される前に，必ず治療中は胎児への影響を考え，コンドームを用いて避妊することが必要なことを伝える．

加えて，薬物療法のすべてが卵巣機能を抑制するわけではなく，治療中も排卵が継続する場合もあることを念頭においたうえで治療に臨み，がん治療が開始されたら，治療が第一に優先されるように妊孕性の問題については考えていかなければならない．

2 がんの進行と性に対するニーズ

がんそのものが進行する中で，女性が性に対してどのようなニーズを有するかについては明らかになっていないことが多い．これまでに知られていることとして，がんの進行に伴う全身症状だけではなく，緩和ケアのキードラッグであるオピオイドや抗うつ薬として使われるSSRI製剤でも，性欲の低下が指摘されている．

緩和ケアを受けている患者の性的ニーズに関する質的研究[7]では，終末期にある患者は性行為よりもパートナーとの結びつき，愛着を優先し，"抱き合うこと" "キスすること" "触れていること" "深く見つめ合うこと" によって愛着を求める傾向にあることが報告されている．その一方で，同研究の中でLemieuxらは，病院という環境がいかに患者とパートナーの性的な結びつきに無配慮であるかを指摘している．がんの進行に伴い性に対するニーズが変化したとしても，最期のときまで，大切な人に愛されている，また愛している気持ちを安心して表出できるようなかかわりについて再考する必要がある．

3 セクシュアリティへの支援

1 性への支援を十分に実践できない背景

　患者の性についてどのように相談にのればよいのか戸惑う看護師は少なくない．高橋らの調査によると，乳がん患者から性の相談を受けた経験がある医療者は約1/3程度であったと報告されている[8]．また，木谷ら[9]は，婦人科がんに携わる9割以上の医療者が性への支援を必要だと思っているのに対して，実際に支援を行っているのは5割程度であったと報告している．治療別にみると，ほとんどが手術療法患者に対する支援であり，化学療法・放射線療法患者への実践は2割程度にとどまっていた．

　なぜ，看護師は必要だと思っているがん患者の性の支援を実践できないのであろうか．筆者らが毎年行っている「がんと性に関する研修会」を受講する看護師からは，「性への支援はとても重要だと感じているが，実際にどのような問題を抱えていて，どのように援助していけばよいかわからない」といった意見が多く挙がっている．これは，性に関する羞恥心や患者のプライバシーを脅かしているのではないかという医療者側の懸念が，患者に対してオープンに情報提供を行うことや患者に性的な悩みを表出させることに対する抵抗感を高めていることを示唆している．また，性に関する社会通念や看護師個人がもっている性に対する価値観が，患者やその家族の性に対するニーズの多様性を受け止めることを困難にする土壌となっていると考える．

　一方で，患者自身も，がんという疾患の特殊性から，性の悩みは贅沢な悩みと思われるのではないかと話すのを遠慮したり，変わった患者だと医療者から評価されることを恐れたりすることによって，安心して悩みを相談することができなくなっている．このような理由から，看護師と患者の性に関するコミュニケーションが困難となり，十分な援助を行うことができていないことが考えられる．

2 がん患者の性を支援するための基本的姿勢

　がん患者の性的ニーズを受け止めるためには，看護師自身が自らの性に対する感情や価値観，行動の傾向を認識することが重要である．患者やその家族が勇気を振り絞って性に関する相談をしたとしても，看護師が自分の性に対する価値観で判断して答えを即座に出してしまうと，患者には自分の価値観が否定されたという感情や個人的な問題を一般化されたという感情だけが残り，適切な援助につながらない可能性がある．一方で，乳房や卵巣・子宮といった女性にとってシンボリックな部分を失う患者に対して，看護師が過度に女性性の喪失を感じているのではないかといった憶測のもとにかかわることによって，社会通念的な女性性に関する価値観を医療者に押し付けられたと感じる患者もいる．

　性に関する課題は，患者個々の人生観や社会背景に左右され，さらにパートナーとの関係性によっても変化する．個々の患者の性的ニーズを正しくアセスメントするためには，看護師自身が自らの性に対する感情や行動の傾向を受け入れたうえで，他者の価値観を援助者として受け入れる姿勢を示し，目の前にいる患者とそのパートナーにとって何が問題

なのかを明確にするようなコミュニケーションをとることが重要である．

PLISSITモデルに基づく段階的性相談

がんの臨床現場における性への支援には，患者と最も近い立場にある看護師が扱うべき問題から，専門家への紹介が必要なものまでさまざまな支援の段階がある．Annon（1976）が提唱した「PLISSITモデル」をもとに，がん治療における段階的性相談のあり方について高橋が解説している（表5-1）[10]．PLISSITとは，「P：Permission，許可」「LI：Limited Information，基本的情報の提供」「SS：Specific Suggestions，個別的アドバイスの提供」「IT：Intensive Therapy，集中的治療」という4つの介入の段階の頭文字をとったものである．

一般の看護師は，第1段階の「P：Permission，許可」と第2段階の「LI：Limited Information，基本的情報の提供」の2段階を確実に提供することが重要である．具体的には，「いつでも性の相談にのることができるという立場を看護師が表明すること」が「P」にあたる．「LI」では，例えば，化学療法前のオリエンテーションや退院指導において性生活への影響や注意点を説明すること，腟潤滑ゼリーを紹介することもこの段階に相当する．実際に，性の相談を受けた場合は，個々の課題を明らかにして個別に相談にのる（SS）．そのうえで，患者の抱える問題が複雑な様相を呈しており，一般医療者では対応できないと判断された場合は，性治療の専門家へ紹介する（IT）．このように，がんの臨床に携わる看護師がすべてを担う必要はなく，患者個々の問題をすくい上げ整理し，必要な援助につなげていくことが重要である．

性に関する課題は看護師が解決するのではなく，あくまでも看護師は共感しながら患者

表5-1　医療者の段階的関与に関するPLISSITモデル

P：Permission（許可：性相談を受け付けるというメッセージを出す）
医療者が患者の性の悩み相談に応じる旨のメッセージを明確に患者に伝える．患者にとって性的側面が重要でなかったり，その時点における優先順位が低かったりした場合は，無理に性の話題を掘り起こす必要はない．ただし，治療方針の決定時には性的合併症についても検討されるべきである．
LI：Limited Information（基本的情報の提供）
予定される治療によって起こりうる性的合併症や，それらへの対処方法について，基本的情報を患者に伝える．疾患と性に関する患者用パンフレットなどを渡す．患者の話をよく聴き，理解しようとする姿勢が医療者に求められる．
SS：Specific Suggestions（個別的アドバイスの提供）
それぞれの患者のセックスヒストリーに基づき，より個別的な問題に対処する．性的問題を引き起こす原因（性機能障害，ボディイメージの変容，治療関連副作用，パートナーとの人間関係など）を特定し，それらの問題に対する対応策を患者とともに検討する．この段階に対応する医療者は上記2段階よりも性相談に習熟している必要がある．
IT：Intensive Therapy（集中的治療）
以下の場合には，より専門のスタッフに紹介する． ● 患者が抱える性的問題が重症で，長期化している ● 性的問題が発病前から存在し，未解決である ● 性的虐待などのトラウマがある

〔高橋都：がん治療を受ける患者の性をどう支えるか．がん看護 19（3）：271-273，2014．より抜粋〕

本人とパートナーの問題解決能力を高めて，解決への道筋に寄り添うことが基本となることを忘れないでおきたい．また，性の相談にのるためには看護師と患者の間で信頼関係を築くことが必要であることはいうまでもないが，患者から聞いた内容について秘密を守ることを約束することも，信頼関係の継続にとても重要である．

3 がん治療後の性に関する問題の評価

がん治療後の女性の性生活に対する評価においては，単にがん治療によって性行為そのものが障害を受けているかどうかだけではなく，治療後の自分の性的魅力に対する自信やカップルでの性的結びつきなどを含めた複合的な性的満足が得られているかどうかといった視点からも評価していくことが重要である．

1 評価の手順

患者は性の相談をするときは羞恥心があるため，表現がとてもあいまいとなり，問題の本質がみえにくい場合や，問題が重なり合っていて相談する患者自身も何をどうしたいのか整理できていない場合もある．

性生活への影響を評価するためには，まずどのような問題が起こっているのか，患者自身に自分の言葉で語ってもらうことが重要である．そのためには，安心して話ができる環境を整える必要がある．そのうえで，がん治療による影響や患者の価値観，治療前後の気持ちの変化，また，患者の家族構成などの心理社会的背景について必要なことを聞き出しながら評価していくことが看護師の役割として望まれる（表5-2）．

次に，性に関してどのような問題が生じていて，それによって性生活やパートナーとの

表 5-2　がん治療後のセクシュアリティへの関連因子

治療関連因子	手術	術式，リンパ節郭清の有無
	化学療法・ホルモン療法	薬剤の種類，量，期間
	放射線療法	照射部位，量
	治療の合併症	（全身症状）倦怠感，疼痛，嘔気，しびれ，麻痺，浮腫 治療に伴う運動機能障害などの有無，卵巣機能障害 （局所症状）創部の状態，神経障害，疼痛，炎症などの有無
	セルフイメージの変化	（外観的イメージ）乳房喪失，脱毛，ストーマなど （内在的イメージ）子宮・卵巣喪失，月経消失など
患者因子		性別，年齢，パートナーの有無，家族背景，子どもの有無，心身の回復度など
性に関する因子		病気や治療による自分自身に対する性的魅力の変化 性生活上の障害の有無と具体的内容 患者が求める性的満足の意味 治療前の性生活の重要視度 治療に伴う性機能障害に関する理解度・認識（患者・パートナー） 病気や治療に対するパートナーとのコミュニケーションの良好度 治療後のパートナーとの関係性の変化 性行為以外のパートナーとの情緒的結びつき

関係性にどのような影響が起きているのかを整理していく．例えば，性交時に痛みが生じているという問題が語られた場合は，どの部分に痛みを感じるのか，どのような痛みを感じるか，具体的にどのような性行為で痛みが生じたり増強したりするのかを患者のペースに合わせて聴取していく．さらに，がんと診断される前の患者自身の性に対する思いや性生活への満足度を聞くことで，現在の性の問題ががん治療後のQOLに与えている影響についてアセスメントする．

そのうえで，現在の状況をパートナーと話し合うことができているのか，性生活全般にはどの程度満足しているか，もし，性交痛がなければ性生活を楽しむことができるのか，どのような状況を望んでいるのかを確認する．これは，性に関する問題は，患者やそのパートナーがどのようになりたいのか，その望ましい形を看護者と患者が一緒に共有することによって介入の実際が異なってくるからである．

2 評価の尺度

女性の性機能を多次元的かつ客観的に評価するために測定尺度が開発されている．日本語版の信頼性と妥当性が検証されている尺度には，Sexual Function Questionnaire（以下，SFQ）[11]とFemale Sexual Function Index（以下，FSFI）[12]がある．

SFQは英国のQuirkらによって2002年に開発された．性欲(desire)，感覚的性興奮(arousal-sensation)，身体的性興奮(arousal-lubrication)，認知的性興奮(arousal-cognition)，楽しみ(enjoyment)，オルガズム(orgasm)，性的疼痛(pain)，パートナー(partner)，その他の9ドメイン34項目から構成されている．一方で，FSFIは米国のRosenらによって2000年に発表され，性欲(desire)，性的興奮(arousal)，腟潤滑(lubrication)，性的満足(satisfaction)，オルガズム(orgasm)，性的疼痛(pain)の6ドメインについて19項目で評価するものである．いずれの尺度も日本人女性でのカットオフポイントは未検討であるため，性機能障害のスクリーニングとしては使用することができない．研究としての評価には有効であるが，実際の臨床において，個々の患者に対して尺度を使用することは実践的であるとは言い難い．QOL尺度の下位ドメインとして含まれている項目を用いたり，VAS（Visual Analog Scale）を用いたりし，性的満足度を評価する方法も簡便で有効であると考える．

女性の性機能を正確に評価することは大変難しく，性生活の背景やパートナーとの関係性，自らの女性性に対する魅力など多次元でとらえなければならない．看護師は憶測するよりも，個々の女性の女性性への満足度という視点から，治療による身体的影響から実際の性生活への影響が生じていないか，パートナーとの関係性について問題が発生していないかなど確認しながら，積極的に支援を行うことが重要である．

4 パートナーへの支援

1 二人称としてのがん

フランスの哲学者ジャンケレヴィッチは「死」というものを「一人称の死」（自分の死），

「二人称の死」(近親者の死),「三人称の死」(他者, 一般化された死)の3つに分類した[13]. これをがんと診断されたことに置き換えてみれば,「二人称のがん」とは親密な関係性のなかで直面するがんであり, 自分ががんと診断された以上に心理的に動揺し, 客観的判断を困難にする可能性がある. 最愛の人ががんと診断されることは, そのパートナーや家族にとって耐えがたい体験である.「二人称としてのがん」に直面するとき, 私たちは, 愛する人を喪失する脅威や悲哀に苦しみながら, さらにがん治療とともに生きるなかで, パートナーを支えなければならないといった役割期待に押しつぶされそうになる.

高橋ら[14]が行った「妻が乳がんと診断された夫の心身への影響に関する調査」では, 9割近くの夫が妻の病気と関連して何らかの心身の変調を感じていたと報告されている. 具体的には,「将来への漠然とした不安」「気分の落ち込み」が多かった. さらに, 高橋らは課題として, 体調の変化を感じた夫のうち約4割の男性が誰にも相談しなかったことを指摘している. このように, がん患者のパートナーが男性の場合, どのように支えればよいのかわからず, パートナーとしての精神的つらさなどが表出されにくい傾向があると考えられる.

2 女性がん患者への影響

女性がん患者もパートナーにどのように支えてほしいのか言葉で伝えるのが困難なことも多い. がん治療が必要になることで, 家族内での役割を十分にはたすことができないことへの自責の念やがん治療に伴う女性性の喪失感を感じており, それがパートナーに対する申し訳なさといった感情をも引き起こすことは少なくない. また, 治療方針の決定までは一緒に相談にのってくれたのに, 手術が終わって退院すると, 急に身体的にも精神的にもサポートが得られなくなった, がん治療によるホルモン環境の変化で精神的に不安定になっていることを理解してもらえないなど, 長期的ながん治療との付き合い方は, パートナーシップにとっても大きな課題であるといえる.

3 性の希望を伝えあうことができるパートナーシップの構築

わが国の成人女性への大規模な調査[15]では,「性生活に対する希望をパートナーに言葉で伝えたことがあるか」という質問に対して, 39%の女性が伝えたことがないと回答している. この調査からも, 性に関する問題として, がんの診断を受ける前から性に関して言葉でお互いの希望を伝え合うことができるようなコミュニケーションが可能だったカップルはそれほど多くはないことがうかがえる.

がん治療によって自らの女性としての魅力が低下したと感じていたり, 性生活に対する気持ちが消極的になったりしている場合などは, 特にその気持ちをパートナーに伝えることには抵抗がある女性が多いと考えられる. しかし, 性の問題は患者1人で解決できるものではないため, できるだけ言葉によるコミュニケーションを試みることが大切であり, その際には, パートナーを責めるような話し方ではなく,「私は…してほしい」といった自分を主語にして気持ちを伝えることも有効であると伝える.

また, 性交痛は我慢すると予期的痛みにつながり余計に悪化する可能性があるため, 苦痛を伴う性生活は避けることは強調したい. そのためには, がん治療前の性生活のスタイ

ルにこだわらなくてもよいことを伝え，パートナーと楽しむことができる方法を少しずつ工夫していければよいこと，それでも性生活を受け入れることができない気持ちのときには，その気持ちをパートナーに伝えていくことが重要であることをアドバイスする．

4 患者とパートナーが支え合える療養環境の整備

　がんの治療を一緒に乗り越えていくことによって，パートナーの愛情や支えを実感し，より結びつきが強くなったと感じるカップルも多い．わが国の乳がん患者へ行った調査[16]では，カップル関係全般の34％が術前と比較して「よくなった」と回答し，52％が「不変」と回答している．大切なのは，パートナーの心理的・社会的負担にも医療者が心を傾けることであると考える．パートナーが患者を支援しなければならない存在として自らを追いつめ，孤立することのないよう，医療者がかかわっていけることが望ましい．パートナーが余裕をもって患者を支援することができれば，その気持ちは女性がん患者にとって大きな心の支えになり，パートナーシップの成長にもつながる．そのためには，医療者が患者の意向だけではなく，サポートする家族員を一単位として，どのようながんとの向き合い方を望んでいるのか，納得した治療を受けることができているのかを常に評価し，患者とパートナーが支え合いながらがんと向き合うことができる療養環境を整えることが重要である．

5 継続的な支援と多職種での連携体制の構築

　パートナーとの関係性の変化や患者の心身の回復度，さらには社会背景の変化によって，がん治療後の性に関する問題が生じるかどうかは左右され，問題が顕在化する時期を予測することは難しい．そのため，継続的に相談にのることができること，また，必要に応じて婦人科やセックスカウンセリングなどに紹介することができるリソースを用意することが重要である．

　何よりも，看護師が解決方法を提示するのではなく，患者の問題の本質を整理し，患者やパートナーとまず共通理解を得たうえで，患者とパートナーのカップルが問題解決能力を高めていけるよう支援することが性相談の原則であることを忘れてはいけない．

引用文献

1) Kaplan HS：The New Sex Therapy. Brunner/Mazel, NewYork, 1974.
2) American Psychiatric Association：Sexual Dysfunctions. Diagnostic and Statistical Manual of Mental Disorders fifth edition：DSM-5. pp.423-450, Amerian Psychiatric Publishing, 2013.
3) 日本精神神経学会精神科病名検討連絡会：DSM-5 病名・用語翻訳ガイドライン（初版）．精神神経学雑誌 116(6)：429-457, 2014.
4) Lindau ST, Gavrilova N, Anderson D：Sexual morbidity in very long term survivors of vaginal and cervical cancer：a comparison to national norms. Gynecologic Oncology 106(2)：413-418, 2007.
5) 宇津木久仁子，松本正明，加藤友康，ほか：婦人科癌手術術式別にみた排尿・排便・性交に関する後遺症．産婦人科治療 94(3)：309-316, 2007.
6) American Society of Clinical Oncology：Fertility Preservation for Patients with Cancer：American Society of Clinical Oncology Clinical Practice Guideline Update(2013). http://

www.asco.org/sites/www.asco.org/files/fp_data_supplements_012914.pdf(2015年2月20日アクセス)
7) Lemieux L, Kaiser S, Pereira J, et al：Sexuality in palliative care：patient perspectives. Palliative Medicine 18(7)：630-637, 2004.
8) Takahashi M, Kai I, Hisata M, et al：Attitudes and practices of breast cancer consultations regarding sexual issues：a nationwide survey of Japanese surgeons. Journal of Clinical Oncology 24(36)：5763-5768, 2006.
9) 木谷智江，西村裕美子，服部美景，ほか：がん化学療法におけるナーシング・プロブレム．「婦人科がん患者の性(セクシュアリティ)への支援」実現に向けて(第1報)．がん看護 11(7)：793-797，2006．
10) 髙橋都：がん治療を受ける患者の性をどう支えるか．がん看護 19(3)：271-273, 2014.
11) 大川玲子，大石剛子，前田知子，ほか：女性性機能質問票日本語版(SFQ-J)の計量心理学的評価．日本性科学会誌 26(1)：16-26, 2008.
12) Takahashi M, Inokuchi T, Watanabe C, et al：The Female Sexual Function Index(FSFI)：development of a Japanese version. The Journal of Sexual Medicine 8(8)：2246-2254, 2011.
13) V. ジャンケレヴィッチ(著)/仲澤紀雄(訳)：死．みすず書房，1978．
14) 髙橋都，多賀谷信美，角田美也子，ほか：乳がん患者と夫の心身適応と就労問題(厚生労働科学研究費がん臨床研究事業報告書)(平成22年——一般— 008)．pp.89-137，2012．
15) 永尾光一，小林秀行，中島耕一，ほか：女性を対象とした「よりよい性生活」に関する意識調査．日本性機能学会雑誌 22(3)：287-300, 2007.
16) Takahashi M, Ohno S, Inoue H, et al：Impact of breast cancer diagnosis and treatment on women's sexuality：a survey of Japanese patients. Psychooncology 17(9)：901-907, 2008.

(渡邊 知映)

索引

数字・欧文

3つのC 182
4分割表，Jonsenらの 82, 83
ANA（American Nurses Association） 34
ART（assisted reproductive technology） 61
ASCO（American Society of Clinical Oncology） 59, 64, 76
ASRM（American Society for Reproductive Medicine） 64
BRCA1/2 遺伝子 49, 50
── 変異 12, 25-28, 34, 36, 48, 51, 73
CLS 179
CTCAE 115
DNA 修復関連遺伝子 23
FSFI（Female Sexual Function Index） 199
FORCE（Facing Our Risk of Cancer Empowered） 30, 31, 50
germline mutation（生殖細胞変異） 22
GVHD（graft-versus-host disease） 194
HBOC（hereditary breast and ovarian cancer） 12, 22, 24-26, 30, 31, 34-38, 40, 42-45, 49, 50
HRT（hormone replacement therapy） 193
Lynch 症候群 12, 22, 23, 39, 42, 47
PARP（poly ADP-ribose polymerase）阻害薬 29
PLISSIT モデル 197
RRM（risk-reducing mastectomy） 28
RRSO（risk-reducing salpingo-oophorectomy） 28
SFQ（Sexual Function Questionnaire） 199
sexual functioning（性的機能） 96, 97
sexual relationship（性的関係） 96, 97
sexual self-concept（性的自己概念） 96
somatic mutation（体細胞変異） 22
VAS（Visual Analog Scale） 199

和文

あ

アイデンティティ 2-4, 8, 16, 98, 160
──，関係性に基づく 9
──，形成 8
──，個としての 9
──，社会人としての 154
──，女性としての 86
── の再構築 98
── の危機 4, 9, 11, 15, 97
── の修復 97, 98
アピアランス 8, 12, 14, 15
アピアランスケア 93, 121, 133-136, 140
アピアランス支援 133-135, 137, 140
安全配慮義務，事業主の 170

い

意思決定 68, 76, 77, 80, 84, 88, 100
──，治療の 88, 100
──，妊孕性温存に関する 68, 76, 77, 80, 84
意思決定支援 52
意思決定プロセス 43
移植片対宿主病（GVHD） 194
遺伝カウンセリング 36, 37, 39, 42-45, 51, 52
──，がんの 48, 49
遺伝看護専門看護師 44
遺伝性腫瘍 22, 23, 31, 34, 36, 37, 42-44, 47, 50, 73
── 症候群 23, 31
遺伝性乳がん・卵巣がん症候群（HBOC） 12, 22-24, 26, 34, 42, 73, 90
遺伝性非ポリポーシス大腸がん（HNPCC） 12, 23
医療における倫理原則 81
インフォームド・チョイス 43

お

オストメイト 108, 110
親子間の信頼関係 187
親役割 153
外見の変化
──，化学療法による 113, 121
──，脱毛による 117
外部照射 125
化学療法誘発性認知機能障害（ケモブレイン） 168
化学療法誘発性無月経 13
家事代行サービス 160
家事の再分配と調整 159
家族ダイナミクス 156, 164
家族歴，聴取 46, 47
がんが及ぼす影響 151, 152
──，育児 153
──，介護 154
──，家事 151
──，家族に対する 154
──，仕事 153
がん患者の経済状況 166
がん原遺伝子 23
患者のプライバシー 172, 196
がん抑制遺伝子 23

き・く・け・こ

急性有害事象 124, 125
腔内照射 125
ケモブレイン（化学療法誘発性認知機能障害） 168
抗がん剤曝露 194

さ

再発毛後のケア，パーマやカラー 141
ざ瘡様皮疹 118-120
サバイバー 133
サバイバーシップ 70, 175

し・す

ジェンダー 2
ジェンダー・アイデンティティ 7, 8, 10, 77
死後生殖 79
自治体の支援，育児 161
社会資源の活用 156, 163
就労リング 175
受精卵凍結保存 61, 63, 78
情緒的支援，がん患者の子どもに対する 179
女性が担う役割 150, 151
人工乳房 93
スキンケア 144

203

せ・そ

性
　——，社会的文化的な　2
　——，生物学的な　2, 4
　——，人間学的な　2
性機能障害，がん治療による　190
生殖機能障害　17, 67, 69
生殖細胞変異　22
生殖ツーリズム　79
生殖の自由・権利　76
生殖補助医療（ART）　61
性生活の制限，照射期間中　131
性的関係　96, 97
性的機能　96, 97
性的自己概念　96
性同一性　7, 8
性に関する問題　104, 105
性役割　10
整容　113, 117
セクシュアリティ
　　2, 12, 17, 94, 96, 196, 198
セックス　2
接線照射，乳房への　127, 130
相談支援センター
　　169, 171, 173, 175, 177

た

第1度近親者　47
体細胞変異　22
第3度近親者　47
胎児への影響，がん治療の　195
第2度近親者　47
第2の患者　163
脱毛，化学療法による　113, 140, 193
脱毛予防，クーリングキャップ　141
脱毛予防，ミノキシジル　141
段階的性相談，がん治療における　197

ち

地域産業保健センター　172
膣潤滑ゼリー　191
膣ダイレーター　194
チャイルド・ライフ・スペシャリスト（CLS）
　　179

つ・て

爪障害　119
手足症候群　118, 119, 144, 152
ティッシュエキスパンダー（皮膚拡張器）
　　89, 192

に

二人称としてのがん　200
乳房温存術　88, 90, 192
乳房温存療法　124
乳房再建術　88
　——，一次再建　88
　——，自家組織を用いた　89, 192
　——，人工物を用いた　89, 192
　——，二次再建　88
乳房切除術　192
乳房部分切除術　90
認定遺伝カウンセラー　44
妊孕性　13, 29, 96
妊孕性温存
　　38, 61, 63-65, 69-71, 73, 76, 78-80, 82, 84
妊孕性障害　56
妊孕能　7, 12, 58, 97, 99, 100

ね

ネイルケア，アピアランスケア　145

は・ひ

晩期有害事象　124, 125
ピアサポート　174, 176
　——，ストーマ保有者の　110
皮膚障害，化学療法による　113, 193
皮膚への色素沈着　118, 119
皮膚拡張器（ティッシュエキスパンダー）
　　89, 192
日焼け止め，スキンケア　144

へ

米国生殖医学会（ASRM）　64
米国臨床腫瘍学会（ASCO）　59, 68, 76

ほ

放射線宿酔　124, 125
放射線皮膚炎　123, 127, 128
ボディイメージ　7, 12, 14, 15, 29, 86-88, 91, 93, 94, 96, 100, 103, 105, 192
　——の低下　125
ボディイメージの変容　113, 123, 132
　——，化学療法による　113, 121
　——，放射線治療による　123, 132
ホルモン補充療法　193

め

メイクアップ，アピアランスケア　144
メッセージ，ノンバーバル　136

ゆ

有害事象共通用語規準（CTCAE）　115

ら

ライフサイクル　2, 5, 37, 41
　——，女性の　2, 3
卵子凍結保存　62, 63, 78
卵巣機能　7
卵巣機能障害　56-59, 61
　——，化学療法　57
　——，放射線治療　59
卵巣機能低下　61
　——，ホルモン療法　61
　——，薬物療法　193
卵巣組織凍結保存　62, 78

り

リスク低減乳房切除術（RRM）　28, 50
リスク低減卵巣卵管切除術（RRSO）
　　28, 50
リプロダクティヴ・ヘルス・ライツ
　　76, 81
臨床遺伝専門医　43
臨床倫理検討シート　82